LE PORC

LES
Maladies et l'Hygiène
DU PORC

et son

Exploitation Économique

par

H. ZWAENEPOEL & FR. HERMANS

PROFESSEURS

à l'École de médecine vétérinaire de Cureghem-Bruxelles

Première Édition 1909

IMPRIMERIE
P. VAN LANTSCHOOT-VAN LIERDE
239, Rue de la Station, 239
JETTE-ST-PIERRE

IMPORTANCE DE LA POPULATION PORCINE

EN

Belgique et dans les pays limitrophes.

— o —

En Belgique le recensement agricole n'est pratiqué que dans les exploitations d'une superficie d'un hectare et au-dessus. Il en résulte que les chiffres ayant trait à la population porcine sont nécessairement en dessous de la réalité.

En 1856 la Belgique nourrissait 458.418 porcs ; en 1886 ce nombre devient 633.301 pour atteindre 1.163.133 en 1895. Depuis il ne subit plus que de légères fluctuations, comme le montrent les chiffres qui suivent :

années	nombre d'animaux	nombre de naissances
1900	1.005.501	1.498.573
1901	1.017.322	1.489.703
1902	1.136.786	1.722.755
1903	1.183.406	1.773.252
1904	1.154.721	1.738.952
1905	1.046.519	1.617.802
1906	1.148.083	1.726.760
1907	1.279.462	—

L'écart considérable entre les chiffres renseignés pour les années 1886 et 1895 s'explique par les progrès réalisés dans l'industrie laitière durant cet intervalle de dix ans. Le porc utilise admirablement les déchets de la fabrication du beurre et du fromage, et l'importance de la production porcine devait tout naturellement être influencée d'une manière favorable par l'abondance de ces sous-produits.

Nous donnons ci-après, pour l'année 1906, le nombre d'existences, de pertes et de naissances porcines par province, arrondissements administratifs et cantons judiciaires.

PROVINCE D'ANVERS

Nombre d'existences, de pertes et de naissances porcines.

CIRCONSCRIPTIONS.	NOMBRE TOTAL		
	d'animaux	de pertes	de naissances
Arrondissements Administratifs			
1 Anvers	19,916	999	5,593
2 Malines	32,305	1,681	6,540
3 Turnhout	32,946	1,121	9,019
Cantons Judicaires			
1 Anvers (3 cantons)	315	57	78
2 Borgerhout	764	14	48
3 Boom	745	37	267
4 Brecht	7,087	345	2,959
5 Contich	3,165	102	428
6 Eeckeren	3,815	302	1,123
7 Santhoven	4,025	142	690
8 Duffel	7,362	193	704
9 Heyst-op-den-Berg	14,460	549	847
10 Lierre	4,191	141	616
11 Malines (2 cantons)	3,069	365	1,910
12 Puers	3,223	433	2,463
13 Arendonck	3,732	97	4,473
14 Hérentals	7,539	317	1,128
15 Hoogstraeten	4,036	192	1,980
16 Moll	6,097	175	154
17 Turnhout	2,464	96	584
18 Westerloo	9,078	244	700
Pour la province	85,167	3,801	21,152

PROVINCE DE BRABANT.

Nombre d'existences. de pertes et de naissances porcines.

CIRCONSCRIPTIONS	NOMBRE TOTAL		
	d'animaux	de pertes	de naissances
Arrondissements Administratifs			
1 Bruxelles	45,248	6,708	44,670
2 Louvain	72,176	15,242	105,217
3 Nivelles	33;196	2,568	36,812
Cantons Judicaires			
1 Anderlecht	1,955	344	1,310
2 Assche	6,921	756	7,581
3 Bruxelles	»	»	»
4 Hal	5,261	1,131	6,176
5 Ixelles	2,100	139	1,339
6 Laeken	186	21	216
7 Lennicq-Saint-Quentin . . .	11,591	2,176	15,019
8 Molenbeek-Saint-Jean . . .	47	»	»
9 Saint-Gilles	»	»	»
10 Saint-Josse-ten-Noode . . .	1,507	70	291
11 Schaerbeek	1,598	158	520
12 Uccle	1,473	64	662
13 Vilvorde	5,161	377	1,684
14 Wolverthem	7,448	1,472	9,872
15 Aerschot	7,154	828	4,810
16 Diest	8,843	2,145	13,118
17 Glabeek-Suerbempde	12,439	3,864	24,523
18 Haecht	8,042	317	683
19 Léau	9,725	3,147	28,522
20 Louvain (1e canton)	5.532	455	2,998
21 » (2e canton)	9,160	1,427	11,197
22 Tirlemont	11,281	3,059	19,366
23 Genappe	3,330	179	3,029
24 Jodoigne	11,281	978	13,401
25 Nivelles	5,788	666	12,327
26 Perwez	5,404	279	2.916
27 Wavre	6,770	466	5,139
Pour la province	150,620	24,518	186,699

PROVINCE DE FLANDRE OCCIDENTALE.

Nombre d'existences, de pertes et des naissances porcines.

CIRCONSCRIPTIONS.	NOMBRE TOTAL		
	d'animaux	de pertes	de naissances
Arrondissements Administratifs			
1 Bruges	62,295	29,045	160,050
2 Courtrai	16,761	2,587	18,583
3 Dixmude	22,813	8,311	52,988
4 Furnes	9,969	4,537	28,137
5 Ostende	17,254	8,754	49,747
6 Roulers	17,737	4,559	31,431
7 Thielt	26,834	11,053	56,267
8 Ypres	33,106	9,495	70,375
Cantons Judicaire			
1 Ardoye	5,912	3,189	15,359
2 Bruges (1e canton)	24,788	9,438	52,392
3 » (2e canton)	17,240	9,096	52.183
4 » (3o canton)	10,754	6,249	36,064
5 Ghistelles	11,192	6,218	35.471
6 Ostende	1,181	502	4,135
7 Ruysselede	8,577	1,822	11,131
8 Thielt	4,607	2,642	10,935
9 Thourout	21,397	8,779	48,605
10 Avelghem	1,962	224	2,152
11 Courtrai (1e canton)	5,316	1,081	5,712
12 » (2e canton)	1,113	90	891
13 Harlebeke	4,555	745	6,896
14 Iseghem	2,718	343	3.005
15 Menin	1,639	249	1.565
16 Meulebeke	4,822	2,574	12,401
17 Moorseele	2,050	331	2,138
18 Mouscron	953	34	339
19 Oostroosebeke	4,525	1,374	9,624
20 Roulers	2,034	328	2,369
21 Dixmude	12.294	4,239	23,761
22 Furnes	5,933	2,721	21,215
23 Nieuport	5,301	2,844	11,901
24 Rousbrugge-Haringhe	8,255	1,493	17,877
25 Hooglede	5,651	1,675	11,277
26 Messines	4,603	1.333	10,834
27 Passchendaele	5,263	1,095	9,421
28 Poperinghe	5,595	2,267	15,978
29 Wervicq	2,329	283	2,727
30 Ypres (1e canton)	5,444	1,442	8,148
31 » (2e canton)	8,766	3,641	21,072
Pour la province	206,769	78,341	467,578

PROVINCE DE FLANDRE ORIENTALE.

Nombre d'existences, de pertes et de naissances porcines.

CIRCONSCRIPTIONS	NOMBRE TOTAL		
	d'animaux	de pertes	de naissances
Arrondissements Administratifs			
1 Alost	29.950	4.979	40.210
2 Audenarde	29.075	5.852	50.617
3 Eecloo	45.518	15.328	88.084
4 Gand	78.299	21.080	124.250
5 Saint-Nicolas	22.427	4.589	30.476
6 Termonde	18.894	2.872	18.152
Cantons Judicaires			
1 Audenarde	7.606	1.291	11.443
2 Grammont	4.491	997	7.917
3 Herzele	5.465	486	5.754
4 Hoorebeke-Sainte-Marie	8.498	1.646	16.171
5 Nederbrakel	4.573	854	8.839
6 Ninove	6.036	850	8.613
7 Renaix	1.692	151	1.824
8 Sottegem	5.314	1.368	8.392
9 Assenede	12.094	3.762	25.476
10 Caprycke	16.138	5.761	29.351
11 Cruyshautem	9.884	2.257	16.064
12 Deynze	7.553	3.595	15.980
13 Eecloo	17.096	5.995	33.257
14 Everghem	6.868	2.362	10.527
15 Gand (2e canton)	1.166	169	831
16 Gand (3e canton)	2.700	540	3.851
17 Ledeberg	2.187	252	2.614
18 Loochristi	11.490	3.645	20.572
19 Nazareth	7.713	2.137	11.882
20 Nevele	10.655	2.761	17.982
21 Oosterzeele	11.201	1.895	17.865
22 Somergem	9.546	2.546	14.388
23 Waerschoot	5.208	1.178	6.460
24 Alost	8.733	1.045	8.144
25 Beveren	3.351	147	1.964
26 Hamme	2.166	285	1.911
27 Lokeren	5.076	1.676	8.223
28 Saint-Gilles-Waes	6.715	978	9.645
29 Saint-Nicolas	3.946	1.348	7.178
30 Tamise	3.184	428	3.439
31 Termonde	4.760	729	5.387
32 Wetteren	6.984	1.479	7.718
33 Zele	3.984	277	2.127
Pour la province	223.973	54.890	351.789

PROVINCE DE HAINAUT.

Nombre d'existences, de pertes et de naissances porcines.

CIRCONSCRIPTIONS	NOMBRE TOTAL		
	d'animaux	de pertes	de naissances
Arrondissements Administratifs			
1 Ath	8.176	304	4.417
2 Charleroi	11.985	1.363	14.486
3 Mons	5.887	288	2.537
4 Soignies	11.878	1.141	13.370
5 Thuin	7.906	428	3.161
6 Tournai.	7.417	211	1.956
Cantons Judicaires			
1 Beaumont	1.105	38	362
2 Binche	1.758	46	898
3 Charleroi (Sud)	110	1	»
4 » (Nord)	54	3	50
5 Chatelet	1.509	103	350
6 Chimay	1.473	98	242
7 Fontaine-L'évêque	1.040	76	902
8 Gosselies	2.479	144	2.743
9 Jumet	166	19	170
10 Merbes le-Chateau	1.394	140	1.242
11 Seneffe	6.627	1.017	10.271
12 Thuin	2.176	106	417
13 Boussu	436	17	4
14 Chièvres	1.611	20	234
15 Dour	1.183	35	193
16 Enghien	3.558	671	4.749
17 La Louviére	463	8	211
18 Lens	2.149	88	292
19 Mons	658	84	400
20 Patuiages	1.461	64	1.648
21 Roeulx	2.137	144	1.994
22 Soignies	2.882	264	5.323
23 Antoing	1.211	15	211
24 Ath	1.388	21	230
25 Celles	1.667	93	893
26 Flobecq	2.679	214	3.177
27 Frasnes-lez-Buissenal . . .	1.613	32	737
28 Lessines	2.838	54	1.093
29 Leuze	1.273	23	152
30 Peruwelz	626	8	»
31 Quevaucamps	885	17	39
32 Templeuve	1.436	55	507
33 Tournai.	1.104	17	193
Pour la province	53.249	3.735	39.927

PROVINCE DE LIÉGE.

Nombre d'existences, de pertes et de naissances porcines.

CIRCONSCRIPTIONS	NOMBRE TOTAL		
	d'animaux	de pertes	de naissances
Arrondissements Administratifs			
1 Liége	40.072	2.971	38.083
2 Huy	24.609	1.549	29.238
3 Verviers	45.301	3.663	19.800
4 Waremme	36.388	5.458	96.311
Cantons Judicaires			
1 Dalhem	9.361	944	9.514
2 Fexhe Slins	8.556	605	10.858
3 Fléron	7.181	415	2.660
4 Hollogne-aux-Pierres	10.134	907	23.202
5 Liége (2ᵉ cantons)	245	4	66
6 Louveigné	3.845	153	1.191
7 Seraing	1.802	134	948
8 Grivegnée	324	21	69
9 Herstal	747	43	402
10 Saint-Nicolas	290	26	319
11 Férrières	1.642	57	629
12 Heron	2.834	168	2.268
13 Huy	5.003	389	3.956
14 Jehay-Bodegnée	6.968	480	16.579
15 Nandrin	9.951	710	8.009
16 Avennes	12.650	1.230	28.150
17 Landen	9.297	2.113	23.149
18 Waremme	10.239	1.579	31.663
19 Aubel	12.542	900	3.874
20 Dison	2.546	211	595
21 Herve	9.007	820	2.348
22 Limbourg	5.619	246	393
23 Spa	5.158	336	1.342
24 Stavelot	5.778	981	10.430
25 Verviers	4.651	169	818
Pour la province	146.370	13.641	183.432

PROVINCE DE LIMBOURG.

Nombre d'existences, de pertes et de naissances porcines.

CIRCONSCRIPTIONS	NOMBRE TOTAL		
	d'animaux	de pertes	de naissances
Arrondissements Administratifs			
1 Hasselt	46.045	13.278	102.710
2 Maeseyck	11.760	312	1.586
3 Tongres.	64.387	14.921	154.745
Cantons Judicaires			
1 Achel	1.486	44	42
2 Beeringen	5.099	135	458
3 Hasselt	9.437	2.763	18.244
4 Herck-la-Ville	10.346	3.435	25.761
5 Peer	2.497	47	»
6 Saint-Trond	19.470	6.910	58.160
7 Bilsen	16.688	1.084	24.561
8 Brée	2.684	74	176
9 Looz	22.866	9.683	77.246
10 Maeseyck	5.093	147	1.368
11 Mechelen	3.907	51	270
12 Sichen-Sussen-et-Bolré . . .	6.460	1.198	13.470
13 Tongres.	16.159	2.940	39.285
Pour la province	122.192	28.511	259.041

PROVINCE DE LUXEMBOURG.

Nombre d'existences, de pertes et de naissances porcines.

CIRCONSCRIPTIONS	NOMBRE TOTAL		
	d'animaux	de pertes	de naissances
Arrondissements Administratifs			
1 Arlon	12.125	677	15.028
2 Bastogne	23.899	3.112	53.184
3 Marche	17.202	2.324	31.276
4 Neufchateau	24.373	3.003	54.130
5 Virton	18.765	577	13.373
Cantons Judicaires			
1 Arlon	5.443	363	7.333
2 Etalle	7.842	187	8.203
3 Fauvilles	2.740	282	4.567
4 Florenville	4.664	152	4.151
5 Messancy	5.364	235	7.082
6 Virton	8.270	294	5.282
7 Durbuy	3.684	170	2.554
8 Erezée	3.914	597	10.081
9 Houffalize	6.595	1.030	14.457
10 Laroche	5.958	1.218	13.985
11 Marche	2.418	217	3.080
12 Nassogne	1.437	123	1.696
13 Vielsalm	2.995	452	4.151
14 Bastogne	6.382	788	14.341
15 Bouillon	2.240	110	2.547
16 Neufchateau	8.386	1.817	26.019
17 Paliseul	4.147	394	6.591
18 Saint-Hubert	4.678	305	9.565
19 Sibret	7.152	886	19.084
20 Wellin	2.055	73	1.322
Pour la province	96.364	9.693	166.991

PROVINCE DE NAMUR.

Nombre d'existences, de pertes et de naissances porcines.

CIRCONSCRIPTIONS	NOMBRE TOTAL		
	d'animaux	de pertes	de naissances
Arrondissements Administratifs			
1 Dinant	25.697	2.353	26.912
2 Namur	28.612	1.838	18.812
3 Phillippeville	9.070	469	4.427
Cantons Judicaires.			
1 Beauraing	3.565	346	2.214
2 Ciney	7.794	1.079	10.717
3 Couvin	1.535	40	81
4 Dinant	5.433	466	5.958
5 Florennes	2.910	246	2.391
6 Gedinne	5.188	220	5.842
7 Philippeville	1.674	55	434
8 Rochefort	3.717	242	2.181
9 Walcourt	2.951	128	1.521
10 Andenne	4.017	454	3.236
11 Eghezée	7.556	403	3.950
12 Fosse	7.748	487	4.362
13 Gembloux	3.852	182	3.971
14 Namur (1° canton)	2.843	118	1.822
15 » (2° canton)	2.596	194	1.472
Pour la province	63.379	4.660	50.151
Total pour le Royaume	1.148.083	221.790	1.726.760

D'après M. Tibbaut (¹) la Belgique comptait en 1895 458.120 exploitations de 50 ares et en dessous, et 85.921 de moins d'un hectare de superficie. Les animaux entretenus dans ces exploitations ne sont pas compris dans le tableau statistique publié plus haut ; or ils sont légion puisque dans le nord de la Flandre Orientale les deux tiers des membres des mutuelles d'assurance contre la mortalité du porc cultivent moins d'un hectare de terrain.

Nous assistons tous les ans au morcellement de quelques grandes propriétés ; les statistiques agricoles sont non seulement incomplètes, mais au surplus sans valeur comparative : alors que l'élevage porcin semble rester stationnaire il fait en réalité des progrès constants dont l'importance nous échappe.

Le tableau de la page 16 groupe les exploitations agricoles de un hectare et plus en quinze catégories et renseigne les surfaces absolues et relatives occupées par ces diverses catégories d'exploitations.

Les quelques chiffres suivants nous donnent une idée de la densité de la population porcine en d'autres pays :

Allemagne :	6.500.000	porcs en	1860
	17.000.000	»	1900
	19.920.000	»	1904
France :	7.000.000	»	1900
Danemark :	1.456.000	»	1903
Angleterre :	3.601.665	»	1905
Suisse :	548.355	»	1906

A remarquer que depuis 1860 le nombre de porcs a triplé dans l'empire allemand, alors que les chiffres ont à peine doublé en Belgique.

_____

(1) Verkensverzekering en syndicaat.

CATÉGORIES	NOMBRE				SURFACE			
	absolu		relatif (1)		absolue		relative (2)	
	En 1906	En 1905	En 1906	En 1905	En 1906	En 1905	En 1906	En 1905
De 1 hectare et au-dessous . .	10.305	10.064	3.46	3.40	8.854	8.700	0.50	0.49
De plus de 1 à 2 hectares .	90.630	90.276	30.44	30.47	131.340	130.625	7.44	7.41
— 2 à 3 — .	51.352	51.463	17.25	17.37	126.939	127.247	7.19	7.22
— 3 à 4 — .	31.499	31.135	10.58	10.51	109.548	108.289	6.20	6.15
— 4 à 5 — .	21.176	20.971	7.11	7.08	95.127	94.164	5.39	5.34
— 5 à 7 — .	27.966	27.853	9.39	9.40	165.789	165.281	9.39	9.38
— 7 à 10 — .	23.890	23.646	8.02	7.98	200.037	197.805	11.33	11.23
— 10 à 15 — .	18.597	18.604	6.25	6.28	226.464	226.141	12.82	12.84
— 15 à 20 — .	8.386	8.273	2.82	2.79	143.985	142.032	8.15	8.06
— 20 à 30 — .	7.038	7.122	2.36	2.40	170.583	172.416	9.66	9.79
— 30 à 40 — .	2.655	2.626	0.89	0.89	91.325	90.416	5.17	5.13
— 40 à 50 — .	1.410	1.335	0.47	0.45	62.873	59.291	3.56	3.37
— 50 à 100 — .	2.321	2.392	0.78	0.81	160.074	164.589	9.06	9.34
— 100 à 150 — .	433	446	0.15	0.15	50.806	52.184	2.88	2.96
— 150 hectares . .	110	108	0.04	0.04	22.555	22.577	1.28	1.28
Total	297.768	296.314	100.00	100.00	1.766.299	1.761.757	100.00	100.00

(1) Pour cent exploitations, nombre d'exploitations de 1 hectare et au-dessous, de plus de 1 à 2 hectares etc.

(2) Pour cent hectares d'étendue cultivée, nombre d'hectares compris dans des exploitations de 1 hectare et au-dessous etc.

NOTES D'ETHNOGRAPHIE

— o —

Au point de vue ethnique les porcs du pays appartiennent à l'un des quatre groupes suivants :

    1° les porcs anglais de race pure ;

    2° les porcs communs non améliorés ;

    3° les porcs communs améliorés ;

    4° les produits de croisement entre les animaux du 1er groupe et ceux des 2me et 3me groupes.

1° Les porcs anglais de race pure. — Phot. 1.

La race porcine anglaise la plus réputée est celle d'York : le « large white breed » ou grande race blanche. Elle a été importée dans tous les pays du monde. En Belgique, comme partout ailleurs, le porc anglais fut employé pour améliorer la race indigène ; on y compte même actuellement plusieurs élevages d'Yorkshires purs ; plus rarement le sang anglais sert à pratiquer le croisement industriel encore dit de premier degré.

Les porcs anglais sont issus du croisement entre le porc commun et les variétés asiatique et napolitaine.

Nous donnons en tête de la planche 5 la photographie d'un porc chinois. La race porcine asiatique se compose d'individus de petite taille, 40 cm. de haut, de corps cylindrique soutenu par des pattes courtes et fines ; la cassure du nez est peu accusée, le chanfrein court et droit, le crâne rond, la tête coiffée de petites oreilles bien dressées ; le ventre touche le sol lorsque la truie est en gestation ou que l'animal est très gras. La robe est généralement blanche ou blanc rosée ; les soies sont fines et rares ; cette variété est précoce et prolifique.

Aujourd'hui les Chinois préfèrent les variétés anglaises plus fortes et plus musclées à leurs animaux de l'ancien modèle.

a) Conformation du porc de race Yorkshire : tête courte, à cause de la réduction des machoires ; cassure du nez très prononcée ; souvent le maxillaire inférieur dépasse le supérieur, d'où relèvement du nez et concavité de la ligne fronto-nasale ; oreilles petites, droites chez les porcelets, portées en avant chez les adultes; cou gros et court; dos large, plat, horizontal, manquant parfois de longueur ; épaules rondes, côtes cintrées, jambons descendus et épais ; corps près de terre et ossature réduite.

b) Aptitudes : le porc Yorkshire est précoce, il se développe avec une très grande rapidité et possède une puissance digestive et assimilatrice considérable s'il est nourri d'aliments de choix ; un exemple entre mille :

Un lot de 7 porcs de race indigène dont le poids moyen individuel est de 58.57 kilos reçoit pendant 18 jours une ration identique à celle d'un lot de 7 porcs croisés(indigènes-anglais) dont le poids moyen individuel est de 53 kilos. Le 18ᵐᵉ jour les poids moyens respectifs sont: indigène 75.85 kilˢ et croisé 76 kilˢ, (rapport manuscrit de M. Jacobs, vétérinaire à Haecht, antérieurement attaché à une exploitation d'engraissement de porcs.)

La viande du porc anglais est tendre, blanche, persillée, souvent trop grasse ; elle fournit un excellent rôti.

Le porc anglais et le bon croisé atteignent couramment un prix qui dépasse de 10 centimes au kilo celui du porc indigène peu amélioré; les charcutiers qui débitent beaucoup de viande fraîche le préfèrent au moment où il atteint le poids vivant de 100 kilos.

Le porc de race Yorkshire n'a pas que des qualités .

L'élevage en est difficile ; tout d'abord les porcelets naissent en nombre assez restreint et les portées de 5 à 7 jeunes ne constituent guère une exeption ; ensuite ils sont beaucoup moins rustiques que ceux de race commune : nombreux sont les porcelets de race anglaise qui montrent des symptômes de rachitisme, contractent la pneumonie contagieuse, sont atteints de convulsions, de variole, de dégénérescences diverses....

La photographie XIV, planche 6, représente les deux plus mauvais sujets d'une portée mal venue ; la mère est de demi-sang anglais indigène, elle est représentée par la photogravure VIII, de la planche 4.

Non seulement le nombre de jeunes par portée est souvent réduit, mais la conception elle-même est dans la plupart des cas très incertaine.

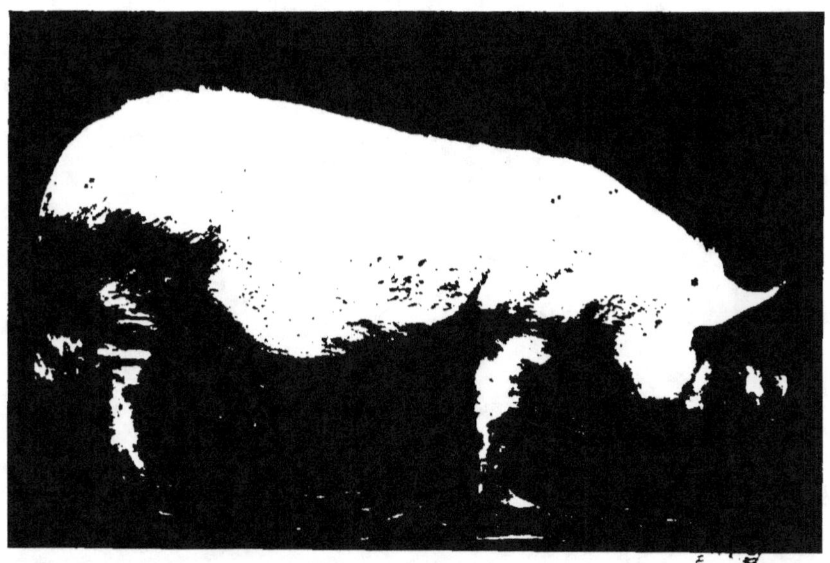

N° I. — Truie de race Yorkshire.

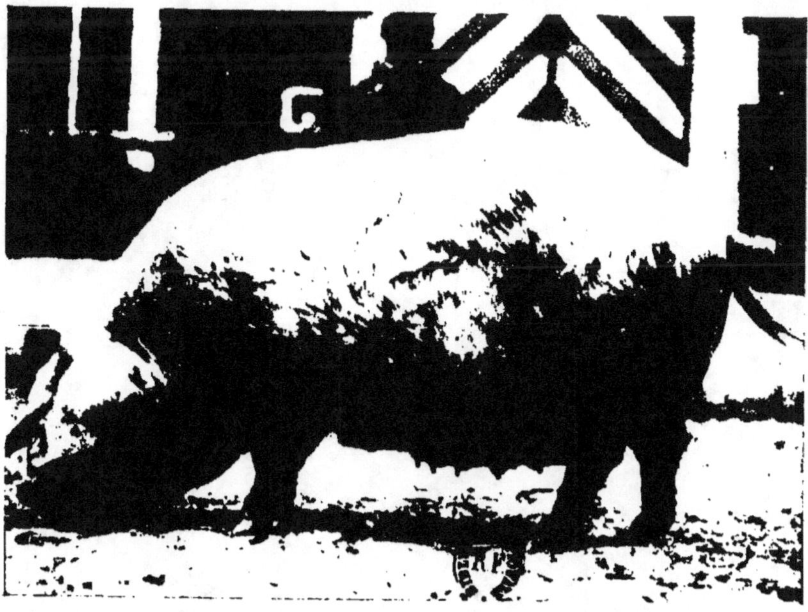

N° II. — Truie de race indigène améliorée.

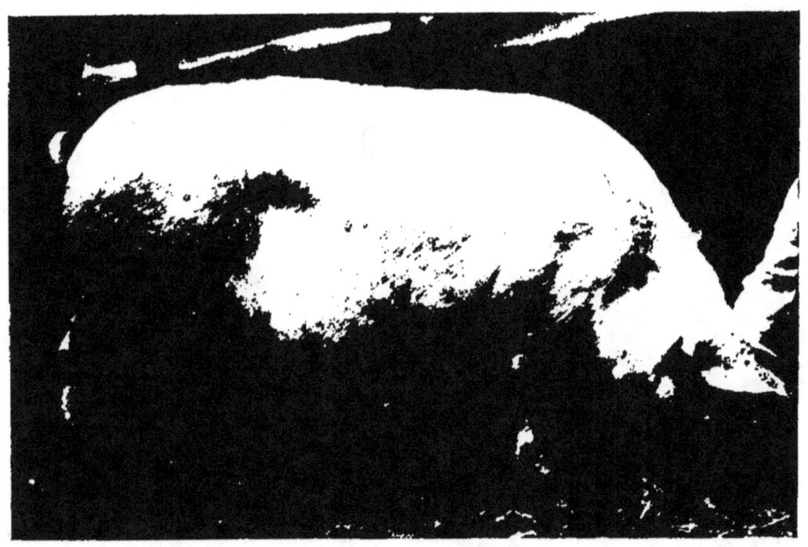

N° III. — Truie de race indigène améliorée.

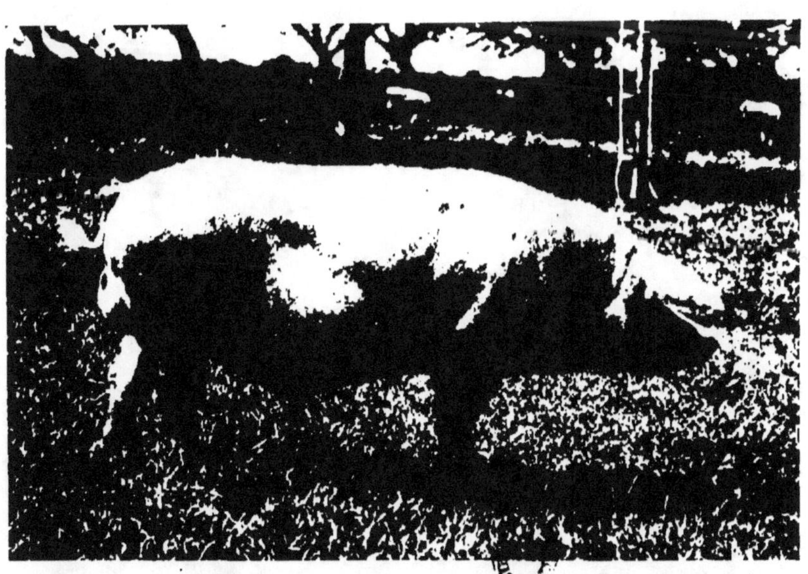

N° IV. — Verrat de race indigène améliorée.

Tous ces déboires sont partiellement combattus par l'application rigoureuse des règles de l'hygiène ; mais lorsque ces dernières sont méconnues, c'est le cas chez les animaux entretenus dans un état d'embonpoint exagéré et gardés en stabulation permanente, ils augmentent au point de ruiner presqu'à coup sûr l'élevage.

Le Danemark, qui subsidie des centres d'élevage d'Yorkshires et de porcs indigènes améliorés, accorde en moyenne 1500 francs d'indemnité aux propriétaires des premiers et 600 francs seulement à ceux des seconds ; malgré cette différence considérable dans l'importance de l'allocation, l'éleveur du porc indigène réalise plus facilement des bénéfices que celui qui s'occupe de la production du porc anglais.

Le Yorkshire est de création anglaise ; comme toutes les races qui ont atteint le summum du perfectionnement zootechnique, la race porcine anglaise se maintient difficilement en pays étranger si on ne prend la précaution de lui rafraîchir périodiquement le sang ; d'où la nécessité d'importer des animaux sélectionnés et élevés sur sol anglais ; aussi le Danemark qui, depuis 1895, possède 16 centres d'élevage de porcs anglais, a-t-il dû recourir en 1903 à l'importation de 73 reproducteurs achetés aux éleveurs du Royaume-Uni.

La photographie I représente une truie de race anglaise, en état de gestation avancée ; elle manque un peu de hauteur de poitrine ; elle est trop bassette. L'affaissement du train de devant est d'ailleurs un des signes les plus évidents d'un commencement de dégénérescence.

2° Le porc indigène non amélioré.

phot. n° V, VI, VII, XIII.

Avant la création des races anglaises et leur importation sur le continent, on ne connaissait en Belgique que le porc celtique. Cette race est encore entretenue à l'état pur en Hanovre et en Bavière. Ce que nous appelons en Belgique le porc commun n'est autre qu'un animal dégénéré dans ses formes, n'appartenant en propre à aucune race. Les photographies V, VI, VII, XIII représentent des spécimens de cette catégorie. Le N° VII a les oreilles droites, il a été élevé aux environs de Waremme ; les N⁰ˢ V et VI ont les oreilles pendantes, ils proviennent d'élevages du nord de la Flandre ; le N⁰ XIII représente un groupe d'animaux.

a) Conformation du porc indigène non amélioré : Tête longue, chanfrein droit, groin puissant, oreilles tantôt portées droites comme celles du sanglier, tantôt plaquées et démesurément grandes ; cou long, mince et dense, mal attaché au poitrail ; dos étroit, dit en toit de maison ou en échine de poisson, décrivant une courbe continue depuis le garrot jusqu'à la base de la queue ; corps aplati d'un côté à l'autre, épaules plates, sangle mal comblée, flancs longs et creux, rein peu épais, fesse mal fournie, tout le corps trop enlevé du sol.

Ces animaux sont doués d'une grande agilité si on les compare à ceux des races améliorées.

C'est une erreur de croire que le porc commun peut atteindre un poids plus élevé que le porc amélioré ou que les Yorkshires de la grande variété.

b) Aptitudes : Les sujets de race commune sont généralement prolifiques ; le nombre des portées peut s'élever à trois par an ; les porcelets sont rustiques et peu sujets aux maladies et accidents divers tant à redouter dans l'élevage des races anglaises.

Le porc commun est tardif et très peu exigeant quant à la qualité des aliments : il se contente parfaitement de ce qu'il trouve sur les champs, en prairie ou dans les bois. C'étaient là des qualités à l'époque où l'élevage et l'exploitation économique de nos animaux domestiques n'étaient pas encore menés avec la fièvre des affaires et la soif du gain qui caractérisent toutes les opérations industrielles du moment. Aujourd'hui, disposant partout et en abondance d'aliments de choix, l'animal à développement tardif doit faire place à celui dont la croissance est rapide et la puissance digestive et assimilatrice poussée au suprême degré.

La lenteur dans le développement et le faible pouvoir de rendement sont deux défauts qui ne se pardonnent pas, et que la réputation et la plus value des jambons d'Ardenne sont loin de neutraliser.

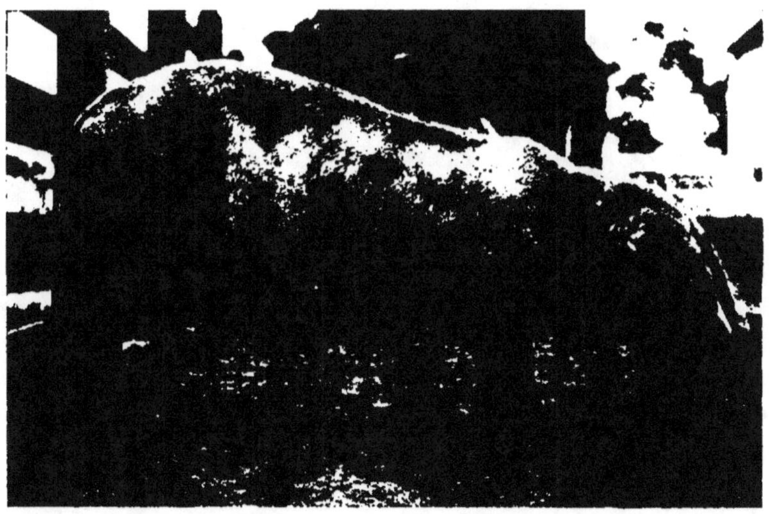

N° V. — Truie de race indigène non améliorée.

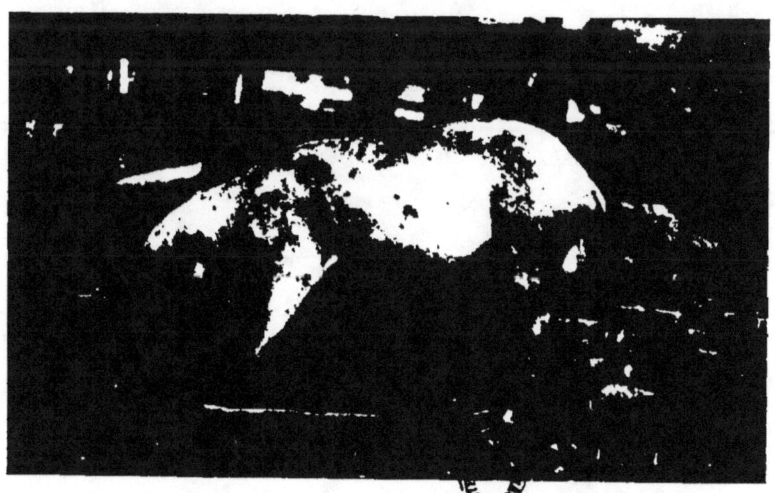

N° VI. — Verrat de race indigène non améliorée.

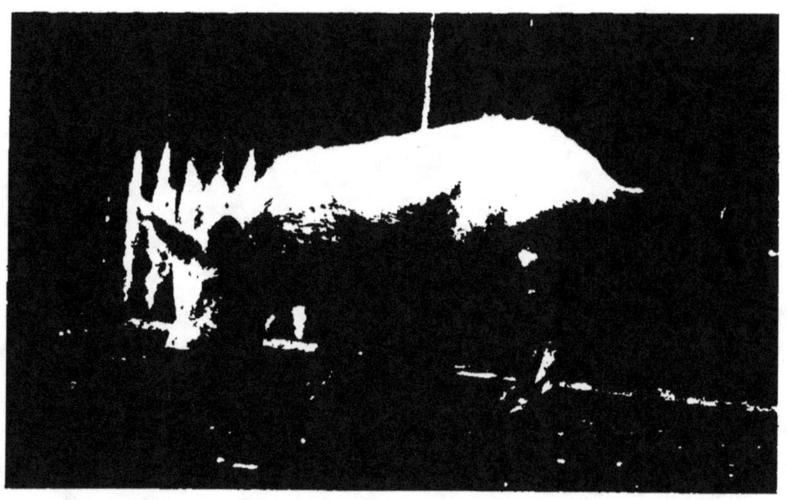

N° VII. — Truie de race indigène non améliorée.

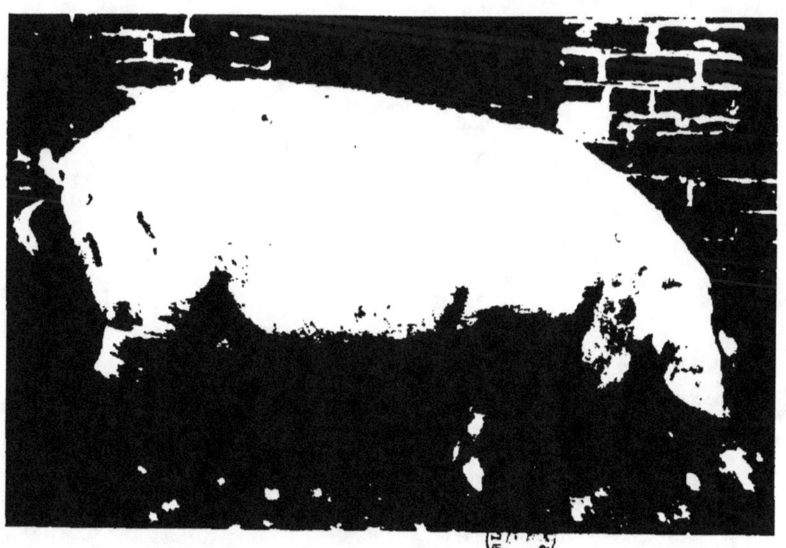

N° VIII. — Truie demi-sang indigène-Yorkshire.

3° Le porc indigène amélioré :

photogr. II, III, IV, X, XI et XII

Il convient de décrire cette variété, composée jusqu'ici d'individus dissemblables, à la suite des deux catégories précédentes, puisqu'elle résulte de la combinaison plus ou moins bien réussie du porc commun avec celui de la variété Yorkshire.

Le porc indigène amélioré le plus parfait existe actuellement en Allemagne (deutsche veredeltes Landschwein); il y fut créé par croisement continu du porc commun et du porc anglais ; aujourd'hui cette race est indépendante de l'élément améliorateur ; cependant il n'est un secret pour personne que périodiquement certains éleveurs habiles ne craignent pas d'avoir recours à une infusion prudente de sang anglais.

Il faut, comme l'a dit M. Leyder, que le porc amélioré allie la puissance de l'ossature, la vivacité de la motilité, la densité du muscle, la solidité de la constitution et la prolificité du porc celtique ou commun, à la belle conformation, l'ampleur du corps dans toutes ses dimensions, le haut pouvoir d'assimilation et la grande précocité du porc anglais.

Conformation à rechercher : tête de volume moyen, chanfrein droit, bonnes machoires de longueur égale (pas de prognathisme) ; oreilles de longueur moyenne tombantes en bas et en avant ; cou du porc commun avec augmentation de l'épaisseur; dos large, plat, droit et long ; épaule longue non reboudie ; côte cintrée avec bon sanglage ; poitrine haute ; fesses épaisses, garnies jusque près de la pointe du jarret ; ossature de force moyenne ; aplombs corrects ; articulations intactes, membres courts, facilité d'allure.

En Allemagne le porc amélioré prend de plus en plus la place du porc anglais. Lors des premières expositions de la Société Centrale d'Agriculture d'Allemagne la catégorie des porcs améliorés ne se composait que d'un nombre très restreint d'individus ; en 1908 à l'exposition de Dusseldorf le résultat etait tout autre ; on y comptait en effet : 219 porcs de race Yorkshire, 37 de race Berkshire (anglaise également) et 321 porcs améliorés du Hanovre, de la Westphalie, du Schleswig-Holstein, etc.

Le Danemark a 117 centres d'élevage du porc indigène amélioré et 16 seulement produisant le porc anglais. Le porc amélioré danois est loin d'avoir atteint le degré de perfectionnement zootechnique qui caractérise le deutsche veredeltes Landschwein.

Les méthodes de reproduction adoptées au Danemark diffèrent totalement de celles des autres pays : la race indigène y est améliorée en elle-même, sans intervention de sang anglais, et l'on comprend ainsi que les progrès réalisés en élevage ne peuvent se manifester qu'à longue échéance. Le porc qui fournit le « Bacon » (¹) est communément un demi sang indigène-Yorkshire obtenu par croisement industruel du premier degré (verrat anglais et truie indigène plus ou moins améliorée).

La Hollande, pays exportateur comme le Danemark, hésite depuis nombre d'années à fixer son choix sur l'une ou l'autre des deux méthodes : production et élevage du porc amélioré du type allemand, ou pratique du croisement industruel, (procédé danois).

En France on connait plusieurs races de porcs améliorés, qui sont par ordre d'importance : la race craonnaise, la race normande, la race limousine, la race vendéenne etc.

En 1906 il y avait au concours général des animaux reproducteurs à Paris : 17 animaux de race craonnaise

12	»	» normande
11	»	» limousine
20	»	issus du croisement de ces races entre elles

total 60

31 animaux de race anglaise

20 » issus du croisement entre porcs

total 51   [indigènes et porcs anglais.

L'Angleterre elle-même possède une race de porcs du type indigène amélioré. En 1907 à l'exposition générale agricole de Lincoln, les visiteurs étrangers firent la connaissance de la race dite de Lincolnshire à soies frisées : (Lincolnshire curly coated pig). La Société « The Lincolnshire curly coated pigbreeders Association » patronne l'élevage de

______

(¹) Nom anglais qúi signifie lard fumé.

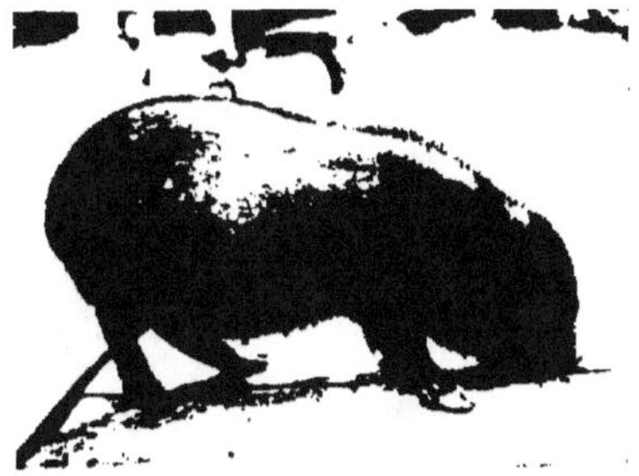

N° IX. — Porc chinois.

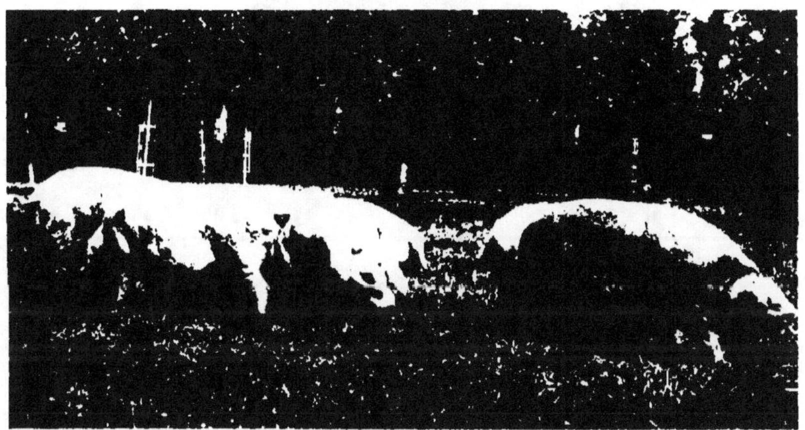

N° X. — Truies de race indigène améliorée.

N° XI. — Porcelets de race indigène améliorée.

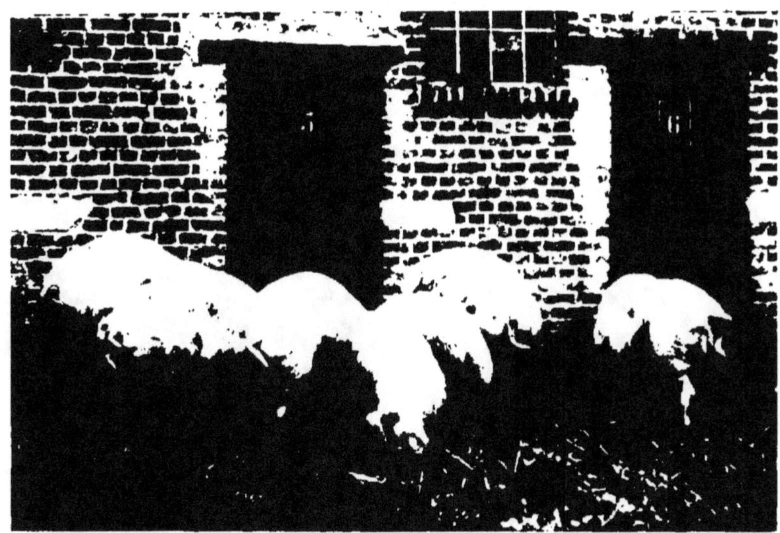

Nº XII. — Truies de race indigène améliorée devant leurs loges.

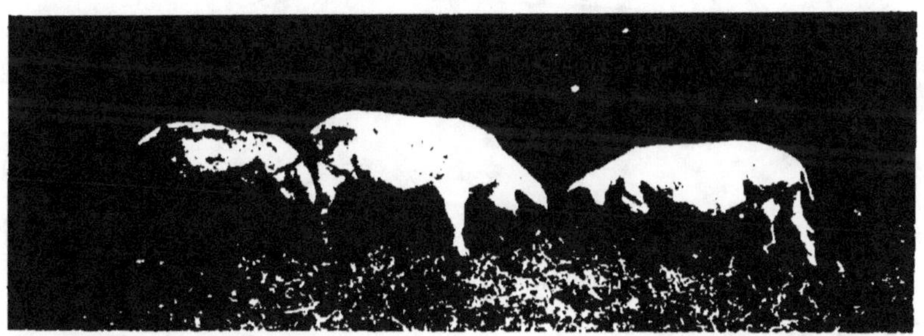

Nº XIII. — Truies et verrat de race indigène non améliorée.

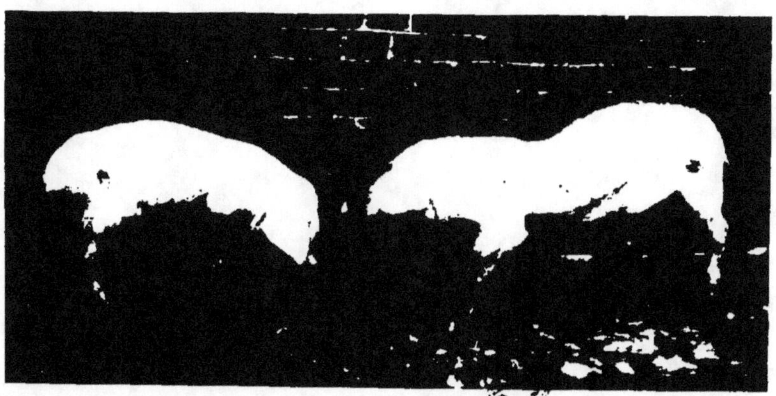

Nº XIV. — Porcelets indigène-Yorkshire, 3e génération.

cette nouvelle variété peu homogène jusqu'aujourd'hui ; c'est la preuve vivante que, si le porc à viande tendre et à graisse abondante présente de nombreux avantages, le porc à chair ferme en a d'autres que les éleveurs anglais commencent à apprécier tout comme ceux du continent.

La variété indigène améliorée est représentée par les photographies II, III, IV, X, XI et XII; le modèle II appartient à M. Van Goidsenhoven d'Esemael-lez-Tirlemont ; le N° III a été photographié au concours régional de Gand, juin 1908; les deux truies sont de conformation superbe ; elles représentent un idéal ; à notre avis elles s'écartent trop du modèle ordinaire, et donnent conséquemment une idée inexacte du progrès accompli en élevage porcin, depuis que tous les efforts ont été combinés en vue d'améliorer la variété indigène par le seul procédé de la sélection.

Voici les résultats de quelques mensurations prises sur les porcs de M. Van Goidsenhoven d'Esemael :

Verrat : longueur de la nuque à la base de la queue				1.56ᵐ
1ᵉ truie »	»	»	»	1.63ᵐ
2ᵉ truie »	»	»	»	1.64ᵐ
3ᵉ truie »	»	»	»	1.70ᵐ
Verrat : circonférence de poitrine				1.50ᵐ
1ᵉ truie »	»			1.65ᵐ
2ᵉ truie »	»			1.52ᵐ
3ᵉ truie »	»			1.77ᵐ

4° Les produits issus du croisement entre porcs anglais et porcs communs ou indigènes améliorés :

Tous les porcs améliorés du pays ont du sang Yorkshire tout comme la plupart de nos meilleurs bovidés trahissent eux aussi, par certaines particularités de conformation, l'intervention plus ou moins lointaine de la race Durham.

Le croisement continu pratiqué sans ordre ni méthode a conduit, à un certain moment, l'élevage bovin à deux doigts de sa ruine ; il ne pouvait en être autrement pour la production porcine : les mêmes moyens ne pouvaient produire que les mêmes résultats. Les éleveurs danois, les premiers, en firent l'expérience.

Vers les années 1870-1880 l'excédent de la viande porcine produite au Danemark prenait le chemin de la Prusse. A cette époque, les Allemands, dont le choix se portait de préférence sur la viande maigre de conserve, achetaient volontiers la marchandise danoise provenant de porcs du type commun, à viande dense et rouge, avec graisse accumulée à l'extérieur sous forme d'une carapace lardée ; mais quelque dix ans plus tard les agrariens allemands obtinrent du parlement la fermeture des frontières aux importations de la viande de porc de provenance danoise, et le Danemark se vit dans l'obligation de chercher en Angleterre un débouché nouveau à l'excédent de sa production. Là, nouvelle déception : la marchandise, tant goûtée en Allemagne, ne le fut guère en Angleterre où les consommateurs exigent une viande à fibres fines, persillée de graisse, et un lard maigre fortement réglé.

Il fallut modifier la matière première, et les Danois n'hésitèrent pas un instant à importer du Yorkshire en masse ; ils n'eurent qu'à s'en louer pendant quelques années ; malheureusement la médaille avait un revers. En même temps que le Bacon fit sa réputation sur le marché anglais, sa production laissa de moins en moins de bénéfices et devint finalement onéreuse. On n'avait pas compté avec les aléas de l'élevage du porc anglais et des produits fortement améliorés par croisement.

La leçon était coûteuse, mais elle ne fut pas inutile : les Danois avaient remarqué que les produits issus du premier croisement était bien l'idéal de l'animal de boucherie tel que le comprennent les Anglais, mais ils observèrent en même temps que ces superbes métis accouplés entre eux ne transmettaient guère leurs brillantes qualités. Déjà les produits de la 2e génération et bien plus encore ceux des générations suivantes, accusaient dans leurs formes corporelles et leur résistance vitale tous les défauts et toutes les faiblesses de la race amélioratrice.

Le croisement présentait à côté d'immenses avantages des inconvénients très sérieux : il s'agissait pour les Danois de conserver les premiers et de neutraliser dans la mesure du possible les seconds. A cette fin ils ont eu recours avec plein succès, et cela depuis bientôt quinze ans, aux méthodes de reproduction dont il a été question plus avant : amélioration du porc indigène par sélection à l'exclusion du sang anglais, élevage collatéral de la race Yorkshire, croisement du 1er degré quand il s'agit de la production d'animaux à rendement immédiat.

Les difficultés contre lesquelles eurent à lutter les Danois se sont présentées ailleurs ; partout elles reconnurent la même cause : la pratique irréfléchie du croisement non méthodique.

La photographie VIII de la planche 4 est celle d'un porc croisé indigène-yorkshire. A côté de la belle conformation et de l'ampleur du corps, cette truie présente des signes manifestes de dégénérescence tels, la défectuosité des aplombs et la difficulté dans la marche ; ces défauts sont plus manifestes encore chez les jeunes d'une portée qu'elle avait élevée péniblement et dont les deux plus mal venus sont représentés par la phot. XIV de la planche 6.

Un grand nombre de centres de production du porcelet Yorkshire furent visités par l'un de nous à l'occasion d'un voyage d'études au Danemark ; les déchets de l'élevage y étaient excessivement nombreux et souvent l'extérieur des jeunes animaux n'était pas plus brillant que celui des deux miséreux dont nous reproduisons la photographie.

CHOIX DE LA RACE.

Dans le choix de la race il faut tenir compte des **trois** groupes de facteurs :

a) des aptitudes de chacune des races ;
b) des ressources alimentaires dont on peut disposer ;
c) des exigences commerciales.

Nous avons appris a connaître les aptitudes de chacune des races ; d'autre part il est reconnu que l'éleveur et l'engraisseur nourissent de jour en jour plus intensivement ; enfin nul n'ignore que le commerce de la charcuterie des grandes villes demande de plus en plus le porc âgé de 7 à 9 mois, du poids de 90 à 110 kilos, très peu chargé de graisse, à viande blanche, tendre et moyennement persillée.

L'observation de tous les jours et l'expérience du passé nous permettent de formuler les règles suivantes :

1° Le porc commun non amélioré est destiné à disparaître, car son développement tardif et sa faible capacité assimilatrice ne sont guère en harmonie avec l'abondance et la qualité des aliments administrés aujourd'hui à tous les animaux de la ferme.

2° Le porc anglais de race pure est l'animal le plus parfait envisagé comme transformateur des aliments en produits carnés. L'élevage rapporte moins que l'engraissement, sauf les cas où il s'agit de la production de sujets de choix, vendus dans la suite à un prix élevé comme reproducteurs.

3° Le porc fortement amelioré, c'est-à-dire conformé sur le modèle du porc allemand, peut remplacer avantageusement le porc Yorkshire ; l'élevage de cette variété n'est pas entouré des mêmes difficultés que celui du porc anglais, et les coefficients de rendement sont sensiblement égaux dans les deux races.

4° Le porc peu amélioré, tel le porc danois et le porc indigène, n'est pas par lui-même un sujet suffisamment précoce; il se prête mal au forçage et à l'alimentation intensive ; il répond insuffisamment aux demandes actuelles de l'industrie de la charcuterie.

5° Le produit issu du croisement entre porc indigéne et celui de race anglaise constitue le type le plus parfait au point de vue de la spéculation immédiate : sa précocité est suffisante, son pouvoir d'assimilation prononcé, il atteint le poids de 100 Kil. à l'âge de 7 à 8 mois et le rendement à l'abatage se rapproche sensiblement de celui du porc anglais de race pure, il se débite sous forme de viande fraîche en même temps qu'il fournit un excellent lard maigre qui se prête admirablement à la salaison et à la fumaison (Bacon).

6° Le croisement non méthodique, continu ou irrégulièrement intermittent, entre porcs indigènes et animaux de la variété Yorkshire, après avoir procuré des avantages immédiats, conduit à la longue à la dégénérescence de la race et à la ruine de l'élevage.

7° A l'éleveur qui veut être de son temps, il reste le choix entre :

    a) la méthode du croisement industriel avec production collatérale des deux variétés : indigène (améliorée) et anglaise ;

    b) la production et l'exploitation du porc anglais ;

    c) la production et l'exploitation du porc indigène fortement amélioré.

La première des ces méthodes a fait ses preuves au Danemark ; elle réussit d'autant mieux que le sang anglais est plus pur et que l'élément indigène, amélioré dans ses formes corporelles, a conservé plus fidèlement les qualités fondamentales de la race : rusticité, motilité et prolificité.

Que dire des deux autres méthodes ?

Personne ne conteste la supériorité du porc anglais sur l'indigène amélioré quant à la précocité et au pouvoir d'assimilation; tout le monde sait au surplus que, exposé en vente à l'état engraissé, le porc anglais est payé au kilo 0,10 frs. de plus que l'indigène.

Ces différences, très sensibles quand on prend comme point de comparaison des porcs communs, vont en s'affaiblissant à mesure que l'amélioration de ceux-ci atteint un degré plus parfait ; d'ailleurs il ne s'agit là que des bénéfices recueillis par l'engraisseur, bénéfices qui seraient bien réduits, peut-être neutralisés totalement, si l'on prenait en considération les difficultés de divers ordres qui accompagnent la production et l'élevage des races anglaises.

Quand on ne voit que le résultat final, tout plaide en faveur du porc anglais et du croisé anglais ; il en serait peut-être autrement si on jugeait l'opération dans son ensemble. Ce problème ne sera résolu d'une manière satisfaisante que le jour où des expériences nombreuses, méthodiques et bien contrôlées auront été conduites parallèlement sur des lots de porcs des deux races.

La bonne comptabilité, voilà ce que l'éleveur semble trop souvent ignorer ; on n'aime pas les chiffres et cependant en leur absence on se retourne si péniblement dans le domaine des suppositions.

Qu'il nous soit permis ici d'attirer l'attention des éleveurs et de tous ceux qui s'intéressent à la production et à l'amélioration des animaux de l'espèce porcine sur l'importance, l'utilité, et nous ajouterons sur l'efficacité immédiate des expériences qui auraient pour but de comparer l'économie de la production et de l'exploitation des deux races porcines ici en discussion.

La truie met bas deux fois par an, soit, dans les deux portées une moyenne de dix-huit gorets ; elle se remplace ou se reproduit donc dix-huit fois par an pendant que nos grands mammifères domestiques (cheval, bovidé) ne se reproduisent qu'une seule fois.

La jeune femelle de l'espèce porcine est saillie à 8 mois et devient mère à un an, alors que la pouliche ne conçoit guère avant l'âge de trois ans. La génération se renouvelle donc annuellement dans la production porcine et après quatre ans seulement en élevage chevalin.

On pourrait encore, à titre de curiosité, calculer le nombre de rejetons d'un couple porcin endéans l'espace de 2-3-4-5 ans ou déterminer le nombre de produits engendrés par le même verrat, tous les élèves étant à leur tour utilisés comme reproducteurs. C'est ainsi que, d'après Diffloth, Vaugan aurait calculé qu'en dix ans une truie peut avoir 7.346.874 descendants, en supposant seulement 6 petits par portée.

Tous ces calculs démontreraient à l'évidence même qu'il est possible, en spéculant sur les différentes méthodes de reproduction, de modifier totalement une race porcine en un temps très court : dès que l'utilité économique de la production d'une variété ou d'une race porcine est démontrée, la réalisation de la réforme n'est plus qu'une question de mois ; ce seront des années, voire des lustres, quand semblable modification s'imposera en élevage chevalin ou bovin.

L'efficacité immédiate d'une mesure indiquée n'est donc guère douteuse.

La démonstration de l'utilité et de la grande importance économique des réformes jugées opportunes n'est pas plus difficile.

La statistique agricole nous renseigne pour 1905 le chiffre de 1.617,802 naissances porcines ; ce nombre est en dessous de la valeur réelle puisqu'il ne comprend pas les animaux des cultivateurs et particuliers exploitant moins d'un hectare de terrain. Il en résulte que nous pouvons logiquement admettre qu'annuellement 1.500.000 de ces animaux sont engraissés et arrivent au marché après avoir atteint un poids moyen de 100 kilos, soit 150.000,000 kilos de poids vif.

Lorsque les animaux sont de type anglais ou croisé, la valeur par kilogr. du poids vif est majorée de 0,10 frs. Admettons qu'ils soient tous anglais ou croisés, la plus value atteint 150.000.000×0,10 fr. = 15 millions de francs.

Supposons que des expériences, ayant entrainé une dépense de 50.000 frs., aient démontré que ce bénéfice est réel ; nous ferions alors cette curieuse constatation, sans doute unique dans le domaine expérimental, qu'une somme de 50.000 frs. produit un intérêt annuel de plusieurs millions.

Certes nous sommes des plus chauds partisans de l'amélioration progressive du porc indigène et conséquemment de la création d'une race de porcs améliorés belges ; nous sommes d'autre part adversaires intransigeants du croisement non méthodique ; l'histoire en effet nous apprend que toutes les grandes étapes parcourues en élevage le furent grâce à la sélection, la bonne alimentation et l'application des règles de l'hygiène ; les reculs au contraire ont toujours caractérisé la pratique irréfléchie du croisement.

La création d'une race demande sans doute de grands sacrifices, et les avantages pécuniaires ne sont pas toujours immédiats ; beaucoup d'éleveurs se désintéressent totalement de l'amélioration du porc indigène et continuent à élever le porc anglais et ses métis; ils prétendent, et nous n'oserions pas leur donner un démenti, que, pour le moment, c'est là la spéculation la plus lucrative.

Nous le répétons, des expériences rigoureusement contrôlées et soutenues, mieux que des mots et des phrases, peuvent nous amener la solution de ce problème important.

Entretemps la commission que le Gouvernement a instituée en vue de rechercher les moyens de faire progresser l'élevage porcin travaille activement à l'amélioration et à l'épuration de la race indigène. Si elle atteint son but on lui en saura gré, car quelle que soit la voie choisie dans l'avenir : la sélection simple ou le croisement industriel, aucune des deux méthodes ne saurait donner le maximum de résultats que si l'opération porte sur une population porcine robuste et homogène.

HYGIÈNE DE LA REPRODUCTION.

Les *truies* appartenant à une des variétés précoces sont saillies la première fois vers l'âge de huit mois, les femelles des races tardives à un an seulement.

La mise-bas suit de 110 à 130 jours la fécondation ; les éleveurs comptent généralement trois mois, trois semaines et trois jours. Le nombre des jeunes par portée varie de 5 à 18 ; les portées les plus avantageuses sont celles de 8 à 12 porcelets.

Le sevrage se pratique entre la 5me et la 6me semaine ; il est indiqué de sevrer brusquement quand la truie manifeste les signes des chaleurs : on prévient ainsi chez les petits des troubles gastro-intestinaux qui ont leur origine dans l'absorption du lait sécrété au moment des chaleurs de la mère. La durée de l'allaitement est prolongée de deux à trois semaines lorsque les jeunes de la portée seront destinés à la reproduction.

Certains éleveurs isolent sans période transitoire la mère de ses petits au moment où ceux-ci atteignent l'âge de cinq semaines ; ce procédé favoriserait l'apparition des chaleurs de la mère qui en manifeste généralement les premiers signes dans les trois jours qui suivent le sevrage ; ces mêmes éleveurs prétendent que la fécondation à ce moment est presque assurée et qu'il est indispensable de s'y prendre de cette manière quand on désire obtenir cinq portées dans l'intervalle de deux ans.

La truie peut reproduire jusqu'à l'âge de 10 ans ; en règle générale on ne l'emploie plus à la reproduction quand elle a atteint la cinquième année de son existence, car on a remarqué que par l'âge le pouvoir lactifère s'affaiblit, la truie devient souvent mauvaise mère, et sa viande est de plus en plus dépréciée dans le commerce de la boucherie.

Il y a naturellement de nombreuses exceptions à cette règle : si l'on sacrifie d'habitude à deux ans la truie dépourvue de qualités spéciales, par contre on utilise jusqu'à épuisement de ses facultés génératrices celle qui s'est montrée bonne mère et bonne raceuse.

Le *verrat* saillit à partir de l'âge de sept mois dans les races précoces et de dix mois dans les races tardives. Une saillie par jour pour les animaux de moins d'un an, deux saillies pendant le cours de la seconde année, telle devrait être la règle ; malheureusement la pratique ne respecte pas ces chiffres que l'esprit de lucre fait doubler et même quadrupler.

Dans les grands élevages d'animaux de choix on entretient un verrat par 20 à 30 truies portières, il n'y a cependant pas grand inconvénient à porter ce nombre à 50 lorsqu'il s'agit d'un mâle adulte et que les saillies se répartissent uniformément sur toute la durée de l'année.

Les *chaleurs* de la truie ont une durée qui oscille entre 24 et 48 heures et peut atteindre trois jours chez les femelles des races communes ; elles se renouvellent tous les 20 à 28 jours lorsqu'il n'y a pas eu fécondation. Les chaleurs franches se manifestent comme suit : la truie est inquiète, remue sa litière, s'efforce de soulever la porte de la bauge, mange peu ou rien ; en liberté elle traverse les fossés et démolit les clotures ; quand deux truies sont en chaleurs au même moment elles se recherchent et se chevauchent ; lorsqu'il y a un verrat dans l'exploitation, la femelle en rut s'efforce par tous les moyens de se rapprocher du local qui loge le mâle ; le signe local le plus net est celui de la tuméfaction des lèvres de la vulve qui apparait deux jours avant les autres manifestations des chaleurs.

Chez les femelles des races précoces on peut observer ce qu'on est convenu d'appeler les chaleurs silencieuses: la truie ne mange plus et se cache sous la paille litière comme le ferait un porc fiévreux ou malade.

Les sexes doivent être rapprochés au moment où les manifestations des chaleurs de la femelle sont les plus prononcées. La coutume de faire saillir deux fois de suite la truie par le même verrat doit être absolument proscrite ; mais la saillie répétée à 12 heures d'intervalle se justifie pleinement lorsqu'il est reconnu que la femelle conçoit difficilement et que la répétition du coit n'est pas nuisible au reproducteur mâle. Lorsqu'il y a pléthore de mâles, et c'est souvent le cas dans les élevages importants, on peut faire couvrir la femelle par deux verrats qui opèrent à 12 heures d'intervalle. Dans certaines régions de la Belgique les verrats sont conduits à l'endroit où se trouvent les femelles en chaleurs ; on les appelle très pittoresquement verrats rouleurs. Ce procédé ne saurait être recommandé car, si le mouvement modéré est salutaire au reproducteur, les marches forcées épuisent et dépriment les facultés génésiques.

L'accouplement doit se faire en lieu clos, et non le plus près possible des chemins publics comme on le voit communément. Le rapprochement en liberté réussit toujours quand les chaleurs de la femelle sont franches ; ce n'est que tout à fait exceptionnellement que l'on a recours à l'immobilisation de la truie, opération très simple qui se pratique comme suit : une corde enlace la machoire supérieure par un nœud coulant et est fixée par l'autre bout à un objet fixe ; l'animal ainsi contenu tire fortement sur la corde dont le nœud se serre progressivement, et, en s'obstinant à vouloir reculer, s'immobilise volontairement au bout de la longe.

L'accouplement est prolongé, il dure dix minutes et plus. Pour faciliter les rapprochements entre animaux de taille différente on peut improviser un petit travail et à l'endroit où les membres postérieurs du mâle prennent appui, le sol est creusé (petites femelles ou mâle de grande taille) ou surélevé (jeune mâle ou femelles adultes).

Le bon verrat étant plutôt rare, on le conserve le plus longtemps possible. L'éleveur qui choisit le verrat au hasard ou qui ne s'empresse pas de remplacer celui qui ne se montre pas bon raceur, n'a guère de chance de posséder jamais un un troupeau d'élite. C'est le mâle qui donne la caractéristique à la génération future et qui est très souvent la cause unique du progrès ou du recul d'un élevage.

Consanguinité. — Il peut arriver que l'éleveur se voie dans l'obligation de vendre le verrat bien avant la fin de sa carrière de reproducteur ; ce fait se présente chaque fois que l'élevage périclite par suite d'une parenté trop étroite entre mâle et femelles.

L'élevage consanguin peut conduire à la ruine de la race la plus parfaite : le perfectionnement zootechnique et la spécialisation des animaux domestiques ont exalté au plus haut

degré le pouvoir productif, au détriment de la robustesse
et de la vitalité des individus ; l'animal perfectionné frise
l'état pathologique dont les manifestations sont multiples :
défauts dans la conformation, affaiblissement de l'état constitutionnel, diminution de la prolificité, apparition de divers
signes de dégénerescence tels la longueur exagérée des membres, la présence de hernies, l'absence des soies, etc.

Par l'élevage consanguin on réussit rapidement à améliorer les formes corporelles et à exalter les fonctions producti-
ves d'une race animale ; mais, lorsque les procréateurs sont
marqués de tares, le rôle de la consanguinité n'est pas chan-
gé ; des défauts, en apparence insignifiants, se dessinent
avec une grande netteté chez les produits de la première
génération et vont en s'exagérant dans la suite.

La consanguinité est une arme à deux tranchants : entre
les mains de l'éleveur habile elle produit des merveilles ;
pratiquée mal à propos, elle conduit rapidement à la ruine de
la race. L'art de l'éleveur consiste à surveiller étroitement le
renouvellement de son troupeau, à en noter soigneusement
les plus petits défauts et à utiliser un sang nouveau dès que
l'une ou l'autre imperfection s'accentue dans les descendants.
L'intervention hâtive est généralement couronnée d'un plein
succès ; plus tard le mal est indéracinable, car rien ne s'efface
plus difficilement que ce qui a été fixé par la reproduction
consanguine répétée.

HYGIÈNE SPECIALE DE LA TRUIE PORTIÈRE
ET DE SES PRODUITS
DEPUIS LA MISE-BAS JUSQU'AU SEVRAGE.

Lorsque la femelle a été fécondée les signes de la gestation ne tardent pas longtemps à se manifester : la truie est plus calme, mange mieux, s'engraisse quand l'alimentation est suffisante ; la primipare est momentanément arrêtée dans sa croissance et le corps s'élargit au lieu de s'élever en hauteur; bientôt le ventre se développe dans la partie déclive et les mamelles se congestionnent et s'hypertrophient.

L'accroissement du volume du ventre, apprécié quand la femelle est à jeun, est le seul signe certain de la gestation. Chez les femelles vivant en troupeau au grand air les chaleurs se manifestent périodiquement toutes les trois semaines. Si, après une première saillie, les chaleurs ne réapparaissent pas à la date habituelle, on a la quasi certitude de la fécondation de la femelle. Ce signe n'a pas la même valeur chez les truies des races précoces, surtout lorsque les animaux sont entretenus en stabulation permanente.

A l'approche de la mise-bas la truie se prépare un nid en divisant la paille litière à coups de dents ; à ce moment on garnit l'aire de la loge de paille coupée, de bales ou de menues pailles.

Le part, qui peut durer plusieurs heures, consiste dans l'expulsion successive des produits ; le nouveau-né entraîne avec lui ses enveloppes ou celles-ci le suivent à peu d'intervalle. Les parts laborieux constituent la grande exception. La personne préposée à la garde de la parturiente débarasse les petits de leurs enveloppes, sectionne d'un coup de ciseaux le cordon ombilical à 3 ou 4 centimètres du point d'attache, et enlève soigneusement tous les arrière-faix ; il est à recommander de couper au moyen d'une pince ad hoc les dents incisives caduques qui couronnent le bord gingival sous forme d'une rangée irrégulière de chicots très fins et très pointus.

Le nouveau-né est séché à l'aide d'un bouchon de foin fin ou d'un morceau d'emballage doux, et placé à une mamelle ou recueilli dans un grand panier en osier soigneusement cou-

vert et déposé dans la loge voisine. Mieux vaut soustraire
les jeunes à la mère que les laisser teter pendant la durée de
l'accouchement ; en effet la truie couchée en décubitus latéral
se frappe le ventre des membres postérieurs et antérieurs
comme un animal qui souffre de coliques ; lorsque les douleurs utérines dépassent la mesure physiologique, la truie se
lève et se recouche sans prendre la moindre précaution vis-à-
vis des petits, dont les mouvements sont encore incertains et
qui sont dans l'ignorance la plus absolue du danger qui les
menace. Quand l'accouchement est terminé, on rend les produits à la mère en ayant soin de placer les plus. faibles aux
mamelles pectorales normalement les plus développées.

Un accident heureusement rare est celui de la destruction
de la totalité de la portée par la mère. L'on a invoqué bien
des causes pour expliquer cette perversion de l'instinct et de
l'amour maternels, notamment : le séjour permanent en loge,
l'administration d'aliments d'origine animale, des troubles
nerveux momentanés, des troubles digestifs, des vices héréditaires, les inflammations des voies génitales, les irritations des mamelons, l'insuffisance de la sécrétion lactée et
l'impossibilité de dévorer les arrière-faix que les animaux à
l'état sauvage ingèrent régulièrement et qui constitueraient,
d'après certains auteurs, un galactogogue naturel précieux.
Toutes ces explications sont plus ou moins hypothétiques ;
voici d'ailleurs les remèdes préventifs et correctifs pratique-
ment réalisables :

1° La primipare doit être surveillée tout spécialement.

2° On dérange aussi peu que possible la mère pendant les
deux premiers jours qui suivent la mise-bas.

3° On surveille particulièrement la truie nourrice au moment où elle est ramenée près de ses petits après que ceux-ci
ont été isolés un certain temps.

4° Les arrière-faix sont enlevés immédiatement après leur
expulsion ; on pratique ensuite une ventilation prudente et
on opère un nettoyage sommaire de la loge, de façon à faire
disparaître l'odeur des enveloppes fœtales et des eaux qu'elles
contenaient.

5° L'entrée de la loge qui héberge la mère et ses petits sera
interdite à toutes personnes autres que celles fréquentant

habituellement la porcherie ; on a vu des truies, dérangées par des personnes étrangères, entrer en furie et s'attaquer à leur progéniture.

6° Les moyens de contention (panier en osier ou en fil de fer tressé) doivent être appliqués avec prudence ; quand on sait la truie très irritable, on a soin de l'habituer au port de cette muselière durant les jours qui précèdent le part. La légendaire semelle de botte nous paraît inefficace.

7° En aucun cas on ne peut enduire le corps des porcelets d'un produit à odeur forte, âcre ou empyreumatique ; ce procédé peut provoquer des accès rabiformes chez la truie et devenir la cause directe de la destruction de la portée.

8° Les mères qui ont présenté certains signes de ce trouble de l'instinct sont réformées ; leurs produits doivent également être considérés comme impropres à l'élevage, le vice étant reconnu héréditaire.

9° Nous ne voyons, quant à nous, rien à objecter à l'injection de lavements antiseptiques dans l'utérus, à l'administration d'un léger purgatif, ou au badigeonnage avec un anesthésique des mamelons porteurs de gerçures. Par la section des chicots dentaires chez les porcelets nouveau-nés on évite à coup sûr les blessures des mamelons.

Certaines truies, en se laissant choir avec maladresse et brusquerie, écrasent les jeunes ; afin de prévenir ce genre d'accidents, la loge de la truie portière présente un aménagement spécial dont nous parlerons à propos de l'hygiène de l'habitation.

Le porcelet, comme d'ailleurs la plupart des nouveau-nés, ne supporte pas le froid qui, combiné à l'humidité, lui est surtout néfaste. Une excellente mesure consiste à réserver pendant la saison froide, une loge uniquement destinée à héberger la mère et les petits durant la première quinzaine qui suit le part ; cette loge doit être à l'abri des courants d'air, doit être chauffée artificiellement ou aménagée dans un coin d'une étable où la température ne descend guère en dessous de 15°.

Dans la portée il y a communément un avorton que l'on sacrifie dans le cas où le nombre de jeunes est suffisamment élevé. Il arrive que la portée compte plus de porcelets qu'il y a de mamelles chez la mère ; on divise alors le groupe en deux lots égaux qui seront nourris alternativement. Certaines truies bonnes mères et fortes laitières peuvent allaiter de la sorte jusqu'à 18 jeunes qui viennent normalement. Cependant quand le nombre de petits ne dépasse que de très peu celui des glandes mammaires il y a intérêt à sacrifier les plus mal venus.

Nous sommes d'avis qu'il est difficile, malgré l'opinion contraire exprimée par certains auteurs, de faire coïncider la mise-bas de plusieurs femelles, de manière à pouvoir éventuellement renforcer les portées faibles au moyen de celles où les jeunes sont en nombre excessif.

La meilleure température de la porcherie est celle qui oscille entre 13° et 18°. En été, par beau temps et vers l'heure de midi, on abandonne en liberté dans un paddock ou dans la prairie contiguë la mère et les jeunes âgés de 15 jours au moins ; ce séjour au grand air durera environ une heure ; là où cette pratique est en usage, les porcelets rachitiques et eczémateux sont pour ainsi dire inconnus. En hiver, cette sortie hygiénique est naturellement supprimée et on réserve aux porcelets soit une loge spéciale, soit une partie du couloir d'alimentation, mises en communication avec la loge principale par une ouverture suffisamment réduite pour barrer le passage à la mère ; l'aire de cet espace est partiellement recouverte de sable, de gravier et de cendrée que les jeunes porcs se plaisent à retourner ; de la sorte ils se donnent un peu de mouvement, ce qui n'est que favorable au bon fonctionnement de l'appareil de la digestion.

C'est dans cette même loge permanente ou improvisée que l'on dispose une augette très peu profonde contenant quelques poignées de grains aplatis : orge, froment ou avoine. En prenant si peu que soit de cet aliment, les porcelets sont obligés de fournir un travail de mastication relativement considérable : les machoires se fortifient, les glandes salivaires fonctionnent, l'animal prépare son tube digestif à entrer en contact avec des corps solides et à convertir en matière vivante des produits alimentaires autres que le lait maternel.

Là, où des cas de rachitisme ont été constatés antérieurement, il est indiqué de mélanger aux grains un peu de craie lavée ou mieux encore du phosphate de calcium précipité.

Le premier liquide se donne aux porcelets quand ils ont atteint [l'âge de 3 semaines ; il est préférable de leur en présenter tôt, car il est bien difficile d'apprécier la quantité de lait que leur cède la mère. Ce liquide nutritif supplémentaire consiste en général en lait entier de vache dilué de son volume d'eau, le tout porté à la température de 40°. Les repas sont nombreux au début : 5 par jour au moins ; le récipient destiné à contenir l'aliment liquide doit être large et plat, émaillé, et lavé soigneusement, même ébouillanté avant et après son utilisation ; le lait acidifié est absolument à exclure du régime des jeunes porcelets.

Si l'absorption de lait entier de vache est cause d'indigestion chez le jeune porc, ce fait n'est pas dû, comme on le croit généralement, à une concentration plus forte du lait de vache comparativement au lait de la truie ; des analyses nombreuses ont en effet démontré que le lait de truie contient approximativement le double de matière grasse et de substance sèche de celui de la vache. Les troubles digestifs ont sans doute pour cause un manque d'entraînement du tube digestif ; à l'âge où les porcelets absorbent la première boisson offerte en supplément à ce qu'ils tettent, leur appareil digestif est encore mal préparé à digérer des produits alimentaires autres que le lait maternel;dès lors,le fait de la dilution du lait entier de vache se justifie pleinement puisqu'un aliment légèrement indigeste le devient d'autant moins qu'on l'administre sous une forme moins concentrée.

Lorsque les porcelets ont atteint l'âge de cinq semaines, on remplace progressivement le lait entier par du lait doux écrémé, renforcé d'un adjuvant tel que la pâte de pommes de terre, la farine d'avoine, d'orge, de maïs, etc.

De la castration. — La castration des jeunes porcs destinés à l'engraissement est pratiquée entre l'âge de 5 et 7 semaines ; quand les animaux appartiennent à la variété indigène améliorée l'opération doit porter sur les femelles comme sur les mâles ; la castration des femelles est moins indiquée, mais présente néanmoins son utilité, quand il s'agit d'individus appartenant aux races porcines anglaises.

Certains châtreurs simulent l'opération de la castration de la femelle en faisant dans le flanc gauche une incision intéressant la peau seulement. C'est là une fraude grossière qu'on découvre avec la plus grande facilité : chez les animaux où l'opération a été simplement simulée la vulve se développe normalement tandis qu'elle s'atrophie chez les femelles privées des ovaires.

Lorsque la truie a atteint la fin de sa carrière de reproductrice on lui fait subir l'ovariotomie. La castration de la truie adulte pratiquée par un homme de l'art est une opération inoffensive. L'un de nous (Zwaenepoel) a pour sa part opéré de nombreuses castrations de ce genre et toujours à l'entière satisfaction du propriétaire.

CHOIX DES FUTURS REPRODUCTEURS.

A) *Des femelles*. — C'est pendant la bonne saison que la croissance des jeunes animaux est la plus rapide et la plus régulière ; il convient donc de choisir les futurs reproducteurs parmi les porcelets bien venus, nés au printemps. On écartera de la reproduction les produits des femelles primipares, comme aussi de celles qui ont atteint un âge excessif. De préférence on choisira les individus qui se développent avec la plus grande rapidité, c'est-à-dire ceux qui, jeunes encore, se montrent précoces et en possession d'un puissant pouvoir d'assimilation.

Dans les élevages d'animaux d'élite il est rarement procédé à la castration des jeunes porcelets femelles ; l'éleveur peut alors faire son choix parmi les nourrains ou les porcs destinés à l'engraissement. Ceci constitue un avantage appréciable; on a remarqué en effet que des porcelets parfaits jusqu'au moment du sevrage, ne tiennent pas dans la suite ce qu'ils avaient permis d'espérer.

Que le choix porte sur des animaux très jeunes ou sur des sujets âgés de plusieurs mois, l'éleveur doit s'efforcer de réunir chez la future mère, la perfection des formes, la robustesse de la constitution, la rapidité de la croissance et le féminisme du type. L'ensellement, les vices d'aplomb, la rareté et la finesse des soies sont autant de défauts qui ne doivent pas se pardonner. On ne manquera jamais d'explorer la région des mamelles ; l'examen portera sur leur nombre, sur leur état de développement et d'intégrité : il faut au moins douze mamelles qui soient régulièrement espacées, paraissent hors de corps et pleines, sinon plus tard quelques-unes ne fonctionneront point ou mal.

B) *Du mâle*. — Le choix judicieux du futur reproducteur mâle est d'importance capitale en élevage ; malheureusement il est rendu autrement difficile que celui des femelles ; en effet il y a une foule d'inconvénients à reculer la castration des porcelets mâles jusqu'au moment où ils ont atteint l'âge des nourrains ; dès lors, dans les conditions ordinaires, le choix du géniteur doit se faire très tôt ; il n'est pas rare de constater que des castrats acquièrent ultérieurement des formes et des qualités supérieures qui font regretter l'émasculation.

Le grand éleveur n'ignore pas qu'il est quelquefois nécessaire de s'imposer d'importants sacrifices pour remplacer le verrat de son exploitation ; un éleveur de grand talent nous a déclaré avoir dû recourir à la vente ou à la castration d'une vingtaine de nourrains mâles, tous superbes comme porcelets, avant de posséder le verrat de son choix.

Les qualités que doit réunir le reproducteur mâle ne diffèrent guère de celles que nous avons énumérées en étudiant le choix des femelles reproductrices. Le nombre des rudiments de mamelles dont le mâle est normalement porteur offre aussi une certaine importance, et nous connaissons des éleveurs qui exigent la présence de 12 à 14 tétines chez le verrat comme chez la truie portière : ce serait là un indice de prolificité, interprétation qui paraît très rationnelle. En dehors de cette particularité le verrat ne peut présenter aucun signe de féminisme, car il est d'importance capitale que chaque parent présente tous les attributs de son sexe.

Nous n'avons parlé jusqu'ici que des formes et aptitudes individuelles ; il va de soi que, dans le choix des futurs reproducteurs, la généalogie joue un rôle des plus importants. Les qualités de l'individu se transmettent d'autant plus sûrement à la progéniture qu'elles existent depuis plus longtemps chez les ascendants ; c'est là une affirmation qui a la valeur d'un axiome, et il nous paraît superflu de développer encore ici ce que tout le monde admet aujourd'hui.

— 0 —

SOINS A DONNER AUX PORCS APRÈS LE SEVRAGE.

Les *porcelets sevrés*, destinés à être vendus à l'âge de 7 à 8 semaines, sont nourris au moyen d'aliments de choix, afin de leur conserver les belles formes potelées, et légèrement soufflées, qui sont l'apanage de tous les êtres jeunes, nourris au lait maternel.

Ceux qui sont conduits au marché sous la dénomination de *coureurs* ou *nourrains* reçoivent généralement une ration très peu coûteuse : l'herbe de prairie et un petit supplément de farineux ou de pâte de pommes de terre leur suffisent amplement. Il est prudent de boucler les nourrains sous peine de les voir retourner le sol de la prairie.

Le *bouclement* consiste à fixer, dans la partie médiane et supérieure du groin une agrafe métallique qui peut être remplacée par un fil de fer ou de cuivre repassé plusieurs fois dans les chairs et dont les deux chefs sont tordus l'un sur l'autre. Les maréchaux confectionnent de très bonnes agrafes ou boucles en utilisant un clou à ferrer. Dans les deux cas on se sert d'une pince ad hoc.

L'opération du bouclement se fait sans difficultés et avec l'aide d'une seule personne, lorsqu'elle est pratiquée sur le nourrain : l'animal saisi par les deux oreilles perd pied du train antérieur, l'aide lui enserre le corps des deux jambes pendant que lui même pour avoir le maximum de stabilité, se cale dans un coin de la bauge. Lorsqu'il s'agit de boucler des porcs adultes on utilise le moyen de contention décrit à la page 33.

Il ne faut jamais perdre de vue que l'opération s'accompagne d'appels désespérés de la part des suppliciés, et que les animaux adultes, surtout ceux de race commune, chercheront à attaquer les opérateurs.

Séparation des sexes. Les sexes doivent être séparés avant la fin du 3me mois qui suit la mise-bas, car les chaleurs peuvent faire leur apparition chez la femelle de cet âge, auquel les porcelets mâles sont parfaitement aptes à faire la saillie.

L'on a remarqué au surplus que la séparation précoce des sexes peut retarder de 1 à 2 mois l'apparition des premières chaleurs.

Moment de la mise en loge des jeunes porcs destinés à être engraissés.—Les porcelets sevrés peuvent être mis en loge et recevoir immédiatement la ration d'engraissement ; c'est là une pratique qui en Belgique se généralise de plus en plus dans la petite culture, malgré l'opinion contraire d'engraisseurs réputés qui lui préfèrent un séjour préalable au grand air d'une durée minimum de deux mois et demi.

Les *femelles destinées à élever* sont particulièrement bien soignées sous le rapport de l'alimentation : le lait écrémé, la farine d'avoine, les farines des légumineuses et le vert de bonne qualité leur conviennent parfaitement ; le mouvement en liberté leur est indispensable.

Le *jeune verrat* sera nourri un peu plus intensivement que les truies; l'aliment de choix est l'avoine concassée ; on n'a pas à craindre chez le reproducteur mâle la frigidité ou la stérilité par obésité, accidents fréquents chez les jeunes femelles des races précoces ; le jeune verrat en bon état saillit avec beaucoup d'ardeur et perd rapidement son léger excès de graisse.

Le *verrat adulte* sera simplement en état, jamais gras. Le meilleur moyen d'éviter son engraissement est de lui permettre de se mouvoir régulièrement : la loge du verrat doit avoir le double de superficie de celle de la truie nourrice, et journellement l'animal doit sortir, pendant une heure au moins, dans le paddock, sur le fumier ou mieux encore dans la prairie.

Il est bon de laisser le verrat en liberté avec les truies, à condition de l'isoler lorsqu'une truie entre en chaleurs ; cette précaution prévient les saillies répétées auxquelles se livre le verrat sur la femelle en rut ; ces nombreuses saillies épuisent le reproducteur mâle et sont sans bénéfice aucun pour la progéniture.

L'avoine est l'aliment tout indiqué pendant la période de la monte intensive.

La *truie portière*, surtout la primipare, doit recevoir des aliments de choix, riches en albumine, chaux et acide phosphorique, le tout sous un volume relativement réduit : les soupes alimentaires diluées ainsi que les racines et tubercules riches en eau et en hydrates de carbone ne conviennent qu'à la condition de lui être administrés à des doses très restreintes.

Lorsque le volume et la composition de la ration sont bien compris, la jeune femelle continue à se développer normalement pendant l'état de gravidité ; le ventre est ferme et bien soutenu, et le dos conserve sa rigidité et son horizontalité ; au moment de la mise-bas la truie doit avoir, comme le disent si bien les éleveurs, de la graisse à perdre et ce pour ne pas être réduite à l'état squelettique lors du sevrage de la portée. Pendant l'allaitement la ration se composera, outre les aliments concentrés, de substances très digestibles, riches en eau et pauvres en fibreux : la jeune herbe, le trèfle jeune, la betterave, la carotte, etc. Les aliments moisis, altérés et fermentés sont nuisibles ; il en est de même de ceux qui contiennent des principes irritants ou échauffants : la farine de seigle, de féveroles, de pois, de lupin, de tourteaux de coton et d'œillette sont dans ce cas. Comme aliments concentrés on conseille la farine d'orge, d'avoine, de froment et de tourteaux de lin.

On croit généralement qu'il est de toute nécessité de préparer et d'administrer la ration sous forme de soupes alimentaires ; cela n'est pas, car outre que semblable manutention favorise la fermentation acide des aliments, il est parfaitement établi aujourd'hui que la sécrétion lactée gagne en quantité et surtout en qualité, lorsque le régime des soupes alimentaires est remplacé par celui des préparations extemporanées contenant un minimum d'eau de préparation: on donne à la mère de l'eau claire à volonté ; le lait écrémé est administré pur, les farines sont légèrement humectées d'eau ou de lait doux, les pommes de terre sont réduites en pâte épaisse par l'addition d'un peu de liquide ; les betteraves et les carottes sont administrées après avoir été soigneusement lavées et coupées en tranches allongées ; les aliments verts sont donnés tels quels s'ils sont jeunes, et coupés s'ils sont âgés.

— o —

L'HYGIÈNE DE LA PEAU.

Le porc abandonné en liberté se nettoie la peau en utilisant comme frottoirs les troncs d'arbres, les roues des chariots non remisés, les angles sortants des habitations, etc.; pendant les fortes chaleurs en été il se couche quelquefois durant des heures dans l'eau ou dans la vase des fosses à ciel ouvert.

On a mal interprété cette dernière habitude et on en a conclu bien à tort que le milieu infect, le trou obscur, le bain de purin sont presqu'aussi indispensables aux porcs que la ration alimentaire. Ce préjugé est très répandu parmi les petits éleveurs et nourrisseurs, et rend stériles tous les efforts qui ont pour but l'amélioration de l'espèce porcine. Le particulier, chez lequel cette croyance est accréditée ne se doute pas dans quelle mesure il diminue le revenu pécuniaire de son exploitation.

Le porc est celui de nos animaux domestiques qui recherche le plus avidement la lumière et aime le plus la propreté : en loge, il dépose ses déjections dans la partie la plus déclive et réserve comme couchette la partie surélevée de l'aire ; si au dehors il se vautre dans la boue, c'est que l'eau propre ne se trouve pas à sa portée et qu'il sent un besoin irrésistible ou de calmer par le froid les démangeaisons de la peau ou d'abaisser sa température interne, surélevée pendant les fortes chaleurs. La vase et les matières organiques qu'elle contient adhérent à la peau de l'animal et provoquent à leur tour du prurit : le porc, qui croit trouver un soulagement durable passe la plus grand partie de son temps à employer un remède pire que le mal.

Tous ceux qui se sont occupés de l'hygiène du porc ont conseillé la construction d'un puits maçonné, à ciel ouvert, où les animaux peuvent se baigner à volonté dans une eau fraîche, propre et périodiquement renouvelée. On ne peut qu'insister une fois de plus sur la nécessité urgente de généraliser pareil système.

Certains sont allés plus loin et se sont demandé s'il ne convenait pas de brosser l'épiderme de la peau du porc à la manière dont s'effectue le pansage régulier du cheval et des bovidés. Le travail physiologique de la peau est le même chez tous les animaux ; il s'effectue d'autant plus régulièrement que la nutrition du tégument est plus active et son rayonnement moins entravé par la présence des détritus accumulés à sa surface. Rien d'étonnant dès lors que l'expérimentation ait donné raison à ceux qui préconisent le pansage des suidés : deux lots identiques de porcs reçurent la même ration productive, l'un des deux groupes fut pansé régulièrement et l'autre entretenu dans les conditions habituelles ; la bascule accusa une augmentation journalière de poids supérieure de plusieurs dizaines de grammes pour le lot des porcs qui furent l'objet de ces soins hygiéniques spéciaux.

Le prurit se localise communément et presqu'exclusivement au dos et au bord supérieur du cou : c'est qu'en cet endroit les pellicules épidermiques, ainsi que les corpuscules étrangers qui tombent du plafond de la porcherie ou du toit à porc, séjournent un temps relativement long, fermentent sur place provoquant une inflammation cutanée superficielle, celle-ci peut affecter la forme suppurative au niveau des sillons transversaux du cou et du garrot.

Il n'y a guère de doute qu'une double passe à la brosse (un passage longitudinal et transversal), répétée deux fois par semaine, et intéressant les parties supérieures du corps seulement, serait largement rétribuée par une augmentation de la tranquillité et par suite du rendement des animaux.

Dans l'édition de 1908 du « *Praktische Schweinezucht* » Nörner publie une photogravure très intéressante qui montre un porc exécutant le « pansage automatique ».

Une brosse en piassava, très large et recourbée supérieurement, est fixée solidement au mur de la bauge à une hauteur variable avec la taille des animaux ; de cette façon ceux-ci peuvent se panser quand ils en éprouvent le besoin.

— o —

L'HYGIÈNE DU MOUVEMENT.

Si dans la plupart des cas on peut séquestrer impunément, jusqu'au moment d'être sacrifiés, les porcs soumis au régime de l'engraissement intensif, il n'en est plus de même des sujets des deux sexes qui sont destinés ou utilisés à l'élevage.

Faute d'un exercice régulier au grand air les variétés porcines perfectionnées ne se maintiennent guère; cette règle ne souffre aucune exception, et journellement nous voyons péricliter certains élevages de porcs anglais, parceque leurs dirigeants ne l'appliquent pas. L'une des toutes premières et des meilleures variétés du porc allemand amélioré, celle élevée aux environs de Meissen, l'ancienne capitale de la Saxe, et connue en Allemague sous le nom de *porc de Meissen*, n'occupe plus aujourd'hui qu'une des dernières places parmi les races améliorées de l'Allemagne et cela, parce que de tout temps cet élevage a été pratiqué en loge. La cause de la dégénérescence, de l'affinement et du défaut de résistance organique du porc de Meissen résulte uniquement du fait que les producteurs ne disposent ni de paddocks ni de prairies. Depuis 1905, la fédération des éleveurs du porc amélioré de Meissen s'occupe activement de remédier à cet état de choses ; elle a notamment créé des établissements où chaque associé peut, moyennant une prime à payer par sujet, envoyer les produits qu'il destine à l'élevage.

Le jeune porc qui prend régulièrement de l'exercice au dehors se développe avec harmonie, son système osseux se raffermit, ses muscles se développent, ses aplombs et ses allures sont irréprochables. Il emmagasine une réserve de résistance organique dans laquelle il pourra puiser au moment ou il sera l'objet de la spéculation zootechnique intensive partiellement en contradiction avec les règles de l'hygiène.

Non seulement les bienfaits du séjour au grand air se font sentir chez les animaux en croissance, mais ils ne sont pas moins manifestes quand il s'agit pour les femelles, épuisées par la lactation, de reprendre des forces nécessaires à la production et à l'entretien d'une nouvelle portée. L'observation apprend d'ailleurs, que le nombre et l'importance des nichées sont favorablement influencés par la liberté au grand air surtout quand celle-ci est combinée à la mise au vert.

HYGIÈNE DE L'ALIMENTATION.

Rien n'est moins aisé que de déterminer : *a*) le nombre de porcs qu'il convient d'élever annuellement dans une exploitation, *b*) la ration la plus économique aux diverses saisons de l'année.

Au moment de faire ces calculs on tiendra compte : **de la quantité et de la qualité** des aliments naturels produits sur le sol de la ferme, de ce qu'il convient d'appeler déchets alimentaires, c'est-à-dire des productions agricoles que le commerce général ne reprend pas moyennant juste rémunération, de l'abondance et de la nature des résidus industriels fabriqués sur place, et enfin du prix courant des aliments concentrés.

En règle générale il faut limiter le nombre d'animaux de manière à ne pas devoir recourir aux aliments concentrés du commerce. Quand l'achat de ces substances s'impose, les frais de la production de jeunes porcs et surtout celle de viande de porc augmentent considérablement et la spéculation zootechnique se chiffre communément par un déficit.

Ce déficit apparaît d'autant plus rapidement que la production de la viande de porc, opérée dans les conditions économiques les plus avantageuses, ne procure en réalité qu'un maigre bénéfice, cela contrairement à l'opinion qui a cours parmi le monde des consommateurs : en 1907 Kellner de Möckeren a démontré, pour l'Allemagne, que les frais de la production de 100 kilogr. de viande et de graisse de porc s'élèvent à 74 mks. (1,25 fr. × 74 = 92,50) francs). Les nourrains du poids de 50 kilogr. s'y paient de 40 à 50 mks, soit 50 fr. à 62,50 francs ; les porcs gras sont vendus quand ils ont atteint un poids moyen de 100 kilogr., et ils ont coûté à ce moment de 96,20 marks à 108,75 mks. pièce selon l'importance du prix d'achat des nourrains. Pour que le nourrisseur ne clôture pas ses comptes en perte, il faut qu'il vende le porc gras à raison de 1,02 mks. le kilogr., il bénéficie alors de la valeur du fumier mais il doit défalquer de ce gain les frais de la main-d'œuvre.

Nous ne serions sans doute pas loin de la vérité si, après avoir assimilé le mark au franc, nous affirmions que dans

notre pays le porc gras doit se vendre 1,02 fr. le kilogr. sur pied pour ne pas mettre en perte le nourrisseur.

La nature de la ration varie d'abord avec les saisons; aussi distingue-t-on deux rations types : celle d'hiver et celle d'été ; elle varie, indépendamment du facteur précédent, avec l'âge des animaux et le genre de spéculation zootechnique dont ils sont l'objet.

Les auteurs qui se sont occupés de l'alimentation rationnelle des animaux domestiques ont édifié ce qu'on est convenu d'appeler les *tables de rationnement* encore dites *normes d'alimentation*, où sont renseignées les quantités d'unités nutritives digestibles qu'il convient d'administrer par jour et par animal. Les normes différent tout naturellement d'après l'espèce animale, l'âge des animaux, l'état de gestation, le poids des animaux, etc....

Le terme de comparaison est généralement le poids et les normes se rapportent à un poids uniforme de 1000 kilogr.

Voici un exemple extrait du travail de Koch ([1]) : cet auteur conseille d'administrer par 1000 kilogr. aux porcs, âgés de 3 à 4 mois et pesant 35 à 40 kilogr. les quantités d'unités nutritives qui suivent :

Pour 1000 kilogr. de poids vif :

matières sèches 35 à 40 kilogr. ;
albumine digestible 5 à 6,5 kilogr. ;
hydrates de carbone digestibles 25 à 28 kilogr. ;
graisse digestible 1,0 à 1,1 kilogr. ;

la relation nutrive de cette ration est de 1 : 4,3 à 1 : 5.

Les quantités à donner par animal se calculent par la règle de trois :

Pour 1000 kg. de poids vif il faut 37,5 kg. de mat. sèches.
» 1 » » 37,5 kg. » »
$$\frac{1000}{}$$
» 40 » » $\frac{37{,}5 \times 40}{1000} = 1{,}5$ kg. » »

---

(1) Koch. Die rationelle Ernährung und Haltung des Schweines.

Nous allons nous efforcer de faire comprendre la signification exacte de chacun des termes qui figurent dans les normes d'alimentation.

1° **Matières sèches.** On sait parfaitement que la plupart des aliments bruts : foin, herbe, grains, racines etc... perdent en poids quand ils sont conservés en lieu sec ; cette perte résulte de leur dessication ; lorsque celle-ci est parfaite — ce qui ne s'obtient que dans les laboratoires — il ne reste plus de l'aliment que les matières sèches :

La pomme de terre contient 24 °/₀ de matières sèches,
le foin   86 °/₀   id.
l'herbe de prairie d'embouche 22 °/₀   id.

Nul n'ignore que l'on ne peut nourrir indéfiniment un cheval avec de l'avoine seule, ni un bœuf exclusivement à l'aide de tourteaux ; on réussit parfaitement à administrer sous cette forme la quantité d'unités nutritives indispensables à la vie des animaux, mais le volume de la ration est trop réduit et le travail de la digestion et de l'absorption s'opère dans des conditions anormales, d'où la nécessité de prévoir dans la ration un minimum de matière sèche *digestible* ou *non.*

2° **Matières minérales ou cendres.** Lorsqu'on brûle la matière sèche de l'aliment dans un creuset chauffé au rouge, les substances organiques sont totalement détruites et s'échappent dans l'atmosphère sous forme de gaz ; le résidu est composé exclusivement de sels minéraux ; exemples :

	eau	mat. sèche	
L'avoine contient	13.2	86.8	{ 83.6 de mat. organique, 3.2 de cendres.
La pomme de terre	76.0	24.0	{ 23.0 de mat. organique, 1.0 de cendres.

Les tables de rationnement renseignent rarement la quantité de matières minérales ou cendres à administrer par 1000 kilogr. de poids vif, et on admet, bien souvent à tort, que les aliments contiennent ces produits en quantité suffisante.

D'ailleurs une ration alimentaire n'a pas une valeur proportionnelle à son pour-cent de cendres, car celles-ci peuvent se composer en majeure partie de sels indifférents voire même nuisibles. Il n'y a réellement que la chaux et l'acide phospho-

rique qui aient de l'importance comme éléments minéraux ;
ces deux corps font partie de tous les tissus de l'organisme
animal et forment la base du système osseux ; aussi est-ce le
développement du squelette chez les jeunes, et son entretien
chez les adultes qui restent en souffrance quand la ration est
trop pauvre en chaux et en acide phosphorique, ou en l'un ou
l'autre de ces deux éléments.

La teneur en substances minérales des aliments dépend
d'une foule de circonstances, parmi lesquelles la nature et la
composition du sol jouent certainement le rôle le plus important. C'est une erreur de croire que le sol riche en chaux
et en acide phosphorique doit fatalement produire des animaux de forte ossature ; cela était vrai au temps où l'on ne
connaissait que la sélection naturelle et l'aliment naturel produit sur place ; aujourd'hui l'alimentation, surtout celle du
porc, n'est plus que semi-naturelle et la sélection artificielle
a remplacé la pratique du laisser aller. Le volume et la puissance du squelette sont devenus en quelque sorte des caractères de race, et il n'est pas plus difficile de nos jours d'élever,
sur un sol essentiellement calcaire, le porc anglais aux membres courts et fins à coté de la variété indigène, que d'y produire au choix le cheval demi-sang ou de gros trait. L'observation nous apprend d'ailleurs que la qualité de l'os, c'est-à-dire
sa force, sa résistance sous un petit volume, ne peut s'acquérir que par un régime riche en chaux et en acide phosphorique ; aussi sommes-nous absolument convaincus qu'il convient de choisir l'emplacement des centres d'élevage des
porcs de race perfectionnée dans les parties du pays qui ont
produit la variété la mieux trempée de nos chevaux de trait.

3° **Matière organique.**

La matière organique se différencie en a) **matière azotée ;**
b) **matière non azotée.**

a) La **matière azotée** comprend : *l'albumine proprement
dite* ou *matière protéique* et les *amides.*

Les *amides* se rencontrent en quantité particulièrement
abondante dans les racines et tubercules (betteraves), dans
les plantes en croissance ou en germination (jeune herbe,
germes de pommes de terre), et dans les produits fermentés

(pulpes) ; elles paraissent constituer tantôt un stade de formation (plantes en croissance, tubercules avant maturité), tantôt un stade de destruction de la molécule albumine proprement dite (germination et fermentation) ; leur rôle n'est pas encore bien défini en alimentation; on admet qu'elles ne peuvent pas ou difficilement remplacer l'albumine proprement dite.

L'albumine proprement dite est l'élément vivant par excellence des plantes et des animaux: on ne peut comprendre la vie sans albumine.

L'organisme qui se développe utilise beaucoup d'albumine. Lorsque sa croissance est arrêtée, ses besoins en matière protéique diminuent considérablement,et sont alors entretenus par l'usure et la destruction continuelles d'une certaine quantité d'albumine au cours des phénomènes physico-chimiques qui caractérisent la vie.

L'organisme animal est impuissant d'édifier la molécule albumine au moyen d'autres principes alimentaires (amide, graisse, hydrates de carbone); en d'autres termes, si la ration ne comprend pas d'albumine végétale ou animale, l'individu dépérit et la vie s'éteint au bout d'un temps relativement court.

L'albumine non utilisée directement à l'édification ou à l'entretien des cellules (tissu musculaire, tissu osseux, etc...) et des liquides organiques (sang, lymphe...) est dédoublée, et reçoit une destination variable selon les besoins de l'organisme : elle peut se déposer sous forme de graisse, être utilisée pour réchauffer l'animal qui lutte contre le froid, ou servir de combustible au muscle qui travaille.

L'albumine chimiquement pure ne s'obtient qu'en l'isolant des aliments ; ceux-ci sont plus ou moins riches en albumine : le blanc d'œuf, la viande, le sang, les graines des légumineuses (lupin, féveroles), et les tourteaux en contiennent de grandes quantités ; avec raison on fait peu de distinction entre l'albumine animale et l'albumine végétale.

On adopte comme règle en alimentation de ne donner l'albumine qu'à la dose utile, celle-ci dépassant légèrement la dose indispensable. Voici pourquoi :

1° L'albumine ainsi que les aliments qui en contiennent de fortes quantités sont d'un prix très élevé : Kellner estime que l'unité nutritive représentée par un kilogr. d'albumine coûte environ 0,30 fr., alors que le prix de cette même unité sous forme d'un kilogr. de matière non azotée atteint seulement 0,20 fr.

2° Envisagée comme productrice de graisse, l'albumine n'est pas supérieure aux matières non azotées et même inférieure à certaines d'entre elles : on l'estime équivalente ou légèrement supérieure aux hydrates de carbone tandis que les graisses lui sont 2,4 fois supérieures.

3° La valeur relative (voir le 2° ci-dessus) des trois genres d'unités nutritives se maintient quand il s'agit de la production du calorique animal et du travail musculaire.

4° Administrée en excès l'albumine ralentit la digestion, surtout chez nos herbivores et omnivores dont la puissance digestive et assimilatrice est particulièrement développée à l'égard des matières hydro-carbonées.

b) Les **matières organiques non azotées** appartiennent à l'un des trois groupes suivants : *hydrates de carbone, graisse* et *cellulose*.

Comme *hydrates de carbone* nous citerons le sucre de la betterave, la fécule de la pomme de terre, l'amidon des grains. Les hydrates de carbone sont généralement très digestibles et cela d'autant plus que leur formule chimique est plus simple, tel le sucre qui exige le minimum de travail digestif avant son absorption par l'organisme.

La valeur des hydrates de carbone égale celle de l'albumine, bien entendu si l'on fait abstraction du rôle spécial dévolu à cette dernière, et qu'on n'envisage que le côté productif : accumulation de graisse, rendement du calorique et du travail extérieur.

Les *graisses* se distinguent en graisses animales et en graisses végétales ; l'expérience a démontré que la valeur alimentaire de la graisse est indépendante de son origine animale ou végétale.

Les graisses animales sont particulièrement abondantes dans les suifs et dans les viandes grasses.

On extrait certaines graisses végétales des graines dites
oléagineuses pour les utiliser ensuite dans l'industrie, telles
sont l'huile de palme, l'huile d'arachide, l'huile de lin etc....

Les tourteaux contiennent de fortes quantités de graisse,
il en est de même de l'avoine et du maïs.

La graisse a une valeur productive 2,4 plus puissante que
celle de l'albumine et des hydrates de carbone. Comme pour
l'albumine il s'impose une limite à son administration, limite
qui résulte de son action purgative, ainsi que de la faculté
qu'elle possède de se déposer telle quelle dans l'organisme
animal, et d'altérer ainsi la composition et l'aspect du lard.

La *cellul se*, encore dite le ligneux, est en grande partie le
facteur de la rigidité et de la dureté des fourrages ; elle con-
trarie la digestion des autres principes alimentaires qu'elle
englobe et soustrait partiellement à l'action des sucs digestifs ; elle fermente et est désagrégée dans le rumen des
bovidés et dans le gros intestin des équidés ; elle traverse à
peu près intacte le tube digestif du porc, et ce dernier ne
pourrait se maintenir en vie avec de la paille et du foin, à
la manière des bovidés qui s'engraissent par ce même régime.

La cellulose se rencontre dans les proportions de :

0,6 sur 14 à 20 de matière organique de la pomme de terre;
4 sur 20   id.   de l'herbe;
1,2 à 3,5 sur 80   id.   du froment;
45 sur 85   id.   de la paille de seigle.

Dans les normes d'alimentation du porc il n'est guère
question de la cellulose, car on a bien soin de ne faire
entrer dans la ration de ces animaux que des aliments
pauvres en cette matière ; celle-ci devient par le fait même
quantité négligeable au point de vue du profit que l'animal
peut retirer de son absorption. Il faut cependant faire une
exception pour la cellulose de l'herbe, dont le coefficient de
digestibilité s'approche de celui des hydrates de carbone.

4° **La relation nutritive** s'entend de la proportion de la
matière non azotée digestible (hydrates de carbone plus la
graisse multipliée par le coefficient 2.4) à la matière azotée
protéique digestible.

Dans l'exemple que nous avons pris hors du travail de **Koch**, la quantité d'albumine à administrer par jour est de 5 kg. à 6,5 kg. soit 5.75 kg. comme moyenne;les hydrates de carbone s'élèvent de 25 à 28 kg. soit en moyenne 27,5 kg., et les graisses de 1,0 kg. à 1,1 kg. soit 1,05 kg. comme chiffre moyen.

Conséquemment la relation nutritive s'exprime comme suit:

$$\frac{5,75}{27,5 + (1,05 \times 2,4)} = \frac{5,75}{27,5 + 2,5} = \frac{5,75}{30} = \frac{1}{5} \text{ ou } 1 : 5.$$

Quand on augmente la valeur de l'équation, c'est-à-dire qu'on la porte de 1 : 5 à 1 : 3, cette opération est appelée *rétrécir* la relation nutritive ; quand on fait l'opération contraire on dit que la relation nutritive est *élargie* ex. 1 : 8.

Nous avons déjà dit, qu'en pratique, il est de l'intérêt du nourrisseur d'élargir la relation nutritive jusque près de la limite imposée par les besoins de l'organisme en matière azotée protéique. Ces besoins varient avec l'âge des animaux, leur utilisation zootechnique du moment, etc.... ; nous verrons plus tard qu'ils oscillent pour le porc, dans les limites des équations 1 : 3,75 à 1 : 10.

Au lieu de spécifier dans les normes d'alimentation la formule de la relation nutritive on peut parfaitement se contenter d'y stipuler la dose d'albumine proprement dite qu'il convient d'administrer par 1000 kg. de poids vif.

Digestibilité des aliments et des principes alimentaires. Les chiffres des normes d'alimentation n'ont rapport, abstraction faite de ceux qui désignent la quantité de matière sèche de la ration,qu'aux unités nutritives *digestibles* des aliments.

Les principes alimentaires isolés (sucre, albumine, etc....) sont rarement digérés en totalité ; certains aliments complexes,très riches en cellulose et ligneux,peuvent être soustraits à l'action des sucs digestifs dans la proportion de 90 %.

Le coefficient de digestibilité se déduit du rapport entre la quantité totale de l'aliment ingeré d'une part : Q, et cette même quantité Q diminuée de la partie retrouvée dans les excréments, q ; d'où, coefficient de digestibilité = (Q-q) : Q.

Exemples : Si de la matière sèche du foin ingéré on retrouve la moitié dans les excréments, le coefficient de digestibilité

$$\text{sera} \quad \frac{1-0,5}{1} = \frac{0,5}{1} = \frac{1}{2} = 0,50 \text{ autrement dit } 50\,\%.$$

Si l'analyse du foin démontre qu'il contient 6 % d'albumine, et si dans les excréments on retrouve 3,5 de cette même albumine, le coefficient de digestibilité de l'albumine du foin

$$\text{sera} \quad \frac{6-3,5}{6} = \frac{2,5}{6} = \frac{5}{12} = 0,41 \text{ ou } 41\,\%.$$

Lorsqu'on veut réaliser une ration répondant aux normes d'alimentation, il est indispensable de connaitre et la composition des aliments et leur digestibilité ; ces renseignements on les puise dans les *tables de composition* des aliments et dans celles qui indiquent *leur teneur en unités digestibles*.

Les premières de ces tables ont été établies par l'analyse chimique ; les secondes sont le résultat d'expériences faites sur le vivant.

Modèle du premier genre : Composition moyenne du foin :

eau	mat. azotées	graisse	hydrates de carbone	cellulose	cendres
14	6.5	1.3	37.2	3.5	5.5

Modèle du deuxième genre : Le même foin contient en principes digestibles :

mat. azotées albuminoïdes	graisses	hydrates de carbone	cellulose
2.1	0.45	18	17

Relation nutritive entre les principes digestibles.

$$\frac{2.1}{18 + 17 + (0.45 \times 2.4)} = \frac{2.1}{35 + 1.08} = \frac{2.1}{36.08} = \frac{1}{17}$$

La plupart des tables de digestibilité ont été construites en prenant comme point de départ des expériences d'alimentation faites sur des bovidés adultes. Pareilles tables n'ont aucune valeur pour celui qui s'efforce de composer rationnellement l'aliment du porc.

D'après Kellner le porc aurait un pouvoir digestif et productif de 20 % supérieur à celui du bœuf, quand la ration est composée d'aliments non fibreux riches en principes hydrocarbonés de formule moléculaire simple : la pomme de terre avec l'amidon, la mélasse avec le sucre sont dans ce cas.

Nos connaissances sur la digestibilité des aliments qui sont administrés habituellement aux porcs sont donc relativement incomplètes, et les tables de digestibilité publiées dans tous les ouvrages classiques n'ont conséquemment qu'une valeur relative.

Nous pouvons dire qu'il en est de même des tables de composition des aliments. En effet la composition d'un même aliment varie dans des limites très larges : on voit la quantité d'eau de la pomme de terre osciller entre 73 et 84 %, et l'albumine du foin varier entre 7 et 11 °/₀, c'est-à-dire qu'elle peut être doublée dans le foin de qualité extra.

Les deux bases sur lesquelles s'appuie le calcul des normes sont donc bien peu stables ; elles fournissent incontestablement des données générales très précieuses mais qui sont cependant loin de satisfaire dans tous les cas.

L'éleveur ne peut négliger un seul instant de contrôler si les résultats pratiques sont conformes aux prévisions déduites du calcul théorique ; c'est en cela que consiste l'art de l'éleveur et du nourrisseur et c'est ce qui lui donne cette supériorité dont souvent il ne se doute même pas.

La science chimique n'a pas donné en alimentation ce qu'on était en droit d'attendre d'elle ; aussi les savants physiologistes et zootechniciens du moment, M. Kellner en tête, se sont-ils décidément prononcés en faveur de la méthode expérimentale ; le contrôle de l'augmentation en poids par unité alimentaire résoudra, bien mieux que les innombrables calculs, comment il faudra composer la ration et selon quelles règles devront être pratiquées les substitutions alimentaires.

Le Danemark n'a jamais appliqué d'autre méthode ; les résultats obtenus par les éleveurs danois sont loin d'être contrôlés avec la même rigueur que ceux recueillis par les savants allemands ; souvent même les premiers contredisent les seconds. Néanmoins on ne peut les rejeter à priori car ils sont le fruit d'une méthode reconnue aujourd'hui la plus efficace entre toutes, celle de l'expérimentation in vivo.

Voici comment Fjord, qui est le créateur de ces expériences d'alimentation, conseille de pratiquer les substitutions alimentaires : 1 livre de grains, tourteaux et sons équivaut à 2 livres de foin de trèfle, à 2 1/2 livres de foin de prairie, à 10 livres de betteraves, à 12 livres de turneps, à 4 livres de paille, à 10 livres de fourrage vert, à 15 livres de pulpes de betteraves, à 4 livres de pommes de terre, à 2 livres de lait entier, à 6 livres de lait écrémé, à 12 livres de petit lait.

Hâtons-nous de dire que les aliments riches en cellulose : paille, foin, son, ne peuvent entrer en ligne de compte quand il s'agit de l'alimentation du porc.

Si Fjord avait tenu compte du minimum utile d'albumine, son système aurait été parfait. Depuis 1905, la science de l'alimentation rationnelle des animaux domestiques a fait un nouveau pas : O'Kellner de Möckeren a modifié et complété le procédé de Fjord. Le savant allemand juge de la valeur des aliments d'après leur pouvoir producteur de graisse au sein du corps d'un animal adulte, et prend pour unité la quantité de graisse produite par l'ingestion d'un kilogramme d'amidon ; dans ses normes d'alimentation, O'Kellner ne tient plus compte des sommes d'unités nutritives, mais se borne à indiquer le nombre d'unités « amidon » ; la valeur en unités amidon étant connue pour chaque aliment. les substitutions alimentaires se font avec beaucoup de facilité et de rapidité. (¹)

A coté de la valeur amidon, O'Kellner renseigne dans ces normes le minimum indispensable d'albumine, ce que Fjord avait négligé de faire.

Le lecteur verra plus loin que nous trouvons irrationnel de fixer ne varietur la somme des principes nutritifs à administrer aux diverses catégories d'animaux, et que nous attachons une bien plus grande importance à la relation nutritive. C'est la raison qui nous a déterminés à édifier des tables spéciales, qui permettent de vérifier en quelques instants les proportions entre l'albumine et les matières non azotées digestibles de la ration (voir nos tables spéciales).

Sans doute les normes d'alimentation constituent de précieux auxiliaires dans le calcul de la ration, mais utilisées seules et sans ménagements, elles exposent l'éleveur à faire fausse route ; ce dernier ne peut se baser uniquement sur les

---

(1) Die Ernährung der landwirtschaftlichen nutztiere. O. Kellner.

données théoriques, mais sera doublé du technicien habile, de l'observateur et de l'expérimentateur ; c'est à lui à contrôler sans relâche la théorie dans ses résultats pratiques, et à en déterminer les points faibles par l'expérimentation. L'éleveur et le nourrisseur doivent connaître les règles générales qui régissent l'alimentation rationnelle de chacune des espèces animales entretenues dans la ferme ; cependant nous les plaindrions bien sincèrement si, en pratique, ils s'occupaient des détails, ou craignaient de rester en deça des normes ou de dépasser celles-ci, alors que les résultats obtenus leur commandent d'introduire des modifications.

Les moyennes des normes établies peuvent s'énoncer comme suit :

Par 1000 kilos de poids vif :

aux porcs âgés de	matière sèche	albumine vraie digestible	hydrates de carbone digestibles	graisse digestible	somme des unités nutritives	relation nutritive
2 — 3 mois	45	6.5	30	1.1	39	1 : 4
3 — 4 »	38	4.3	25	0.9	30.2	1 : 5
4 — 6 »	31	3.5	23	0.5	27.0	1 : 6
6 — 9 »	27	2.5	18.5	0.4	21.4	1 : 7
9 — 12 »	26	1.8	16	0.25	18.05	1 : 8

Ces normes conviennent aux animaux destinés à l'élevage ; quand il s'agit de porcs soumis à l'engraissement, il faut augmenter toutes les catégories d'unités nutritives sans modifier la quantité des matières sèches, c'est-à-dire administrer, sous un même volume, une somme plus importante d'éléments utiles.

Ces chiffres démontrent d'abord qu'il est plus coûteux d'entretenir 1000 kilos de porcs de 2 à 3 mois que le même poids d'animaux ayant atteint l'âge d'un an : on remarque en effet que la quantité de matière sèche de 45 kilos descend à 26 k. en même temps que la relation nutritive s'élargit de 1 : 4 à 1 : 8.

On peut constater en outre que la quantité d'hydrates de carbone ne diminue pas dans les mêmes proportions que celles de l'albumine et des graisses, et cela pour deux raisons principales :

1° le prix relativement bas des matières hydro-carbonées comparativement à celui des graisses et de la protéine ;

2ᵉ la dépréciation du lard provoquée par les rations riches en graisses.

Le verrat reçoit la même ration que les porcs de 12 mois. Lorsqu'il doit servir beaucoup de femelles, il est bon de renforcer la relation nutritive jusque 1 : 6.

La ration des truies portières ou nourrices doit comprendre 1 d'albumine contre 5 de non albumine, le développement des produits pendant l'état gravide et plus tard la formation du lait entraînant une dépense considérable en matière protéique.

Dans la période qui précède leur engraissement, les truies adultes et vides s'entretiennent en bon état avec une relation nutritive élargie à 1 : 12 et 1 : 15.

Chez les animaux en croissance, élevés en liberté ou isolés dans les loges d'engraissement, la proportion entre albumine vraie et non albumine s'élargit progressivement: elle devient successivement 1 : 4 (porcelets de 25 à 40 kilos), 1 : 5 (nourrains de 50 kilos),1 : 7 quand les animaux ont acquis le poids de 90 à 110 kilogr.

Ostertag et Zuntz ont fait des recherches très intéressantes en vue de déterminer les besoins en albumine de la truie qui allaite, et des porcelets pendant les premiers jours qui succèdent au sevrage. Leurs conclusions tendent à démontrer:

1° Que l'amaigrissement de la truie nourrice est avant tout le résultat d'une alimentation insuffisante en principes protéiques : le lait de la truie contient jusque 8 °/₀ d'albumine qui doit nécessairement provenir de la matière protéique des aliments.

2° Que la relation nutritive de la ration donnée aux porcelets au moment du sevrage ne peut en aucun cas être élargie au de là de 1 : 4. Ils est très coûteux et non indispensable de maintenir dans la nouvelle ration le coefficient de 12 °/₀ de graisse tel qu'il existe dans le lait de truie ; cependant pour que le jeune animal ne subisse aucun retard dans la croissance, il faut que l'adjuvant qui remplace la plus grande partie de la graisse du lait maternel soit composé d'hydrates de carbone très digestibles.

3° Lorsque la relation 1 : 4 est observée, on fait cette intéressante constation que l'assimilation des principes azotés monte rapidement aux dépens des matières grasses, alors que pendant l'allaitement le pour-cent de l'azote alimentaire assimilé descend continuellement avec l'augmentation du dépôt de graisse. Voici un tableau extrait du travail d'Ostertag et de Zuntz. (¹)

ALLAITEMENT.

Périodes	Poids vif du porcelet en kilogr.	Par kilog. de poids et par jour				Quantité d'azote assimilé en o/o c. de l'azote alimentaire	Nombre de calories des matières digérées par kilog. de poids vif.
		gain total g	Augmentation de la viande g	de la graisse g	quantité d'azote des aliments g		
I	2.107	71.2	43.3	27.9	2.94	49.5	432
II	3,537	52.4	30.5	21.9	2.26	44.8	340
III	4.944	37.3	17.9	19.4	1.96	30.4	291
IV	5.829	24.0	6.8	17.2	1.76	13.0	250

APRÈS SEVRAGE.

Périodes	Poids vif du porcelet en kilogr.	gain total	de la viande	de la graisse	quantité d'azote des aliments	Quantité d'azote assimilé	Nombre de calories
moyenne de trois groupes	9.633	23.9	15.2	8.7	1.06	47.2	169

— o —

(1) Landwirtschaftliche Jahrbücher 19

DE LA PRÉPARATION DES ALIMENTS.

a) *Division*. — Les dents du porc présentent une disposition intermédiaire entre celles des herbivores qui broient comme des meules, et celles des carnivores qui coupent à la façon d'une paire de ciseaux.

Le porc, même au moment où il atteint l'âge adulte, parvient difficilement à diviser les grains dont une partie échappe à la mastication et se retrouve dans les déjections solides.

L'expérience a démontré d'autre part que l'extraction des principes nutritifs des aliments concentrés est d'autant plus parfaite que ces derniers ont été plus finement divisés : 498 kilogr. de maïs entier produisent 100 kilogr. de viande alors que le même résultat est atteint avec 458 kilog. de maïs réduit à l'état de farine.

Aux porcs à l'engraissement on n'administre les aliments concentrés que sous forme de farines ; lorsque les animaux sont employés à la reproduction, on n'a pas autant en vue un rapport immédiat et intégral, et on peut se contenter d'aplatir certains grains tels que l'avoine et l'orge.

Les racines sont lavées et découpées en tranches allongées, le tourteau est concassé en cubes très petits, le trèfle en floraison ainsi que le foin sont divisés au hache-paille, le premier en segments de 4 à 5 centimètres, le second en filaments de 1 1/2 à 2 centimètres de long.

b) *Cuisson*. — La cuisson ramollit les grains et permet d'administrer les racines et tubercules sous forme de pâte. Elle coagule l'albumine, aussi n'est-elle guère utilisée quand les aliments sont riches en principes nutritifs azotés ; on lui préfère alors la division ou la mouture.

A la température de 100° toutes les cellules végétales sont détruites ; il en est de même des moisissures et de la plupart des microbes. Il en résulte d'une part que l'aliment qui a subi la cuisson s'altère rapidement au contact de l'air, et d'autre part que les aliments suspects perdent une grande partie de leur nocuité par l'ébullition.

Les pommes de terre bouillies, égouttées et écrasées se conservent très bien quand on les tasse fortement dans des silos soigneusement nettoyés au préalable ; on saupoudre les couches successives de pâte de sel de cuisine à raison de 1 à 2 grammes par kilogramme. C'est là un excellent moyen de mettre en dépôt le déchet de la récolte.

La cuisson à la vapeur (cuiseurs à double fond) est de beaucoup préférable à la cuisson ordinaire. Lorsqu'il s'agit de la pomme de terre il faut rejeter le liquide d'ébullition et celui qui s'est exprimé des tubercules étuvés ; ce liquide contient la plus grande partie de la solanine ou poison de la pomme de terre. On agit autrement quand l'aliment qui doit subir la cuisson est riche en hydrates de carbone solubles : betteraves, turneps, choux-raves, etc... ; ces substances se donnent aux animaux en même temps que leur eau d'ébullition et on comprend dès lors que la cuisson doit être précédée d'un lavage très soigné ; la supériorité de la cuisson à la vapeur apparaît ici plus manifestement que lorsqu'il s'agit de la pomme de terre ; il faut en effet réduire au minimum la quantité d'eau du mélange.

La pomme de terre est rarement donnée à l'état cru, vu que son coefficient de digestibilité s'élève notablement par la cuisson.

Les racines riches en principes sucrés sont offertes en nature ou divisées en tranches quand leur ingestion a pour but de produire un effet diététique ou galactogogue ; lorsqu'elles font partie de la ration des porcs soumis au régime de l'engraissement leur cuisson préalable s'impose.

Le petit grain et les déchets de vanage et de criblage contiennent communément un grand nombre de semences de plantes adventices et une foule de spores de la carie et du charbon ; l'ébullition entraîne la destruction des unes et des autres, la mouture seule ne détruit que les premières.

c) *Macération.* — On a conseillé dans l'alimentation de nos grands animaux domestiques, de remplacer le concassage et la mouture des grains par la macération ; il peut être procédé ainsi à l'égard de la féverole destinée à entrer dans la ration du cheval. En alimentation porcine la macération des grains ne paraît pas devoir remplacer avantageusement la division fine ou le gaufrage ; ce fait tient essentiellement à la disposition et à la forme des dents molaires : l'extrémité libre de la couronne se termine par des mamelons, entre lesquels glissent les grains devenus visqueux à leur surface par leur contact prolongé avec l'eau.

d) *Saccharification*. — La saccharification a pour résultat la transformation partielle des hydrates de carbone des aliments en maltose. On prépare ainsi des mashs pour le cheval et des breuvages pour le veau sevré ; on a rarement recours à ce mode de préparation alimentaire quand il s'agit de la nourriture des porcins.

Mrs Ostertag et Zuntz ont démontré récemment que la saccharification de la farine a pour effet, chez le jeune porcelet sevré, d'augmenter la quantité des aliments ingérés ; mais ce fait n'est vrai que pendant les premiers quinze jours qui suivent la date du sevrage.

L'opération en elle-même est très simple ; il suffit d'ajouter aux aliments riches en hydrates de carbone, réduits au préalable en particules très fines et additionnés d'eau, une certaine quantité de malt dont la diastase porte son action dédoublante sur l'amidon du mélange alimentaire, et le convertit partiellement en maltose et en dextrines.

e) *Fermentation*. — La fermentation s'établit spontanément dans les silos de pulpes, drèches, racines hâchées, etc...; elle est relativement réduite dans les silos qui renferment des pommes de terre ayant subi la cuisson, parce qu'il s'agit, dans ce cas, d'un aliment partiellement stérilisé.

La fermentation dans les silos est lente et continue. Lorsqu'elle se produit dans un mélange alimentaire insuffisamment tassé et relativement pauvre en eau, elle évolue beaucoup plus rapidement, et donne lieu alors à la formation d'acide lactique et d'une foule de produits dont la composition est difficile à établir, mais qui stimulent puissamment l'appétence des animaux. La perte énergétique qui résulte fatalement du travail de la fermentation est, dans ce cas, largement compensée par le fait que les animaux absorbent de grandes quantités d'un produit alimentaire qu'ils refusent, ou qui est peu appété par eux, lorsqu'il est administré sans préparation aucune.

La fermentation extemporanée peut être provoquée par l'un des procédés suivants :

Certains nourrisseurs arrosent la pâte de pommes de terre, mélangée préalablement aux farineux, de lait écrémé acidifié ou de bas-beurre ; ils ensemencent de la sorte le milieu avec du ferment lactique,qui attaque les matières hydrocarbonées du mélange alimentaire. Nous ne voyons pas bien l'utilité de semblable pratique : il y a, somme toute, perte énergétique ; l'aliment s'acidifie et devient impropre aux jeunes animaux et aux truies qui allaitent ; la saveur n'en est guère augmentée, puisqu'il s'agit d'aliments de choix avidement pris par le porc sans avoir subi de fermentation.

On peut opérer d'une autre façon, couramment employée dans la préparation des mélanges alimentaires administrés au bétail : l'aliment complexe est tassé dans des caisses, ou simplement déposé sur l'aire du local utilisé pour la préparation des aliments; il se compose de pulpes, drèches, pommes de terre, betteraves, traces de tourteau, bales, cosses, foin coupé, malt vert, etc., mélangés intimement et abandonnés à la fermentation spontanée pendant 24 à 48 heures. En été, la fermentation est plus active et doit être réduite en durée, à moins de comprimer plus fortement le mélange ou d'y incorporer beaucoup d'eau. Il s'agit avant tout de ne pas dépasser la fermentation lactique et de ne pas laisser échauffer le tas au-dessus de 50°.

f) *Ensilage.* — La conservation en silo des végitaux morts (herbe, tiges et feuilles de maïs, racines gelées...) et des nombreux sous-produits des industries agricoles (pulpes. drèches, marcs...) s'accompagne toujours d'une forte perte énergétique ; la diminution de la valeur alimentaire du produit ainsi conservé peut atteindre 50 et 70 °°.

Ce procédé de conservation est communément employé pour les pulpes et les drèches. Actuellement ces produits sont vendus sous la forme de pulpes et de drèches séchées dont la composition est stable, la conservation et l'administration des plus aisées; de plus, sous cette forme,ces aliments conviennent à tous les porcs,et il n'y plus à craindre ni l'avortement de la truie pleine, ni l'éclosion de troubles gastro-intestinaux chez les animaux encore à la mamelle, dont la mère aurait ingéré une certaine quantité de ces mêmes produits leur sortie du silo.

Les racines et tubercules se congèlent à une température de — 3°,3 ; dans cet état ils se conservent indéfiniment ; lorsque la température remonte, le tubercule mort se corrompt en très peu de temps : on voit alors des silos, qui ont été mal protégés contre le froid, s'affaisser par endroits ou dans toute leur longueur.

Les racines et tubercules congelés ne sont nuisibles aux animaux que par le refroidissement interne qui succède à leur ingestion ; il faut les laisser dégeler pendant 24 heures dans un local où la température est de 10 à 15°. Ceux que l'on ne peut utiliser de la sorte sont coupés en tranches et ensilés; pour la pomme de terre, il est préférable d'avoir recours à la cuisson suivie de l'ensilage.

— o —

DES BOISSONS.

La quantité de liquide que les animaux prennent spontanément, en un temps donné, varie avec les espèces : pour un kilogr. de matière alimentaire sèche ingerée, le porc absorbe 7 à 8 kilogr. d'eau, la vache laitière 4 à 6, le bœuf 4 à 5, le mouton 2 à 3. Ces chiffres se rapportent à des animaux entretenus au repos et dans un milieu à température modérée.

La digestion et l'assimilation s'accomplissent dans les meilleures conditions (fait confirmé par les expériences de Mr Jacobs) quand les animaux reçoivent, avec leurs aliments, moins d'eau qu'ils n'en absorbent normalement dans la journée , et qu'en même temps ils peuvent se désaltérer à volonté d'eau claire : un système d'abreuvoirs automatiques rend autant de services dans la porcherie que dans l'étable.

Il faut condamner la pratique de certains éleveurs et nourisseurs qui n'administrent aux porcs que des soupes alimentaires toujours fortement fermentées, et souvent d'autant plus diluées que le nombre des animaux augmente, ou que les prix des aliments secs s'elèvent davantage : à la partie d'énergie perdue par fermentation s'en ajoute une seconde qui est due à l'abaissement du coefficient de digestibilité des matières sèches de la ration, abaissement provoqué par la seule présence de l'eau en excès.

En règle générale, on n'humecte les aliments solides que dans le but d'en faciliter la mastication, d'augmenter l'appétence des animaux et d'éviter le gaspillage : les pommes de terre seules, ou soupoudrées de farines, sont additionnées d'eau ou d'un liquide alimentaire tel que le lait écrémé, de manière à former une pâte encore relativement ferme. Les farineux s'administrent rarement seuls ; on préfère les additionner de bales, de pulpes, de drèches et même de foin ou de trèfle coupés ; le mélange est légèrement humecté afin que les poudres sèches ne soient projetées en tous sens par le souffle des animaux.

L'eau qui entre dans la préparation des aliments ne favorise pas plus la lactation que celle qui est prise spontanément. Il n'en est pas de même de l'eau de composition, qui fait corps avec l'aliment, et qui se rencontre en abondance dans les racines et dans l'herbe ; cette eau constitue, avec les principes alimentaires qu'elle tient en solution, un aliment diététique et galactopéétique des plus puissants.

ADMINISTRATION DES ALIMENTS.

Dès l'age de 3 mois les porcs ne reçoivent plus que trois repas par jour. Il a été démontré, par des expériences de Mr Jacobs de Haecht, qu'il est utile de régler la ration d'engraissement de telle manière qu'à l'heure du repas, les aliments administrés précédemment soient totalement ingérés : il faut, comme le dit si bien l'expression flamande, que les auges soient nettoyées à fond. Il n'est donc pas nécessaire que le repas se termine au bout d'une demi-heure, comme on l'enseigne un peu partout. Mr Jacobs possède des notes édifiantes à cet égard : si l'on permet aux porcs de de s'approcher du bac aussi souvent que l'envie leur en vient, la consommation en aliments s'élève un tant soit peu, mais l'augmentation en poids s'accroît proportionnellement davantage, c-est-à-dire, qu'en fin de compte le kilogr. de viande est gagné en un temps plus court, et qu'il nécessite l'ingestion d'une moindre quantité d'aliments : bénéfice de temps et d'argent.

Il faut soigner tout particulièrement l'alimentation des mères qui allaitent ; ici on ne peut, sous aucun prétexte, ajouter une ration fraîche à un reste du repas précédent ; ce reste sera enlevé au préalable et administré aux truies vides, aux nourrains ou aux porcs soumis au régime de l'engraissement.

Une dernière recommandation se rapporte à l'entretien, dans un état de propreté un peu plus convenable, que celui observé communément, des auges et ustensiles qui servent à contenir ou à transporter les aliments destinés aux porcs ; dans cette voie il y a certainement des progrès à réaliser au grand profit de l'hygiène et de l'augmentation du rendement économique de l'espèce porcine.

—o—

DES ALIMENTS EN PARTICULIER.

Le vert. Le Dr Hoesch de Neukirchen, cité par Mr Leyder, transforme les tréflières en pâturages pour les porcs ; les sujets âgés de un à deux ans profitent par ce régime ; les animaux en croissance ainsi que les truies portières ou suitées reçoivent un petit supplément de nourriture sous forme d'un aliment riche en hydrates de carbone : farineux, racines, tubercules. La jeune herbe et surtout le jeune trèfle contiennent beaucoup d'albumine. Tous leurs principes nutritifs sont éminemment disgestibles.

L'importance du vert dans l'alimentation du porc est parfaitement connue de certains particuliers, habitant les pays herbagers. Au nord de Bruges et dans le Furnes-Ambacht, on ne s'occupe guère des porcs pendant la bonne saison : quelques kilogr. de pommes de terre crues ou de betteraves forment tout le supplément alimentaire qui leur est accordé en surplus de ce qu'ils pâturent. Dans les Schorre et Polders des Flandres, il n'est pas rare de voir le porc attaché au piquet, sur les talus herbeux des digues élevées au moment de l'assèchement des alluvions marines ; en même temps que les animaux y absorbent une grande partie de leur ration journalière, ils y prennent un bain d'air et un exercice régulier éminemment favorables au développement harmonieux et rapide du corps et des membres, comme au renforcement de la résistance vitale de l'organisme.

Le trèfle, pâturé jeune, est plus alimentaire que l'herbe des prairies et la luzerne consommée sur pied ; lorsque le vert est donné à la porcherie la luzerne coupée est préférable.

Dans ces derniers temps on a beaucoup parlé d'une plante exotique appelée la consoude du caucase (symphytum asperrimum). Nörner conseille de couper le fourrage quand il atteint 0,50 m. de hauteur: on pourrait ainsi récolter cinq coupes par an. Le même auteur rapporte qu'un éleveur allemand préfère cette plante fourragère au trèfle et à la luzerne. Comme aliment du bétail, la consoude, dont la réputation avait été surfaite un moment, est presque totalement délaissée aujourd'hui ; pour cette raison nous jugeons qu'il est prudent de ne pas émettre notre avis pour le moment, en attendant la confirmation des expériences d'alimentation citéés par Nörner.

Les fourrages pailleux. Le porc appartient au groupe des omnivores ; il digère bien l'herbe jeune mais difficilement le fibreux. Les fourrages pailleux peuvent être incorporés dans la ration du porc, soit pour augmenter la matière sèche du mélange alimentaire, soit pour obliger les animaux à broyer et à insaliver plus complètement certains aliments concentrés tels que les grains.

Les fourrages secs administrés à cet effet sont les bales, les cosses et les siliques, les menues pailles, le foin coupé, l'herbe ensilée, etc...

Les feuilles et les collets de betteraves. Il y a abondance de ces produits à l'époque de l'arrachage des betteraves. En même temps qu'une grande quantité d'eau, ils contiennent, dans la matière sèche, une forte proportion de principes alimentaires très digestibles et des sels minéraux qui provoquent rapidement la purgation. Leur conservation est des plus difficiles : rassemblés en meulons ils fermentent activement ; éparpillés sur le champ ils sont lavés par la pluie, se couvrent de limon, s'appauvrissent en principes nutritifs et se corrompent en peu de jours. On peut les ensiler seuls ou en mélange avec les pulpes de diffusion ; dans cet état ils forment un aliment de moindre valeur qui est distribué au gros bétail.

A l'état frais et bien récoltés les feuilles et collets de betteraves constituent un aliment très économique pour les porcs comme pour les bovidés. Afin d'éviter les pertes, et surtout d'empêcher les animaux de monter sur le tas et de réduire le tout à l'état de bouillie indigeste, on aura soin de distribuer l'aliment dans un râtelier, qui peut être improvisé dans toutes les fermes.

Les truies adultes et vides peuvent ingérer de grandes quantités de ce fourrage ; mais les femelles pleines et les animaux en croissance doivent être rationnés et recevoir en outre un supplément d'aliments concentrés ; il est dangereux d'en nourrir, même partiellement, les femelles qui allaitent une portée de porcelets.

L'addition de craie lavée, dans les proportions de 1 pour 100, a été recommandée pour neutraliser l'acide oxalique, qui se rencontre en abondance dans les feuilles de betteraves et agirait comme décalcifiant du squelette animal.

Les fanes et les fruits de pommes de terre. L'ingestion de ces matières par le porc constitue sans doute l'exception. D'ailleurs les tiges et les fruits de pommes de terre sont pauvres en principes nutritifs, tandis qu'on y trouve, d'une manière constante, une certaine dose de solanine, principe toxique de toutes les solanées.

On a dit que le porc ingérait volontiers ces produits ; c'est là une erreur d'observation, car, si le porc fouille activement les tas composés de fanes et de plantes adventices, c'est dans l'unique but de retrouver les quelques tubercules restés attachés aux tiges souterraines.

La pomme de terre est extrémement pauvre en principes fertilisants du sol ; les tubercules qui ne se détachent pas des tiges, ainsi que ceux qui sont égarés pour une cause quelconque, se corrompent dans la suite, et l'énergie accumulée en eux est définitivement perdue ; de là l'utilité de conduire sur les chaumes un troupeau de porcs non bouclés, qui fouilleront le sol et retrouveront la presque totalité des tubercules échappés à la récolte.

Les racines et les tubercules. Pendant la saison froide les racines sucrées remplacent les fourrages verts du printemps et de l'été ; leurs effets diététique, rafraîchissant et galactopéétique sont surtout mis à profit dans le rationnement des truies nourrices.

En l'absence des résidus industriels, c'est généralement la pomme de terre qui constitue la base de la ration d'engraissement, et personne n'ignore combien le prix du porc maigre et des porcelets varie avec la réussite de la récolte de ce précieux tubercule. La pomme de terre peut se cultiver partout, même jusque sur les sols pauvres et granitiques ; c'est elle, sans aucun doute, qui fournît l'unité d'hydrates de carbone au meilleur marché. On prend les pommes de terre à grand rendement et on fait le triage des pommes de terre de table.

Le porc est, de tous les animaux de la ferme, celui qui est le mieux en état d'utiliser les principes alimentaires de la pomme de terre ; ceci ressort nettement des conclusions qui terminent le rapport des expériences de O. Kellner de Möckeren (1907). Ces conclusions sont :

1° Cuite à la vapeur la pomme de terre n'a pas son égal comme aliment du porc à l'engrais ;

2° On peut administrer sous cette forme jusque 50 et 60 °/₀ de la totalité des hydrates de carbone de la ration ; 70 °/₀ constitue la limite extrême ;

3° Lorsque la ration des porcs en croissance se composait de pommes de terre, de grains concassés, et de lait écrémé ou de petit lait de fromagerie, le tout additionné de quelques grammes de craie lavée, les animaux se développaient normalement en conservant leur liberté d'allure, et jamais il ne fut possible d'observer le plus léger symptôme de rachitisme.

Les résultats obtenus par Kellner ne nous étonnent guère ; en effet, si les pommes de terre sont très pauvres en substances minérales, les grains, par contre, sont riches en acide phosphorique, et le lait écrémé, tout comme le petit lait de fromagerie, contient la presque totalité de la chaux et de l'acide phosphorique du lait entier ; d'ailleurs Kellner remédie au manque éventuel de chaux, par l'addition d'une certaine quantité de craie lavée.

Mais ce qui provoque notre étonnement, c'est que le rachitisme du porc n'est pas plus fréquent dans notre pays, où l'aliment des porcelets sevrés, des nourrains et des jeunes porcs à l'engrais est si souvent composé d'une manière irrationnelle. En effet, combien de fois ne voyons-nous pas la ration se composer presqu'exclusivement de pommes de terre réduites en pâte, saupoudrées très maigrement de farine et humectées d'eau claire ; c'est là un mélange alimentaire qui ne répond guère aux besoins en substances minérales des animaux en croissance ; comme moyen correctif on peut y incorporer des aliments riches en chaux et en acide phosphorique tels que les sous-produits de la laiterie et de la fromagerie, les graines des légumineuses (lupin, pois, féveroles), le foin de trèfle, le trèfle jeune, l'herbe de prairie etc...

Le libre parcours, combiné à l'administration de l'un ou de l'autre de ces aliments, a habituellement raison du mal, à condition que l'intervention ait lieu dès l'apparition des premiers symptômes. Mais ici encore mieux vaut prévenir que guérir, et les moyens, comme on vient de le voir, ne font pas défaut.

Les racines et tubercules sont rarement administrés au delà des doses suivantes : par 100 kilogr. de poids vif, pommes de terre 5 kilogr., betteraves et turneps 4 à 6 kilogr, carottes 3 kilogr.

Les grains des céréales. Le froment, le seigle et l'orge, convenablement triés, sont d'un prix de revient trop élevé pour pouvoir servir d'aliment aux porcs ; ceux-ci ne reçoivent que le petit grain, c'est à dire les résidus récoltés au moment du triage.

La petite *orge* trouve sa place toute marquée dans la ration du porc à l'engrais ; semblable régime donne une viande savoureuse et un lard blanc et ferme.

Le petit grain de *froment* contient souvent des grains avariés, des champignons et des graines toxiques ; la cuisson préalable est alors toute indiquée, quoiqu'elle ne fasse que diminuer le danger d'empoisonnement sans l'écarter avec certitude.

Le *seigle* en farine constitue un excellent aliment pour le porc arrivé au dernier tiers de la période de l'engraissement ; administré à ce moment, il a comme conséquence une sorte de condensation de tous les tissus : le lard se raffermit et la viande perd la presque totalité de la gélatine. Donné à profusion aux jeunes porcs à l'engrais, ceux-ci sont bientôt d'une raideur anormale et la marche paraît leur être douloureuse : les nourrisseurs disent que les animaux sont atteints de l'arthrite goutteuse. Il est probable que cet accident est provoqué par un manque de chaux dans la ration, et qu'il n'est rien autre qu'un symptôme de rachitisme ; ce qui tend à confirmer cette manière de voir, c'est que le mal est surtout commun chez les porcs des petits ménages ouvriers, où l'engraissement des animaux se fait aux pommes de terre et à la farine de seigle : les premières ne contiennent presque pas de substances minérales, la seconde est relativement riche en acide phosphorique et pauvre en chaux.

L'*avoine* est très riche en graisse ; aplatie elle convient admirablement aux jeunes animaux destinés à l'élevage, et aux reproducteurs utilisés à la monte.

Le *maïs* est certainement l'aliment le plus économique du porc soumis au régime de l'engraissement. Son puissant pouvoir productif résulte de sa teneur élevée en graisse et de sa richesse en hydrates de carbone digestibles. Malheureusement le porc dont la ration d'engraissement contient beaucoup de maïs fournit un lard huileux, jaunâtre et impropre à la salaison ; c'est là un effet spécifique commun à tous les aliments qui contiennent de fortes proportions de graisse; tels sont encore : le riz, la farine de poisson non dégraissée, le tourteau de tournesol etc...La mollesse du lard, que l'on constate chez les porcs nourris de ces substances, résulte d'une surproduction des graisses liquides (oleine), et est surtout prononcée lorsque les animaux ont été engraissés pendant la saison froide (expériences danoises).

Les Danois conseillent de neutraliser l'effet nuisible du maïs par l'addition, dans les proportions de 1 pour 2 de maïs, du mélange alimentaire suivant : mélasse 50, tourteau de palmiste 20, tourteau de coton 8.

Le correctif le plus efficace du maïs est la petite orge. Aux fameux établissements d'engraissement de Kanabya en Hongrie, les porcs reçoivent 3/4 de maïs et 1/4 d'orge, mais les animaux qui y sont engraissés appartiennent aux races mangalicza, serbe, roumaine et bulgare, qui toutes possèdent une remarquable aptitude à produire de la graisse ; le lard de ces animaux n'est pas salé mais transformé en axonge, et consommé sous cette forme dans les pays où la cuisine est faite à la graisse de porc. Lorsqu'on veut produire du lard apte à se conserver après salaison, il faut réduire progressivement la proportion de maïs à 2/3, puis à 1/3, et enfin le supprimer totalement pendant les dernières semaines qui précèdent l'abatage.

Des doses très fortes de maïs ne conviennent pas plus aux jeunes porcs destinés à l'élevage qu'à ceux qui sont au régime de l'engraissement : chez les uns comme chez les autres pareille alimentation favorise le développement du rachitisme.

La farine de *riz*, toute différente des bales et du son de riz dont la valeur alimentaire est presque nulle, doit être administrée avec précaution aux porcs à l'engrais comme aux nourrains ; lorsque la dose dépasse un kilogr. par jour et par 100 kilogr. de poids vif le lard devient huileux et sent le rance ; les nourrains, dont la ration se compose en grande partie de farine de riz, sont bientôt gênés dans la marche et deviennent rachitiques.

Avant de terminer l'étude des grains des céréales signalons deux faits dont l'importance n'échappera à personne : a) la relation nutritive des différents grains oscille entre 1 : 8 et 1 : 15 ; le froment et le seigle présentent la relation nutritive la plus étroite et le riz et le maïs la plus large. C'est donc une erreur de croire que l'adjonction à la ration d'une certaine quantité de grains renforce sa teneur en albumine : les céréales les plus riches en matières protéiques ont à peine la relation nutritive 1 : 8, et celle-ci, comme nous avons vu, convient seulement pour la ration dans son ensemble et encore quand il s'agit de l'alimentation d'animaux d'un certain âge. b) La plupart des céréales ont la propriété d'assimiler, pendant leur croissance, une assez notable proportion d'acide phosphorique, mais sont généralement pauvres en chaux ; or le corps animal qui se développe a besoin de ces deux éléments minéraux, et il ne sait que faire de l'un qui lui est présenté en abondance, si l'autre fait partiellement défaut dans la ration alimentaire.

Les graines des légumineuses. Les graines des légumineuses (luzerne, trèfle, sainfoin, féveroles, pois etc...) sont riches en albumine et en chaux et contiennent relativement moins d'acide phosphorique ; il en est de même des autres parties constituantes des plantes de cette famille : paille, feuilles, foin, cosses, siliques.

Ces connaissances sont suffisamment répandues parmi le monde des éleveurs et des nourrisseurs, mais ceux-ci négligent trop souvent de les mettre à profit lorsqu'ils fixent la ration des animaux en croissance. Les fruits des légumineuses sont des aliments des plus précieux et servent admirablement à renforcer la ration en albumine et en chaux, deux éléments que les animaux des races améliorées doivent recevoir à profusion pendant la période de développement.

La plupart des graines des légumineuses sont toxiques pendant le premier temps qui suit la récolte, c'est à dire avant le moment où ils ont jeté leur feu ; il est donc prudent de n'administrer les pois, féveroles, vesces etc., que deux mois environ après la moisson. Dès que la graine a acquis une dureté suffisante on la fait passer au concasseur, ou, mieux encore, on la fait réduire en farine par la mouture. Jamais il ne sera procédé à la mouture de grandes quantités de graines en une fois, car les farines des légumineuses sont de conservation difficile : pelotonnées, moisies ou corrompues elles sont extrèmement échauffantes et peuvent se comporter comme de véritables poisons.

Lorsque ces farines sont de qualité irréprochable, il est néanmoins bon de n'en administrer d'abord que des quantités très réduites : les doses élevées, sans transition entre le régime ancien et le régime nouveau, provoquent souvent des troubles intestinaux et l'avortement.

Les porcs ne consomment pas volontiers les *vesces* ; le *lupin* est fréquemment toxique, et exige alors une macération préalable dans l'eau additionnée d'acide chlorhydrique ; l'ingestion de farine de *sarrasin*, (qui appartient à la famille des polygonées et non à celle des légumineuses), peut donner lieu à des manifestations inflammatoires de la peau et des centres nerveux, en outre elle influe d'une manière défavorable sur la consistance du lard.

Les légumineuses qui font le plus souvent partie de la ration du porc sont la *féverole* et le *pois*. Ce dernier parait être supérieur au premier et jouerait, dans l'engraissement du porc, le même rôle que la farine de seigle : un petit supplément de pois concassés donnerait le coup de fouet à l'engraissement et aurait en même temps une influence heureuse sur la qualité du lard. La farine de féverole aurait un effet diamètralement opposé : telle du moins nous la font connaître les résultats de recherches expérimentales entreprises à la station agricole du Michigan ; dans notre pays cependant la féverole, quoique plus souvent administrée au cheval qu'au porc, ne s'est pas montrée mauvais aliment pour ce dernier.

Les fruits (faînes, glands, chataignes, marrons d'Inde) et les **marcs.** ou résidus de la fabrication du vin (marcs de raisin), du cidre (marcs de pomme) etc... ne s'administrent jamais aux truies suitées ni à celles qui vont bientôt mettre bas. Ils peuvent former la base de la ration des porcs durant la période qui précède leur mise en loge: un séjour de quelques semaines dans les bois de hêtres ou de chênes est très salutaire aux jeunes porcs et aux animaux très maigres; l'engraissment de ces sujets se complète ensuite à la porcherie.

Les sons sont utilisés de préférence dans l'alimentation du bétail ; ils sont très riches en cellulose et conséquemment mal digérés par le porc.

Les vinasses ou matières résiduelles des distilleries ont une valeur alimentaire qui dépend, en première ligne, de la nature des matières premières qui ont servi à la fabrication de l'alcool. Les vinasses des distilleries qui travaillent la mélasse sont impropres à l'alimentation à cause de leur richesse en sels purgatifs, diurétiques et altérants. Les vinasses de pommes de terre sont relativement pauvres en principes nutritifs; à l'état frais elles ne sont pas administrées au delà de 4 litres par tête et par jour, et seulement aux porcs à l'engrais. Séchées et additionnées de 15 % de mélasse, elles se transforment en un aliment très nutritif et très économique, dont l'emploi peut être généralisé dans la porcherie.

La dose de 4 litres peut être doublée et triplée lorsqu'il s'agit des vinasses qui proviennent d'un mélange de farineux et de grains : seigle, maïs, malt etc... Comparées aux grains dont elles dérivent, les vinasses ont perdu beaucoup de matières hydrocarbonées et leur relation nutritive s'est resserrée; d'où l'indication de les additionner d'aliments où prédominent les hydrates de carbone : pommes de terre, farine de seigle, petit grain etc.... Le lard des porcs engraissés avec ces résidus seuls est de très médiocre qualité ; de plus, comme on le verra plus loin dans les tables de composition des aliments, ce régime offre tous les inconvénients de l'alimentation exclusive aux liquides.

Dans les distilleries industrielles qui travaillent le grain, il est assez généralement procédé à la dessication des vinasses par la chaleur artificielle ; la teneur en eau tombe ainsi de 90 à 11 °/₀, et un kilogr.de vinasses liquides est réduit à 110 gr⁵ de produit pulvérulent. Les doses administrées peuvent être proportionellement plus élevées pour le résidu desséché que pour le produit naturel, car les inconvénients de la présence d'un excès d'eau dans la ration sont ici supprimés.

La fabrication de la levure laisse un déchet dont la composition et la valeur nutritive se rapprochent sensiblement de celles des drèches de brasserie,

Les maïzines, les glutines et les **pulpes** constituent les résidus industriels de l'extraction de l'amidon du maïs, du blé et des pommes de terre. Les prospectus des vendeurs de ces produits en renseignent généralement la composition chimique mais non la teneur en unités nutritives digestibles ; l'expérimentation,in vivo, peut seule déterminer leur valeur alimentaire.

Les drèches de brasserie. La composition de ces résidus dépend de la nature des matières premières dont s'extrait la bière, du mode de fabrication de celle-ci, et du procédé utilisé pour leur conservation : dessication ou ensilage. Les drèches fraîches de brasserie contiennent moins d'eau que les vinasses (75 contre 90) ; séchées, leur teneur en eau est réduite également à 11 °/₀. Les deux produits desséchés s'administrent aux mêmes doses. Le porc les absorbe volontiers et les digère assez bien, moins parfaitement cependant que le gros bétail.Il faut proscrire les drèches ensilées de la ration de la truie nourrice.

Les germes d'orge bien séchés à la touraille constituent un aliment très digestible et réconfortant, riche en acide phosphorique très assimilable ; ceux de qualité médiocre s'emploient comme engrais. Les germes d'orge sont encore désignés sous les noms de touraillons et de radicelles. Dans le tube digestif des animaux ils se gorgent d'eau et leur volume augmente dans de notables proportions ; pour ce motif il est prudent de les humecter avant de les incorporer dans la ration du porc. Leur conservation est difficile et souvent ils moisissent ; ils peuvent avoir été brûlés pendant leur dessication; parfois ils contiennent trop de poussières; ainsi altérés ils ne conviennent plus comme aliment. Ces produits doivent être administrés avec prudence,car,même lorsqu'ils paraissent qualité irréprochable, leur ingestion par les truies portières peut être suivie de l'avortement.

Les **pulpes de diffusion** se rencontrent sous deux formes : les pulpes fraiches ou vertes avec 92 °/₀ d'eau, et les pulpes desséchées avec 11 °/₀ d'eau ; un kilogramme de pulpes vertes est réduit à 90 grammes par la dessication. Les pulpes de diffusion contiennent des quantités variables de sucre (2 à 8 °/₀ de la matière sèche totale) ; dans notre pays il n'a pas encore été fait usage du procédé Steffen, par lequel sont obtenues des pulpes qui, après dessication, ont une richesse en sucre variant entre 30 et 35 °/₀.

Les pulpes vertes, surtout celles conservées en silo, ne feront pas partie de la ration des truies pleines ou suitées. Les pulpes desséchées au contraire peuvent être administrées à tous les animaux de la porcherie. Certaines auteurs sont d'avis que le tiers de la farine de la ration peut être remplacé par une quantité équivalente de pulpes desséchées. Mʳ Bouchon a démontré que l'unité nutritive offerte dans le produit desséché est plus productive que celle présentée dans le produit brut : sous la première forme elle produisit 169 grammes de viande, et 155 grammes seulement sous la deuxième.

Les pulpes desséchées se gonflent très fortement au contact de l'eau ; aussi ne les administre-t-on pas telles quelles, mais, le jour qui précéde leur distribution, on en fait un tas qui est arrosé de 2 à 3 fois son volume d'eau.

La **mélasse**, autre résidu de la fabrication du sucre, dose encore 46 à 52 °/₀ de saccharose ; les substances minérales se composent presqu'exclusivement de sels de potassium et de sodium (90 °/₀ des cendres). Ces sels sont purgatifs, diurétiques et altérants; leurs effets se manifestent avec des doses normales lorsqu'est instauré le régime à la mélasse, et toujours quand les doses administrées sont trop considérables : la quantité de 1/2 kg. par 100 kg. de poids vif ne peut pas être dépassée.

Il est peu commode de manipuler la mélasse verte; pour ce motif on préfère recourir à l'emploi des fourrages mélassés : tourbe-mélasse, drèche-mélasse, sang-mélassé, pulpes-mélassées, etc... L'idéal serait de pouvoir choisir l'excipient soi-même, par exemple les pulpes desséchées que l'on ferait mélanger à la mélasse dans la surcrerie même. La plupart des fourrages mélassés ont une composition chimique réellement attrayante, et, grâce à la présence de l'excipient, elles sont souvent très riches en protéine et en graisse, mais rien ne garantit la digestibilité de ces principes alimentaires : les bales de riz et de millet, la râfle de maïs, les coques d'arachide et de café, tous excellents excipients de la mélasse donnent à l'analyse des résultats très satisfaisants, mais sont en réalité absolument dépourvus de qualités nutritives. L'appétence du porc pour les fourrages mélassés est grande ; engraissé avec ces produits, il donne un bon lard. Le rendement de la mélasse dans l'alimentation du porc est considérable : Dickson et Malpaux ont observé que 32 kg. de mélasse, donnés en supplément à une forte ration d'entretien, amenèrent, en 40 jours, une augmentation de poids de 7,3 kg. Sous le rapport de la valeur alimentaire la mélasse vaut les résidus desséchés des brasseries et ceux des distilleries.

Le **sucre dénaturé** par l'addition d'une farine alimentaire quelconque remplace avantageusement la mélasse dans la ration du porc, mais, pour des raisons d'économie cette dernière reçoit habituellement la préférence. Il va de soi qu'on n'administre pas, en même temps que le sucre et la mélasse, des aliments eux-mêmes riches en saccharose (betterave, carotte etc...) : le sucre, donné en excès, purge et diminue ainsi son propre coefficient de digestibilité et celui des autres produits alimentaires de la ration.

Les **tourteaux** sont riches en albumine et certains en contiennent jusque 38 °/₀. Le pour-cent de graisse oscille entre 4 et 12; il peut descendre à 1 °/₀ lorsque le tourteau a subi une extraction supplémentaire par des agents dissolvants des graisses. Leur prix d'achat est généralement élevé, mais on peut se trouver dans l'obligation de les acquérir, soit pour renforcer la relation nutritive de la ration, soit pour remplacer les aliments concentrés que le sol de la ferme n'a pas produits en quantité suffisante. Les tourteaux utilisés de préférence dans l'alimentation du porc sont ceux de palmiste, d'arachide, de lin et de cocotier. On prétend que la viande et la graisse des porcs qui reçoivent de fortes quantités de farine de coton sont de qualité médiocre, et Nörner conseille d'exclure cet aliment de la ration du porc à l'engrais, lorsque l'engraissement est entré dans sa troisième période. Mʳ Dillloth (¹) signale le fait que les porcs, alimentés au tourteau de noix rance, produisent une chair qui n'est plus livrable à la consommation ; suivant le même auteur, l'huile d'olive des tourteaux d'olive se dépose en nature dans le tissu conjonctif souscutané et y produit de véritables épanchements.

La farine de viande n'est autre que le résidu de la fabrication des extraits concentrés de viande (procédé Liebig exploité en Allemagne et en Amérique du Sud).

Vantée par les uns elle est fortement suspecte aux yeux des autres ; dès lors la prudence s'impose et, avant de généraliser l'emploi de cette farine dans l'alimentation des porcs, il est utile de vérifier sa valeur alimentaire et éventuellement son pouvoir toxique, par quelques essais d'alimentation portant sur un nombre restreint de sujets.

La farine de viande donna de très mauvais résultats dans des essais d'alimentation de porcs à l'engrais, institués par M. Jacobs de Haecht, et dernièrement M. Lassablière fit, à la Société de Biologie de Paris, la communication intéressante que voici : deux lots de chiens furent l'un laissé à jeun, l'autre nourri au moyen de bouillon dégraissé additionné d'une certaine quantité de poudre de viande. Les animaux du dernier lot maigrirent deux fois plus vite que ceux du premier lot ! M. Lassablière a conclu de son expérience que la farine de viande n'a aucune valeur alimentaire, qu'elle est non seulement inutile, mais dangereuse. Ce serait aller un peu loin que d'admettre les conclusions de M. Lassablière lorsqu'il s'agit d'alimenter les porcs ; d'ailleurs on pourrait leur en opposer une foule d'autres qui affirment nettement la valeur alimentaire et la parfaite innocuité de l'aliment.

Après les essais d'alimentation prescrits on peut élever graduellement la dose de farine de viande de 100 à 500 gr. Administrée en excès aux porcs gras, elle nuit à la qualité du lard qui acquerrait un goût de moisi.

---

(1) Encyclopédie agricole : le mouton, la chèvre et le porc.

La farine de cadavre stérilisée se fabrique dans les usines de destruction des animaux de boucherie saisis par le service d'inspection des viandes. Glage de Hambourg a démontré que la stérilisation dans les autoclaves détruit tous les microbes et aussi tous les alcaloïdes ou poisons cadavériques ; le même praticien a mis en évidence la valeur alimentaire du contenu des antoclaves, qu'il mélangea à la ration des porcs à l'engrais. La fabrication de cet aliment a pris, dans ces derniers temps, une extension considérable dans toute l'Allemagne ; en Belgique les poudres de viande des clos d'équarrissage ont une destination déterminée : celle d'engrais fertilisants du sol.

L'aliment peptonisé, de fabrication allemande, se composait du contenu stomacal des porcs abattus, de sang et de mélasse. On a fait beaucoup de réclame autour de ce prodruit, mais le journal « Fleisch und Milchhygiene » de 1908 nous apprend que l'usine a fermé ses portes.

Les têtes, nageoires et intestins de poissons. Les porcs sont très friands de ces déchets, mais c'est là un produit qui doit être exclu d'une façon absolue de la ration du porc à l'engrais : au moment de l'abatage, la viande des animaux ainsi nourris répand une odeur extrêmement désagréable qui oblige les agents du service sanitaire à ordonner la saisie totale ; nous avons vu appliquer cette mesure à 40 porcs de même provenance.

La farine de poisson dégraissée ne communique ni odeur ni saveur spécifiques à la chair de porc. Cet aliment est très riche en principes minéraux et, à ce titre, avantageusement administré aux jeunes porcs qui sont destinés à l'élevage ; il trouve encore sa place toute indiquée dans la ration des animaux en croissance dont le développement squelettique reste en souffrance.

Le sang est un bon aliment à la condition qu'il ne soit pas corrompu. Il s'administre frais, cuit ou desséché ; à dose massive il provoque de la diarrhée fétide. Beaucoup de galettes, biscuits et pains alimentaires sont composés de sang, de cretons et de farineux. La quantité de sang qui convient au porc est de 3 à 5 kg. ; on l'ajoute, à l'état frais ou cuit, à d'autres aliments: pommes de terre cuites, son, drèches, etc... En mélangeant du sang desséché, des bales de céréales et de la mélasse, on peut obtenir un aliment qui contient 20 %₀ de protéine et 25 à 30°₀ de sucre. Le sang mélassé, préparé dans les abattoirs du Danemark, y est couramment utilisé dans l'alimentation du bétail et du porc.

Les eaux grasses et les restes de cuisine s'altèrent avec une très grande rapidité surtout pendant la saison chaude ; les animaux nourris exclusivement avec ces produits accumulent un lard de médiocre qualité. Pareil régime peut donner lieu à des empoisonnements et l'affection dont les animaux sont atteints dans ces cas porte improprement le nom de botulisme. Certaines fermières font des eaux grasses au moyen des boues des écrémeuses centrifuges : c'est ainsi que l'on transmet le plus sûrement la tuberculose bovine aux porcs.

Le lait de truie constitue le seul aliment des jeunes porcelets. Mrs Ostertag et Zuntz ont cherché à déterminer la quantité et la qualité du lait de truie. Comme il est très difficile de traire à fond les mamelles de la truie, les deux savants allemands ont préféré faire des pesées des porcelets avant et après le repas : ces pesées donnent la quantité de lait sécrété. Dans le but de connaître la composition chimique du lait de truie ils ont procédé à l'analyse du contenu stomacal de porcelets sacrifiés immédiatement après le repas.

Mrs Ostertag et Zuntz admettent qu'une truie du poids de 150 kg., allaitant une portée de 10 jeunes, produit en 24 heures de 4 à 8 litres de lait.

Le lait de truie est très condensé ; voici des chiffres qui le prouvent :

	eau	caséine et album.	lactose	graisse	cendres	subs. organ. indéter.
Lait de truie : extr. par la traite.	84.17	5.54	4.59	5.01	0.63	0.06
id. contenu dans l'estomac des porcelets, déduction faite des sucs salivaire et stomacal.	73.88	7.45	3.53	12.96	1.17	1.09
Lait de vache — — —	87.75	3.5	4.6	3.4	0.75	

Le lait de truie devient nuisible aux porcelets qui l'ingèrent lorsque les nourrices sont en chaleurs ou qu'elles sont malades, encore quand la ration comprend des aliments fermentés, moisis, échauffants et irritants.

Le lait entier de vache dilué de son poids d'eau, sert de première boisson aux porcelets âgés de 3 à 4 semaines.

Le lait écrémé remplace progressivement le lait entier à mesure que les porcelets avancent en âge ; on lui ajoute un adjuvant riche en hydrates de carbone très digestibles : farine, pâte de pommes de terre etc. que l'on peut au préalable soumettre à la saccharification.

Les truies nourrices et aussi les porcs à l'engrais peuvent recevoir du lait écrémé ; on les rationne dans les limites de 2 à 4 kg. avec un maximum de 6 kg. par tête et par jour ; au de là de cette dose la ration contient trop d'eau et elle atteint un prix de revient trop élevé.

Le babeurre est toujours aigri, car la crème n'est battue qu'après acidification ; le tube digestif des jeunes porcs ne supporte pas bien le contact des aliments fermentés ou acidifiés ; il faut donc réserver le babeurre aux animaux plus âgés.

Le petit-lait, résidu de la fabrication du fromage, ne contient plus que des traces de caséine et de graisse ; sa valeur alimentaire résulte de la présence du lactose et des matières minérales qu'il a retenus à peu près intégralement. Le porc à l'engrais en reçoit de 6 à 10 kilogr.

Certains **sels minéraux** doivent être considérés comme de véritables aliments ; tels sont le **sel de cuisine** et le **phosphate alimentaire.**

Le sel de cuisine est le meilleur des condiments : à petite dose il stimule vivement l'appétit et active les échanges nutritifs au sein du corps animal ; administré à dose massive il devient toxique, provoque la purgation, altère le sang et la lymphe et détermine un affaiblissement général de l'organisme.

Les aliments additionnés de sel marin sont jusqu'à un certain degré préservés de la décomposition putride. Les animaux ont une très grande appétence pour les rations alimentaires ainsi assaisonnées, et nous avons eu maintes fois l'occasion de constater que les porcs préfèrent les pommes de terre cuites et ensilées avec du sel depuis de longs mois à celles de préparation extemporanée non additionnées du condiment,

Le porc peut recevoir, en mélange avec les aliments, de 10 à 15 et jusque 20 gr. de sel marin par jour ; la quantité est réglée d'après le poids des animaux.

Lorsque les aliments sont assez appétissants par eux-mêmes et que l'on a affaire à un troupeau de porcs employés à l'élevage, il n'y a guère d'inconvénients à placer, dans des corbeilles métalliques fixées au mur, de gros blocs de sel gemme que les animaux lèchent quand ils en sentent l'envie. Mais ce système est à déconseiller dans les établissements d'engraissement : les porcs ne sauraient prendre trop d'aliments, et l'on doit mettre à profit la qualité que possède le sel de cuisine mélangé à la ration d'augmenter l'appétit et la voracité de ces animaux ; au surplus le porc gras ne doit circuler que de l'auge à son gîte et vice-versa, et les mouvements de va-et-vient provoqués par la présence des dépôts de sel ne peuvent que retarder l'engraissement.

Certains nourrisseurs reconnaissent aux saumures des vertues appéritives plus prononcées qu'au sel de cuisine ; c'est une opinion que nous ne partageons pas. D'ailleurs l'administration des saumures offre plussieurs inconvénients : elle ne permet pas de doser la quantité de sel que l'on fait ainsi ingérer aux animaux ; les sels de potasse que les saumures renferment sont toxiques à petite dose ; enfin il s'y rencontre presque toujours des alcaloïdes qui contribuent pour leur part à l'intoxication de l'organisme.

Le phosphate alimentaire. La majeure partie de l'acide phosphorique des tissus animaux s'y trouve à l'état de combinaison avec la chaux. Ces deux éléments se complètent et l'un ne peut être assimilé sans l'autre : c'est ainsi que dans une ration pauvre en chaux et riche en acide phosphorique, l'excédent de celui-ci est perdu au point de vue alimentaire.

La chaux manque plus souvent dans les aliments que l'acide phosphorique, mal que l'on peut combattre par l'addition de craie lavée d'un prix beaucoup moins élevé que celui du phosphate de chaux.

La meilleure façon de remédier à l'insuffisance de l'acide phosphorique est de recourir à l'emploi du phosphate précipité. La supériorité du pouvoir d'assimilation des animaux pour le phosphate bicalcique précipité comparativement

aux autres produits phosphatés (os verts, poudre d'os, os cal-
cinés etc.) est aujourd'hui nettement établie(O'Kellner).Lors-
que le citrate ammoniacal dissout le phosphate alimentaire du
commerce dans la proportion de 38 à 40 °, on a la certitude
que celui-ci est suffisamment riche en phosphate bicalcique.

Comme impuretés du phosphate précipité il faut citer : la
présence d'un excès d'eau, de traces d'arsenic, de chlorure de
calcium, de fluorure de soude, d'acide sulfurique etc. ; dans
ces conditions le produit devient inefficace ou nuisible.

La plupart des auteurs qui ont contrôlé la valeur du phosphate de chaux dans l'alimentation du porc en croissance,ont
observé que l'addition de ce produit à la ration influe favorablement sur le développement des individus; cette observation se vérifie même là où l'emploi de ce produit ne semblait
guère indiqué, notamment dans les élevages restés depuis
toujours à l'abri des atteintes du rachitisme. L'action bienfaisante du phosphate paraît être prouvee par l'augmentation supplémentaire en poids des jeunes animaux qui sont
soumis au régime phosphaté. A notre avis, cette manière de
déterminer la valeur nutritive des phosphates calciques administrés supplémentairement n'est pas à l'abri de toute cri-
tique : quelle importance faudrait-il attacher à l'expérience
s'il était prouvé que l'augmentation en poids porte toute entière sur le squelette, et pourquoi, dans ce cas. renforcerait-
on l'ossature d'animaux dont le squelette est sain et déjà
suffisamment développé ?

Nous persistons à croire qu'il n'y a aucune utilité à faire usage du phosphate alimentaire tant que la croissance des jeunes
animaux se fait dans des conditions normales. L'emploi du
carbonate calcique (craie purifiée) est indiqué : 1° lorsque la
ration se compose d'aliments pauvres en chaux (grains des
céréales, pommes de terre), 2° quand elle renferme des acides (pulpes ensilées, feuilles de betteraves...), 3° au début
des manifestations du rachitisme et, dans ce dernier cas, on
lui substituera le phosphate lorsque l'amélioration des malades tarderait de se manifester.

Le tableau suivant va nous renseigner maintenant la valeur
nutritive, la teneur en eau et la relation nutritive des aliments habituels du porc :

TABLEAU A

Aliments 1 kilogramme	Eau en grammes	Sommes des unités nutritives (albumine + hydrates de carbone + graisse × 2,4) en grammes	relation nutritive
Fourrages verts.			
Herbe de pré d'embouche	800	120	1 : 5
Trèfle jeune	825	100	1 : 4
Trèfle avant floraison	820	95	1 : 5
Feuilles et collets de betteraves fourragères	860	55	1 : 5
Feuilles et collets de betteraves sucrières	830	75	1 : 5
Racines et tubercules.			
Pommes de terre	750	200	1 : 200
Betteraves sucrières	760	200	1 : 70
Betteraves fourragères	880	85	1 : 85
Turneps	900	60	1 : 20
Carottes	860	105	1 : 25
Grains.			
Froment (petit grain)	140	750	1 : 7
Seigle	140	750	1 : 8
Orge	140	700	1 : 8
Avoine (riche en graisse)	140	630	1 : 9
Maïs (riche en graisse)	140	830	1 : 12
Farine fourragère de riz (id.)	130	670	1 : 11
Graines.			
Féveroles	140	670	1 : 2,5 ou 2:5
Pois	140	700	1 : 3
Sarrasin	140	550	1 : 6
Résidus industriels.			
Rebulets ou remoulages	140	600	1 : 5
Son de froment	140	500	1 : 5
Vinasses liquides de pommes de terre	950	30	1 : 5
Vinasses liquides de maïs et de seigle	920	55	1 : 4
Vinasses desséchées de maïs et de seigle	100	620	1 : 4
Drèches de brasserie fraîches	760	140	1 : 3
Drèches de brasserie desséchées	100	550	1 : 3
Germes d'orge	110	450	1 : 3
Pulpes de diffusion vertes	900	45	1 : 15
Pulpes de diffusion ensilées	880	60	1 : 18
Pulpes de diffusion desséchées	120	550	1 : 15
Mélasse	220	550	0 : 550

Aliments 1 kilogramme	Eau en grammes	Sommes des unités nutritives (albumine + hydrates de carbone + graisse × 2,4) en grammes	relation nutritive
Tourteaux (composit. moyenne)	110	700 dont graisse 80×2,4	1 : 2
Tourteaux et farine de tourteaux de lin	110	680	1 : 1.5 ou 2:3
Tourteaux et farine de tourteaux d'arachide	110	770	1 : 1
Tourteaux et farine de tourteaux de cocotier (coprah)	110	670	1 : 3
Tourteaux et farine de palmiste	110	630	1 : 4
Aliments d'origine animale.			
Farine de viande	110	910	2 : 1
Farine de poisson dégraissée	110	470	10 : 1
Sang frais	800	160	14 : 1
Sang desséché	110	730	14 : 1
Lait entier	880	160	1 : 3.5 ou 2:7
Lait écrémé	900	90	1 : 1.5 ou 2:3
Babeurre	900	100	1 : 1.5 ou 2:3
Petit lait de fromagerie	930	70	1 : 6

— o —

COMPOSITION DE LA RATION.

L'aliment du porc est habituellement complexe, et comprend plusieurs des produits que nous avons étudiés précédemment et dont le tableau A renseigne la valeur nutritive.

Tout mélange alimentaire pour être composé rationellement doit satisfaire aux conditions suivantes :

1º La quantité totale de l'eau contenue dans la ration, eau d'imbibition (soupes) et eau de composition (racines), ne peut s'élever au dessus de 87,5 pour cent.

2º La masse de matière sèche doit atteindre approximativement celle prescrite dans les normes (voir page 60).

3º Le nombre d'unités nutritives oscillera autour de celui des normes (voir page 60).

4º Les aliments doivent pourvoir à un apport suffisant en éléments minéraux (chaux et acide phosphorique).

5º La relation nutritive ne peut être ni trop large (insuffisance en albumine), ni trop étroite (augmentation de la valeur argent de la ration).

Ces règles étant connues, voyons comment on procède pour composer une ration au moyen d'un certain nombre d'aliments simples ou pour effectuer les substitions alimentaires que les circonstances commandent.

LA TENEUR EN EAU.

Nous avons vu précédemment que le porc prend spontanément 7,5 kg. d'eau par kilogr. de matière sèche ingérée. Nous disions alors qu'il est irrationnel d'introduire dans la ration de l'eau en aussi grande abondance, qu'il fallait au contraire réduire le pour-cent de liquide de manière à permettre à l'animal de se désaltérer partiellement d'eau claire. Il serait donc logique d'abaisser le coefficient de 7,5 à 7 kg. au plus.

Voyons le pour-cent en eau d'un mélange alimentaire où cette proportion extrême de 7 kg. d'eau pour 1 kg. de matière sèche est observée :

Le ration se compose de 7000 grammes d'eau + 1000 grammes de matière sèche soit 8000 grammes ; d'où :

Si 8000 gr. de l'aliment contiennent 7000 gr. d'eau

$$1 \quad » \quad \text{contiendra } \frac{7000 \text{ gr.}}{8000 \text{ gr.}} = \frac{7}{8}$$

$$100 \text{ gr.} \quad » \quad \text{contiendront } \frac{7 \times 100}{8} = 87,5$$

Le coefficient de l'eau dans une ration quelconque ne sera donc jamais supérieur à 87 °/₀.

Conclusion immédiate: L'alimentation exclusive aux betteraves fourragères, turneps, vinasses liquides, pulpes de diffusion vertes ou ensilées, lait écrémé, babeurre et petit lait doit être proscrite; ces produits seront additionnés d'aliments plus secs, qui ne doivent pas nécessairement avoir un coefficient de digestibilité élevé : les bales, les menues pailles et les fourrages pailleux peuvent convenir.

Le calcul de la teneur en eau d'un mélange alimentaire donné n'offre guère de difficultés. Prenons un exemple : Koch préconise, pour les porcelets récemment sevrés, la ration suivante calculée par 100 kg. de poids vif :

    4 kg. de pomme de terre ;
    1,5 kg. d'avoine concassée ;
    1 kg. de rebulets ;
    15 kg. de lait écrémé.

Voici les renseignements fournis par la table A :

Aliments	quantités	eau	mat. sèche	unités nutrit.
pommes de terre	4000 gr.	$750 \times 4 = 3000$	$250 \times 4 = 1000$	$200 \times 4 = 800$
avoine	1500 gr.	$140 \times 1.5 = 210$	$860 \times 1,5 = 1290$	$630 \times 1,5 = 945$
rebulets	1000 gr.	$140 \times 1 = 140$	$860 \times 1 = 860$	$600 \times 1 = 600$
lait écrémé	15000 gr.	$900 \times 15 = 13500$	$100 \times 15 = 1500$	$90 \times 15 = 1350$
totaux	21500 gr.	16850	4650	3695

Il y a en tout 21500 gr. d'aliment avec 16850 gr. d'eau

$$\text{d'où} \quad 1 \text{ gr.} \quad » \quad \text{contient } \frac{16850}{21500} \text{ gr.} \quad «$$

$$\text{et} \quad 100 \text{ gr.} \quad » \quad \text{contient } \frac{16850}{21500} \times 100 = 78,37$$

Le coefficient de 87 est donc loin d'être atteint et la ration satisfait amplement sous le rapport de sa teneur en eau.

LA MATIÈRE SÈCHE.

La table A ne renseigne pas les quantités de matière sèche, mais celles-ci se calculent par différence : la pomme de terre qui renferme 750 °/₀₀ d'eau contient tout naturellement 250 °/₀₀ de matière sèche.

Dans la ration que nous analysons pour le moment il y a 4650 gr. de matière sèche calculés pour 100 kg. de poids vif, soit 46,5 kg. par 1000 kg. de poids vif.

Les normes (p. 60) fixent par 1000 kg. de poids vif et pour les porcs de 2 à 3 mois du poids individuel de 20 à 30 kg. :

matière sèche	albumine vraie digestible	hydrates de carbone digestibles	graisse digestible	somme des unités nutrit.	relation nutritive
45	6,5	30	11	39	1:4

La ration préconisée par Koch contient 46,5 kg. de matière sèche, les normes en prescrivent 45 kg. : différence 1,5 kg. insignifiante et largement tolérée.

Lorsque cette différence est trop considérable, on modifiera la composition de la ration comme suit :

A. Il y a trop de matière sèche.

   a. Avec un nombre suffisant d'unités nutritives. Soustraire des aliments secs très peu nutritifs ; remplacer un aliment sec et peu nutritif par une moindre quantité d'un aliment plus riche en unités nutritives.

   b. Avec un nombre insuffisant d'unités nutritives. Remplacer un aliment sec et peu nutritif par une moindre quantité d'un aliment plus riche en unités nutritives.

   c. Avec un nombre excessif d'unités nutritives. Soustraire d'abord une partie ou la totalité d'un aliment sec et très nutritif ; opérer au besoin en même temps la soustraction d'un aliment sec et moins nutritif.

B. Il y a trop peu de matière sèche.

   a. Avec un nombre suffisant d'unités nutritives. Additionner la ration d'un aliment très sec et très peu nutritif ; au besoin faire en même temps la soustraction d'une petite quantité d'un aliment riche en principes nutritifs.

b. *Avec un nombre insuffisant d'unités nutritives*. Additionner la ration d'un aliment sec très nutritif d'abord ; au besoin additionner supplémentairement d'un aliment sec moins nutritif.

c. *Avec un nombre excessif d'unités nutritives*. Remplacer un aliment nutritif sec par une plus grande quantité d'un aliment sec moins riche en unités nutritives.

LE NOMBRE D'UNITÉS NUTRITIVES.

Le calcul fait plus haut nous apprend que le mélange alimentaire composé par Koch contient 3695 grammes ou unités nutritives, et nous savons que les normes en demandent 3900 gr. soit 205 gr. en plus.

Supposons que l'on veuille régler cette différence tout en maintenant la même proportion entre les aliments qui composent la ration ; le calcul suivant très simple donnera la solution désirée :

3695 gr. ou unit. nutrit. sont conten. dans 21500 gr. du mélange aliment.

$$1 \text{ gr.} \quad » \quad » \quad \text{est contenu } » \quad \frac{21500}{3695}$$

$$205 \text{ gr.} \quad » \quad » \quad \text{sont contenus } » \quad \frac{21500 \times 205}{3695} = 1200 \text{ gr.}$$

Le poids de la ration qui était de 21500 gr. devra donc atteindre 21500 + 1200 = 22700 gr.

Ces 1200 grammes d'augmentation se répartissent comme suit :

Sur 21500 gr. il y a 1200 gr. d'augmentation.

$$1 \text{ gr.} \quad » \quad \frac{1200}{21500} = 0,056 \quad »$$

Sur 15000 (lait écrémé) il y a 0,056 × 15000 = 840
Sur 1000 (rebulets) il y a 0,056 × 1000 = 56
Sur 1500 (avoine) il y a 0,056 × 1500 = 84
Sur 4000 (pom. de terre) il y a 0,056 × 4000 = 224

1204 gr.

Le supplément contient la même proportion d'eau que la

ration entière soit 78,37 °/₀ ; il en resulte que la quantité de matière sèche n'est que très légèrement accrue lorsque le mélange alimentaire est porté de 21500 gr. à 22700 gr.

LES ÉLÉMENTS MINÉRAUX.

Dans les aliments la teneur en chaux et en acide phosphorique varie dans de larges proportions.

Elle est d'abord sous la dépendance de la nature de l'aliment : le lait de vache contient relativement moins de chaux que d'acide phosphorique, aussi la chaux ingérée avec le lait est-elle presque totalement assimilée par l'organisme animal (97 °/₀ d'après les recherches de Soxhlet) ; les graines des légumineuses sont riches en chaux ; les grains des céréales contiennent surtout de l'acide phosphorique ; les tubercules et les racines sont toujours très pauvres en chaux à laquelle se substituent la potasse et la soude.

Dans les aliments végétaux la proportion de la chaux et de l'acide phosphorique peut varier du simple au double selon que le sol est très pauvre en ces éléments ou qu'il les renferme en abondance et sous une forme assimilable par les plantes. L'aspect extérieur des aliments ne renseigne pas leur teneur en cendres alimentaires, l'analyse seule fournit à ce sujet des données précises.

Les normes sont muettes quant à la quantité d'éléments minéraux utiles que les animaux doivent recevoir aux différents âges. Mais nous savons que certains aliments sont riches en chaux et en acide phosphorique ou en l'un ou l'autre de ces produits, et que des végétaux n'en assimilent que très peu malgré les conditions culturales les plus avantageuses. C'est au nourrisseur à neutraliser ces deux catégories d'aliments les uns par les autres et à suppléer au besoin au manque de sels minéraux, par l'addition à la ration de chaux ou de phosphate industriels.

LA RELATION NUTRITIVE.

La table A renseigne la relation nutritive de chaque aliment. Nous avons pris comme numérateur de la fraction, la somme des unités digestibles *d'albumine proprement dite ;*

aussi nos formules paraissent-elles un peu larges, surtout quand on les compare à celles de Wolf qui se sert de la protéine brute (albumine + amides) ; elles sont mieux en harmonie avec les tables de O'Kellner qui a tenu compte, le premier, des rôles différents que sont appelés à remplir dans l'organisme l'albumine vraie ou protéine nette et la matière azotée non albuminoïde ou amides.

C'est par un travail arithmétique relativement considérable que l'on parvient à établir la formule de la relation nutritive d'un aliment ou d'une ration (voir p. 56).

Mais grâce aux tables suivantes, que nous avons imaginées, nous sommes parvenus à réduire dans une mesure que les intéressés apprécieront, les longs et laborieux calculs auxquels ils étaient astreints par l'ancienne méthode.

TABLE I. — A consulter (1) quand la ration

(Reproduction interdite m

Aliments à relation nutritive plus étroite que 1 : 4.	Trèfle jeune 1 : 1	Vinasses de maïs et de seigle desséchées 1 : 4	Vinasses de maïs et de seigle liquides 1 : 4
a) Sang desséché	0	0	0
b) Sang frais	0	0	0
c) Farine de poisson dégraissée	0	0	0
d) Farine de viande	0	0	0
e) Tourteau d'arachide (et farine)	0	0	0
f) Tourteau de lin (et farine)	0	0	0
g) Lait écrémé	0	0	0
h) Lait battu	0	0	0
i) Féveroles	0	0	0
j) Pois	0	0	0
k) Tourteau de cocotier	0	0	0
l) Drèches de brasserie fraîches	0	0	0
m) Drèches de brasserie desséchées	0	0	0
n) Germes d'orge	0	0	0
o) Lait entier	0	0	0

Aliments à relation nutritive plus étroite que 1 : 4.	Seigle 1 : 8	Orge 1 : 8	Avoine 1 : 9
a) Sang desséché	124	116	117
b) Sang frais	567	530	536
c) Farine de poisson dégraissée	199	186	189
d) Farine de viande	156	146	148
e) Tourteau d'arachide (et farine)	288	269	272
f) Tourteau de lin (et farine)	489	458	463
g) Lait écrémé	3700	3461	3500
h) Lait battu	3330	3115	3150
i) Féveroles	1159	1084	1097
j) Pois	1902	1780	1800
k) Tourteau de cocotier	1958	1859	1880
l) Drèches de brasserie fraîches	9514	8900	9000
m) Drèches de brasserie desséchées	2421	2265	2290
n) Germes d'orge	2960	2768	2800
o) Lait entier	18731	17521	17718

(1) Les aliments renseignés dans la colonne verticale ont tous une relation n
plus étroite que 1 : 4. — Ceux de la série horizontale en dessous desquels on v
colonne de zéros sont neutres, c'est-à-dire, possèdent la relation nutritive 1 : 4
suivants de la série horizontale (à partir de l'herbe de bonne prairie) ont une r
nutritive plus large que 1 : 4. Les colonnes verticales de chiffres qui leur corresp

...oir une relation nutritive de 1 : 4.

...s forme d'extrait.)

prairie 1 : 5	Trèfle avant floraison 1 : 5	Feuilles et collets de betteraves sucrières 1 : 5	Feuilles et collets de betteraves fourragères 1 : 5	Rebulets 1 : 5	Son de froment 1 : 5	Vinasses liquides de pommes de terre 1 : 5	Petit lait 1 : 8	Sarrasin 1 : 6	Froment 1 : 7
7,4	5,9	5,6	3,5	37	31	1,8	7,4	58	105
34	27	25	16	170	142	8,5	34	268	479
12	9,5	7,4	5,7	60	50	3,5	12	94	168
9,4	7,5	5,8	4,4	47	39	2,3	9,4	74	141
17,2	13,8	11,6	8,2	86	72	4,5	17,2	136	243
29	23	18	16	147	122	7,3	29	231	413
222	177	138	122	1111	927	55	222	1750	3125
200	160	125	95	1000	835	50	200	1575	2812
69	47	43	33	348	290	17	69	548	979
114	91	71	54	571	477	28	114	900	1607
119	95	74	56	597	498	29	119	940	1679
571	457	357	271	2857	2385	142	571	4500	8035
145	116	90	69	727	607	36	145	1145	2045
177	142	111	84	888	742	44	177	1400	2500
1125	900	714	542	5625	4771	285	1125	8859	15820

Maïs 1 : 12	Pulpes vertes 1 : 15	Pulpes desséchées 1 : 15	Pulpes ensilées 1 : 18	Turneps 1 : 20	Carottes 1 : 25	Betteraves sucrières 1 : 70	Betteraves fourragères 1 : 85	Pommes de terre 1 : 200	Mélasse 0 : 550
190	11,5	141	16	17	31	69	30	72	205
871	52	645	75	78	144	317	136	332	937
306	18	227	26	27	50	111	48	117	330
240	14	178	20	21	40	87	37	91	259
442	26	327	38	39	73	161	69	168	476
751	45	556	64	67	125	273	117	286	808
5677	344	4205	489	511	944	2066	888	2166	6111
5110	310	3785	440	460	850	1860	800	1950	5500
1779	107	1318	153	160	296	647	278	664	1915
2920	177	2162	251	262	485	1062	457	1114	3142
3050	185	2259	262	274	507	1110	477	1164	3283
14600	885	10814	1257	1314	2428	5314	2285	5571	15714
3716	225	2752	320	335	618	1352	581	1418	4000
4542	275	3364	391	408	755	1431	711	1733	4888
28743	1743	21290	2475	2587	4781	10462	4500	10968	30937

...renseignent la quantité, exprimée en grammes, des aliments de la série verticale qu'il faut ajouter à un *kilogr.* de ceux de la série horizontale pour ramener la relation nutritive du mélange à 1 : 4 ; ex. : il faut 105 grammes de sang desséché pour neutraliser 1 kg. de froment, c'est-à-dire, le mélange 105 gr. de sang desséché et 1 kg. de froment, présente la relation nutritive 1 : 4.

TABLE II. — **A consulter (1) quand la ration**

(Reproduction interdite m

Aliments à relation nutritive plus étroite que 1 : 5.	Herbe de bonne prairie 1 : 5	Trèfle avant floraison 1 : 5	Feuilles et cul-
a| Sang desséché	0	0	
b| Sang frais	0	0	
c Farine de poisson dégraissée	0	0	
d| Farine de viande	0	0	
e| Tourteau d'arachide (et farine)	0	0	
f Tourteau de lin (et farine)	0	0	
g| Lait écrémé	0	0	
h Lait battu	0	0	
i| Féveroles	0	0	
j| Pois	0	0	
k Tourteau de cocotier	0	0	
l| Drêches de brasserie fraîches	0	0	
m|Drêches de brasserie desséchées	0	0	
n Germes d'orge	0	0	
o Lait entier	0	0	
p Trèfle jeune	0	0	
q Vinasses de maïs et de seigle desséchées	0	0	
r Vinasses de maïs et de seigle liquides	0	0	
s Tourteau de palmiste	0	0	

Aliments à relation nutritive plus étroite que 1 : 5.	Avoine 1 : 9	Farine de riz 1 : 11	Maïs
a| Sang desséché	75	90	
b Sang frais	342	455	
c| Farine de poisson dégraissée	120	160	
d| Farine de viande	92	122	
e| Tourteau d'arachide (et farine)	163	217	
f| Tourteau de lin (et farine)	264	357	
g| Lait écrémé	1999	2658	
h| Lait battu	1800	2392	
i| Féveroles	526	700	
j| Pois	720	957	
k Tourteau de cocotier	751	1000	
l| Drêches de brasserie fraîches	3599	4785	
m| Drêches de brasserie desséchées	916	1218	
n| Germes d'orge	1119	1488	
o| Lait entier	4724	6281	
p| Trèfle jeune	12600	16750	2
q| Vinasses de maïs et de seigle desséchées	2032	2701	
r Vinasses de maïs et de seigle liquides	22908	30454	4
s| Tourteau de palmiste	1999	2658	

(1) Voir le renvoi de la table n° 1, pages 96 - 97.

ir une relation nutritive de 1 : 5.

s forme d'extrait.)

[...]ves fourragèr. 1:5	Rebulets 1:5	Son de froment 1:5	Vinasses liquides de pommes de terre 1:5	Petit lait 1:6	Sarrasin 1:6	Froment 1:7	Seigle 1:8	Orge 1:8
0	0	0	0	2,9	23	56	74	69
0	0	0	0	15	107	258	339	318
0	0	0	0	4,7	37	90	119	111
0	0	0	0	3,6	28	69	91	85
0	0	0	0	6,4	51	123	162	151
0	0	0	0	10,5	82	199	262	245
0	0	0	0	79	626	1507	1984	1857
0	0	0	0	71	564	1357	1785	1671
0	0	0	0	20	150	395	522	488
0	0	0	0	28	225	542	714	668
0	0	0	0	29	235	567	746	698
0	0	0	0	142	1128	2714	3571	3342
0	0	0	0	36	287	690	909	850
0	0	0	0	44	351	844	1111	1040
0	0	0	0	187	1481	3562	4687	4387
0	0	0	0	500	3950	9500	12500	11700
0	0	0	0	80	637	1532	2016	1887
0	0	0	0	911	7181	17272	22727	21272
0	0	0	0	79	627	1507	1984	1857

[...] 1:15	Pulpes desséchées 1:15	Pulpes ensilées 1:18	Turneps 1:20	Carottes 1:25	Betteraves sucrières 1:70	Betteraves fourragères 1:85	Pommes de terre 1:200	Mélasse 0:550
8,3	102	12,2	12,8	24	54	23	57	163
38	467	55	58	110	248	107	263	747
13,3	164	19	20	38	87	37	92	262
10,2	126	15	15,7	29	67	29	71	201
18	223	26	28	52	118	51	125	357
29	361	43	45	85	192	82	203	577
222	2730	325	341	642	1452	626	1539	4365
200	2457	292	307	578	1307	564	1385	3928
58	718	85	89	169	382	150	405	1149
80	982	117	122	231	522	225	554	1571
83	1026	122	128	241	546	235	579	1641
400	4914	585	614	1157	2614	1128	2771	7857
101	1250	143	156	294	665	287	705	2000
124	1528	182	191	360	813	351	862	2444
3281	6450	768	806	1518	3431	1481	3637	10312
3400	17200	2050	2150	4050	9150	3950	9700	27500
225	2774	330	346	653	1475	637	1564	4435
2545	31272	3727	3909	7363	16636	7181	17636	50000
222	2730	325	341	642	1452	627	1539	4365

TABLE III. — A consulter (1) quand la ration doit av

(Reproduction interdite mê

Aliments à relation nutritive plus étroite que 1 : 6.	Petit lait 1 : 6	Sarrasin 1 : 6	Froment 1 : 7	Seigle 1 : 8	Orge 1 : 8	Avoine
a/ Sang desséché	0	0	23	41	38	
b/ Sang frais	0	0	106	188	176	2
c/ Farine de poisson dégraissée	0	0	37	66	61	
d/ Farine de viande	0	0	28	50	46	
e/ Tourteau d'arachide (et farine)	0	0	48	86	81	
f/ Tourteau de lin (et farine)	0	0	76	136	127	1
g/ Lait écrémé	0	0	580	1030	963	11
h/ Lait battu	0	0	522	927	867	10
i/ Féveroles	0	0	140	249	133	2
j/ Pois	0	0	179	317	297	3
k/ Tourteau de cocotier	0	0	187	332	310	3
l/ Drêches de brasserie fraîches	0	0	896	1589	1486	1
m/ Drêches de brasserie desséchées	0	0	228	404	378	4
n/ Germes d'orge	0	0	278	494	462	5
o/ Lait entier	0	0	1063	1885	1763	21
p/ Trèfle jeune	0	0	2352	4172	3902	47
q/ Vinas. de maïs et de seigle desséchées	0	0	379	672	629	7
r/ Vinasses de maïs et de seigle liquides	0	0	4277	7586	7095	8
s/ Tourteau de palmiste	0	0	373	662	619	7
t/ Herbe de bonne prairie	0	0	4704	8344	7804	94
u/ Trèfle avant floraison	0	0	5955	10563	9879	119
v/ Feuil. et collets de better. sucrières	0	0	7528	13352	12488	151
w/ Feuil. et collets de betterav. fourrag.	0	0	10340	18340	17153	207
x/ Rebulets	0	0	941	1669	1561	18
y/ Son de froment	0	0	1129	2003	1873	22
z/ Vinas. liquides de pommes de terre	0	0	18820	33380	31220	378

<hr>

(1) Voir le renvoi de la table n° 1, pages 96 - 97.

e relation nutritive de 1 : 6.

us forme d'extrait.)

Farine de riz 1:11	Maïs 1:12	Pulpes vertes 1:15	Pulpes desséchées 1:15	Pulpes ensilées 1:18	Turneps 1:20	Carottes 1:25	Betteraves sucrières 1:70	Betteraves fourragères 1:85	Pommes de terre 1:200	Mélasse 0:550
69	94	6,2	76	9,5	10	19	44	19,3	47	136
315	432	28	349	44	45	86	203	88	217	620
110	152	10	122	15	16	30	71	31	76	218
83	114	7,5	92	11	12	23	54	23	57	164
145	199	13	160	20	21	40	93	40,5	100	285
228	313	20	253	31	33	62	147	63	157	419
1724	2366	156	1906	240	249	475	1113	481	1191	3395
1552	2130	141	1721	206	224	427	1002	433	1072	3055
417	572	37	462	58	60	114	269	116	288	820
532	730	48	590	74	76	146	343	148	367	1047
556	762	50	616	77	80	153	359	155	384	1094
2660	3651	241	2951	371	384	733	1718	742	1838	5238
677	929	61	751	94	97	186	437	189	467	1383
827	1136	75	918	115	119	228	534	231	571	1629
3157	4332	287	3501	440	456	870	2038	881	2180	6214
6985	9585	635	7747	975	1010	1925	4510	1950	4825	13750
1126	1545	102	1249	157	162	310	727	314	778	2217
12700	17427	1154	14086	1772	1836	3500	8200	3545	8772	25000
1108	2521	100	1229	154	160	305	715	309	765	2182
13970	19170	1270	15494	1950	2020	3850	9020	3900	9650	27500
17683	24265	1607	19613	2468	2556	4873	11417	4936	12215	34810
22352	30672	2032	24792	3120	3232	6160	14432	6240	15440	44000
30703	42131	2791	34054	4285	4439	8461	19824	8571	21208	60439
2794	3834	254	3099	390	404	770	1804	780	1930	5500
3354	4602	304	3720	468	484	924	2165	936	2316	6602
55880	76680	5080	61980	7800	8080	15400	36080	15600	38600	110000

TABLE IV. — A consulter (1) quand la ra[...]

(Reproduction interdite m[...]

Aliments à relation nutritive plus étroite que 1 : 7.	Froment 1 : 7	Seigle 1 : 8	Orge 1 : 8	Avoine 1 : 9
a/ Sang desséché	0	17	16	26
b/ Sang frais	0	80	75	121
c/ Farine de poisson dégraissée	0	28	26	42
d/ Farine de viande	0	21	19	32
e/ Tourteau d'arachide (et farine)	0	36	33	54
f/ Tourteau de lin (et farine)	0	55	52	84
g/ Lait écrémé	0	422	395	636
h/ Lait battu	0	380	356	572
i/ Féveroles	0	97	91	146
j/ Pois	0	119	112	180
k/ Tourteau de cocotier	0	124	117	188
l Drêches de brasserie fraîches	0	597	560	900
m/ Drêches de brasserie desséchées	0	152	142	229
n/ Germes d'orge	0	185	174	280
o Lait entier	0	674	632	1016
p/ Trèfle jeune	0	1393	1306	2100
q/ Vinas. de maïs et de seigle desséchées	0	224	210	338
r/ Vinas. de maïs et de seigle liquides	0	2533	2375	3818
s. Tourteau de palmiste	0	221	207	333
t. Herbe de bonne prairie	0	2090	1960	3150
u/ Trèfle avant floraison	0	2662	2496	4012
v/ Feuil. et collets de betterav. sucrières	0	3344	3136	5040
w/ Feuil. et collets de betterav. fourrag.	0	4696	4404	7078
x/ Rebulets	0	418	392	630
y/ Son de froment	0	502	471	757
z/ Vinas. liquides de pommes de terre	0	8360	7840	12600
a' Petit lait	0	8360	7840	12600
b'/ Sarrasin	0	1071	1005	1615

(1) Voir le renvoi de la table n° 1, pages 96-97.

t avoir une relation nutritive de 1 : 7.

s forme d'extrait.)

Maïs 1:12	Pulpes vertes 1:15	Pulpes desséchées 1:15	Pulpes ensilées 1:18	Turneps 1:20	Carottes 1:25	Betteraves sucrières 1:70	Betteraves fourragères 1:85	Pommes de terre 1:200	Mélasse 0:550
67	4,7	58	7,6	7,9	15	37	16	40	116
308	21	226	34	36	70	171	74	185	531
108	7,6	93	12	12,7	24	60	26	65	186
81	5,7	69	9	10	18	45	19	49	140
138	9,7	119	15	16	31	76	33	83	238
213	15	190	24	25	48	118	51	128	367
1614	114	1391	181	189	368	897	388	969	2777
1452	102	1252	163	170	331	807	350	871	2500
371	26	320	41	43	84	206	89	222	638
457	32	393	51	53	104	253	110	274	785
477	33	411	53	56	108	265	114	286	820
2282	161	1968	257	268	521	1268	550	1371	3785
581	41	501	65	68	132	322	140	349	1000
710	50	612	80	83	162	394	171	426	1222
2577	182	2222	290	303	588	1432	620	1548	4435
5326	376	4593	600	626	1216	2960	1281	3200	9166
859	60	740	96	101	196	477	207	516	1478
9685	685	8351	1090	1139	2212	5381	2333	5818	16666
845	59	729	95	99	192	469	203	507	1452
7990	565	6890	900	940	1825	4440	1925	4800	13750
10178	719	8777	1146	1197	2324	5656	2452	6114	17515
12784	904	11024	1440	1504	2920	7104	3080	7680	22000
17955	1269	15483	2022	2112	4101	9977	4325	10786	30898
1598	113	1378	180	188	365	888	385	960	2750
1920	135	1656	216	225	438	1067	462	1153	3305
31960	2260	27560	3600	3760	7300	17760	7700	19200	55000
31960	2260	27560	3600	3760	7300	17760	7700	19200	55000
4097	289	3533	461	482	935	2276	987	2461	7051

TABLE V. — A consulter (1) quand la rat[i

(Reproduction interdite mê[me

Aliments à relation nutritive plus étroite que 1 : 8.	Seigle 1 : 8	Orge 1 : 8	Avoine 1 : 9	Farine de riz 1 : 11	Maïs
a/ Sang desséché	0	0	11,6	31	
b/ Sang frais	0	0	53	141	
c/ Farine de poisson dégraissée	0	0	18	49	
d/ Farine de viande	0	0	13,8	36	
e/ Tourteau d'arachide (et farine)	0	0	23	62	
f/ Tourteau de lin (et farine)	0	0	35	94	
g/ Lait écrémé	0	0	269	717	
h/ Lait battu	0	0	242	645	
i/ Féveroles	0	0	59	158	
j/ Pois	0	0	72	191	
k/ Tourteau de cocotier	0	0	75	200	
l/ Drêches de brasserie fraîches	0	0	360	958	
m/ Drêches de brasserie desséchées	0	0	91	244	
n/ Germes d'orge	0	0	112	298	
o/ Lait entier	0	0	395	1052	
p/ Trèfle jeune	0	0	787	2097	
q/ Vinas. de maïs et de seigle desséchées	0	0	127	339	
r/ Vinas. de maïs et de seigle liquides	0	0	1431	3813	
s/ Tourteau de palmiste	0	0	125	332	
t/ Herbe de bonne prairie	0	0	1050	2796	
u/ Trèfle avant floraison	0	0	1334	3555	
v/ Feuil. et collets de betterav. sucrières	0	0	1680	4474	
w/ Feuil. et collets de betterav. fourrag.	0	0	2342	6237	
x/ Rebulet	0	0	210	559	
y/ Son de froment	0	0	252	672	
z/ Vinas. liquides de pommes de terre	0	0	4200	11184	
a'/ Petit lait	0	0	3150	8390	
b'/ Sarrasin	0	0	402	1072	
c'/ Froment	0	0	675	1798	

(1) Voir le renvoi de la table n° 1, pages 96-97.

avoir une relation nutritive de 1 : 8.

forme d'extrait.)

Pulpes vertes 1:15	pulpes desséchées 1:15	Pulpes ensilées 1:18	Turneps 1:20	Carottes 1:25	Betteraves sucrières 1:70	Betteraves fourragères 1:85	Pommes de terre 1:200	Mélasse 0:55
3,6	44	6,1	6,4	12,7	32	14	35	101
16	203	27	29	58	147	64	161	464
5,8	71	9,7	10,3	20	51	22	56	162
4,3	53	7,2	7,6	15	38	16	41	120
7,3	89	12,2	12,9	25	64	28	70	204
11	136	18	19	39	98	42	108	311
84	1031	141	148	294	747	324	816	2350
76	928	126	133	265	672	292	734	2115
18	229	31	33	65	166	72	181	522
22	275	37	39	78	199	86	218	628
23	288	39	41	82	208	90	228	656
113	1378	188	198	394	998	434	1091	3142
28	350	48	50	100	254	110	277	800
35	428	58	61	122	310	135	399	977
124	1512	206	218	432	1095	476	1197	3448
247	3016	412	435	862	2185	950	2387	6875
40	488	66	70	139	353	153	386	1113
450	5484	750	790	1568	3972	1727	4340	12500
39	478	65	69	136	346	150	378	1091
330	4021	550	580	1150	2913	1266	3183	9166
419	5112	699	737	1461	3703	1610	4046	11652
528	6434	880	928	1840	4661	2026	5093	14666
736	8970	1226	1293	2565	6498	2825	7100	20446
66	804	110	116	230	582	253	636	1833
79	966	132	139	276	700	304	764	2202
320	16084	2200	2330	4600	11652	5064	12732	36666
990	12075	1650	1740	3450	8740	3800	9550	27500
126	1541	210	222	440	1116	485	1220	3514
212	2586	353	372	739	1873	814	2047	5894

TABLE VI. — A consulter (1) quand la rat[...]

(Reproduction interdite m[...]

Aliments à relation nutritive plus étroite que 1 : 10.	Farine de riz 1 : 11	Maïs 1 : 12
a| Sang desséché	8,3	18
b| Sang frais	37	86
c| Farine de poisson dégraissée	13	30
d| Farine de viande	9,7	22
e| Tourteau d'arachide (et farine)	16	37
f| Tourteau de lin (et farine)	24	55
g| Lait écrémé	183	418
h Lait battu	165	377
i| Féveroles	39	89
j| Pois	45	104
k| Tourteau de cocotier	47	109
l| Dréches de brasserie fraîches	229	523
m|Dréches de brasserie desséchées	58	133
n| Germes d'orge	71	162
o Lait entier	243	556
p| Trèfle jeune	468	1068
q| Vinas. de maïs et de seigle desséchées	75	172
r Vinas. de maïs et de seigle liquides	851	1942
s| Tourteau de palmiste	74	169
t| Herbe de bonne prairie	562	1282
u| Trèfle avant floraison	713	1626
v| Feuil. et collets de betterav. sucrières	899	2051
w| Feuil. et collets de betterav. fourrag.	1246	2842
x| Rebulet	112	256
y| Son de froment	135	307
z| Vinas. liquides de pommes de terre	2248	5128
a'| Petit lait	1405	3205
b'| Sarrasin	179	408
c'| Froment	200	456
d'| Seigle	337	769
e'| Orge	361	824
f'| Avoine	892	2034

(1) Voir le renvoi de la table n° 1, pages 96-97.

avoir une relation nutritive de 1 : 10.

forme d'extrait.)

Pulpes desséchées 1 : 15	Pulpes ensilées 1 : 15	Turneps 1 : 20	Carottes 1 : 25	Betteraves sucrières 1 : 70	Betteraves fourragères 1 : 85	Pommes de terre 1 : 200	Mélasse 0 : 550
25	3,9	4,3	9	25	10,9	27	81
116	18	19	41	114	49	127	370
40	6,3	6,9	14	40	17	44	130
29	4,6	5	10	29	12	32	95
49	7,7	8,4	17	48	21	54	158
74	11	12	26	73	32	81	237
564	88	95	199	552	241	617	1797
508	79	85	179	497	217	556	1617
120	18	20	42	117	51	131	383
140	22	23	49	138	60	154	449
147	23	24	52	144	63	161	469
704	110	119	249	690	302	771	2245
179	28	30	63	175	76	196	571
219	34	37	77	214	93	240	698
749	117	122	264	734	321	819	2386
1439	225	243	508	1410	617	1575	4583
232	36	39	82	227	99	254	739
2616	409	442	924	2563	1121	2863	8333
228	35	38	80	223	97	250	727
1727	270	292	610	1692	740	1890	5500
2191	342	370	774	2147	939	2398	6979
2763	432	467	976	2707	1184	3024	8800
3829	598	647	1352	3751	1640	4190	12195
345	54	58	122	338	148	378	1100
414	64	70	146	406	177	454	1321
6908	1080	1168	2440	6768	2960	7560	22000
4317	675	730	1525	4230	1850	4725	13750
550	86	93	194	539	236	602	1754
615	96	104	217	602	263	673	1959
1036	162	175	366	1015	444	1134	3301
1111	173	187	392	1088	476	1216	3539
2741	428	463	968	2685	1174	3000	8730

TABLE VII. — A consulter (1) quand la r[...]

(Reproduction interdite n[...]

Aliments à relation nutritive plus étroite que 1 : 12.	Maïs 1 : 12	
a/ Sang desséché	0	
b/ Sang frais	0	
c, Farine de poisson dégraissée	0	
d/ Farine de viande	0	
e/ Tourteau d'arachides (et farine)	0	
f/ Tourteau de lin (et farine)	0	
g/ Lait écrémé	0	
h/ Lait battu	0	
i/ Féveroles	0	
j/ Pois	0	
k/ Tourteau de cocotier	0	
l/ Drêches de brasserie fraîches	0	
m/Drêches de brasserie desséchées	0	
n/ Germes d'orge	0	
o/ Lait entier	0	
p/ Trèfle jeune	0	
q/ Vinasses de maïs et de seigle desséchées	0	
r/ Vinasses de maïs et de seigle liquides	0	
s Tourteau de palmiste	0	
t/ Herbe de bonne prairie	0	
u/ Trèfle avant floraison	0	
v/ Feuilles et collets de betterav. sucrières	0	
w/ Feuilles et collets de betterav. fourrag.	0	
x/ Rebulets	0	
y/ Son de froment	0	
z/ Vinasses liquides de pommes de terre	0	
a'/ Petit lait	0	
b'/ Sarrasin	0	
c'/ Froment	0	
d'/ Seigle	0	
e'/ Orge	0	
f'/ Avoine	0	
g'/ Farine de riz	0	

avoir la relation nutritive de 1 : 12.

forme d'extrait.)

Pulpes desséchées 1 : 15	Pulpes ensilées 1 : 18	Turneps 1 : 20	Carottes 1 : 25	Betteraves sucrières 1 : 70	Betteraves fourragères 1 : 85	Pommes de terre 1 : 200	Mélasse 0 : 550
12	2,5	2,8	6,4	20	8,8	22	67
58	11,7	13	29	31	40	104	308
20	4,1	4,6	10,4	22	14	36	108
14	3	3,3	7,5	33	10	26	70
24	4,9	5,5	12	58	17	44	130
36	7,3	8	18	97	25	65	192
275	55	62	140	432	190	494	1455
247	50	56	126	389	171	445	1309
57	11	13	29	90	39	102	302
66	13	14	33	103	45	118	349
69	13	15	35	108	47	124	364
330	66	74	168	519	228	593	1746
84	16	19	42	132	58	151	444
102	20	23	52	161	71	184	543
345	69	78	176	543	239	621	1827
650	131	147	331	1022	450	1168	3437
104	21	23	53	164	72	188	554
183	238	268	602	1859	818	2125	6250
103	20	23	52	161	71	185	545
743	150	168	378	1168	514	1335	3928
942	190	213	480	1481	652	1693	4981
189	240	269	605	1869	822	2137	6285
644	331	372	837	2584	1137	2954	8688
148	30	33	75	233	103	267	785
178	36	40	90	280	123	320	943
2974	600	674	1514	4674	2057	5342	15714
735	350	393	883	2727	1200	3116	9166
221	44	50	112	347	153	397	1168
222	44	50	113	349	153	399	1175
312	63	70	159	490	216	561	1650
334	67	75	170	526	231	601	1769
550	111	124	280	865	380	989	2910
879	379	426	956	2953	1299	3375	9927

Nous allons maintenant analyser quelques rations au point de vue de la proportion albumine et non albumine.

A/ La ration de Koch, dont nous poursuivons l'analyse :

4000	gr^s de pommes de terre avec la relation nutritive 1: 200
1500	» d'avoine	»	1: 9
1000	» de rebulets	»	1: 5
15000	» de lait écrémé	»	2: 3

La relation nutritive de l'ensemble doit être 1: 4

Servons nous de la table 1 : 4 pour vérifier s'il en est bien ainsi : aucun des quatre aliments n'est neutre, c'est-à-dire ne présente la relation nutritive 1: 4 ; trois d'entre eux ont une relation nutritive plus large : 1: 200, 1: 9, 1: 5, un seul la présente plus étroite 2: 3. C'est le dernier qui doit corriger les trois autres et la table 1: 4 va nous renseigner s'il le fait dans la juste mesure :

Chiffres extraits de la table :

1000 gr^s de pommes de terre sont neutralisés par 2166 gr^s de lait écrémé.
1000 » d'avoine » 3500 »
1000 » de rebulets » 1111 »

En prenant les quantités telles qu'elles se rencontrent dans la ration :

4000 gr^s de pommes de terre demandent $2166 \times 4 = 8664$ gr^s de lait écrémé.
1500 » d'avoine » $3500 \times 1,5 = 5250$ »
1000 » de rebulets » $1111 \times 1 = 1111$ »

15025 gr^s »

Comme il y a exactement 15000 gr^s de lait écrémé dans la ration, la neutralisation est parfaite et la ration présente la relation nutritive 1: 4.

B/ La ration conseillée par Kellner pour les porcelets âgés de deux à trois mois, du poids individuel de 20 kgr. ; cette ration est calculée par groupe de dix sujets et par jour ; elle comprend :

1re formule :		2me formule :		3me formule :	
lait écrémé	20 kg.	lait écrémé	15 kg.	lait écrémé	20 kg.
farine d'orge	4 kg.	farine d'orge	4 kg.	pommes de terre	10 kg.
farine de maïs	2 kg.	farine de pois	2 kg.	farine d'orge	2, kg. 5
farine de pois	1 kg.	son de seigle	1 kg.	son de froment	2 kg.
				tourteau de lin	0, kg. 660

Puisqu'il s'agit de porcelets récemment sevrés la relation nutritive du mélange alimentaire doit osciller autour de 1: 4. La table correspondante va nous renseigner s'il en est ainsi :

1ʳᵉ formule :

1 kg. d'orge est neutralisé par 3461 grammes de lait écrémé.
4 kg.　»　sont neutralisés par $3461 \times 4 = 13844$ gr.　　»

Il reste $20000 - 13844 = 6156$ grammes de lait écrémé et 1000 grammes de pois pour neutraliser 2000 grammes de maïs.

Or 2920 gr. de pois neutralisent 1000 gr. de maïs (table I.)

$$1 \text{ gr.} \quad » \quad \text{neutralise} \quad \frac{1000}{2920} \quad »$$

1000 gr. (quant. de la ration) neutralisent $\dfrac{1000 \times 1000}{2920} = 342$ gr. de maïs.

Il reste à neutraliser $2000 - 342 = 1658$ grammes de maïs, qui demandent en lait écrémé $\dfrac{5677 \times 1658}{1000} = 9412$ grammes.

Mais il ne reste plus que 6156 grammes soit environ 3 kg. de trop peu : la relation nutritive de la ration est très légèrement en dessous de 1: 4, c. à. d. qu'elle se rapproche de 1 : 5.

2ᵐᵉ formule :

4 kg. d'orge sont neutralisés par 13844 gr. de lait écrémé ; reste $15000 - 13844 = 1156$ gr. de lait écrémé et 2000 gr. de pois pour neutraliser 1000 gr. de son de seigle (de composition sensiblement égale à celle de froment).

Par kg. le son de froment demande 927 grammes de lait écrémé pour que la relation nutritive du mélange soit resserrée à 1: 4 ; donc le kilogramme de son de seigle doit être considéré comme étant plus que neutralisé par les 1156 gr. de lait écrémé.

La farine de pois ne trouve pas de neutralisant. Sa relation nutritive étant de 1: 3, elle porte celle de l'ensemble de la ration au-dessus de 1: 4 ; le contraire a été constaté pour la première formule de ration.

3ᵉ formule :

10 kg. de pommes de terre sont neutralisés par :

$$2166 \times 10 = 21660 \text{ gr. de lait écrémé.}$$

2 kg. de son de froment sont neutralisés par :

$$122 \times 2 = 244 \text{ gr. de tourteau de lin.}$$

2.5 kg. de farine d'orge sont neutralisés par :

$$458 \times 2.5 = 1145 \text{ gr. de tourteau de lin.}$$

Il y a incontestablement trop peu d'albumine dans cette ration ; consultons la table 1: 5.

10 kg. de pommes de terre sont neutralisés par :

$$1539 \times 10 = 15390 \text{ gr. de lait écrémé ;}$$

il reste donc 20000—15390 gr. de lait écrémé disponible, soit environ 5000 gr.

Le son de froment est neutre.

Les 660 gr. de tourteau neutralisent $\dfrac{1000 \times 660}{245} = 2700$ gr. environ de farine d'orge.

Le tourteau neutralise donc largement les 2.5 kg. de farine d'orge et il reste 5 kg. de lait écrémé à relation nutritive 1: 1,5.

Avec la table 1: 4 il y a trop peu d'albumine, avec la table 1: 5 il y en a trop ; la ration est donc du type 1: 4,5.

L'éleveur qui veut nourrir rationnellement des porcs de tout âge doit attacher une importance capitale à la composition *qualitative* de la ration : proportion entre albumine et non albumine, teneur en eau, richesse suffisante en sels minéraux, poids moyen en matière sèche. Quant au fait de la *quantité*, c'est le praticien qui est juge dans chaque cas particulier : lorsque la truie nourrice s'émacie à vue d'œil, que les nourrains viennent mal, que la balance-bascule accuse une augmentation en poids en dessous de la moyenne, il faut renforcer la ration quoi qu'en disent les normes.

Nous avons déjà fait ressortir ailleurs combien il serait imprudent de s'en tenir strictement aux formules des normes.

En alimentation il faut tenir compte de circonstances si nombreuses et si variées qui tantôt dépendent de l'individu (âge, race, individualité, spéculation zootechnique....), tantôt de l'aliment (récolte, conservation, prépartion, administration, digestibilité. teneur en sels minéraux, en albumine etc...), que ce serait une faute lourde de vouloir établir des règles immuables, comme ce serait une erreur profonde de croire que le particulier ne possédant aucune expérience pratique,et manquant du coup d'œil du connaisseur pourrait, par son seul savoir théorique mener à bien une industrie zootechnique quelconque.

Voici néanmoins quelques types de rations, préconisés par des praticiens éminents :

Porcs soumis au régime de l'engraissement.

Marcel Vacher (1) engraisse, depuis 25 ans, une centaine de porcs par an ; au moment de la mise en loge les porcs pèsent en moyenne 75 kg. ; l'augmentation en poids par tête et par jour est de 500 à 750 gr. ; la ration individuelle se compose de :

pommes de terre   5   kg. ;
farine d'orge   1.5 kg. ;
eaux grasses ou petit lait 6   kg.

Le même auteur préconise la ration suivante pour les porcelets soumis au régime de l'engraissement intensif :

luzerne coupée 12 kg. ;
petit lait   3 kg. ;
farine d'orge, de seigle ou de tourteau 500 gr. au debut, 600 à 700 gr. vers la fin.

Koch (2) donne comme modèles de rations pour porcs à l'engrais celles qui ont été expérimentées à «Lauchstädt» :

Rations calculées par 1000 kg. de poids vif.

a/ Porcs du poids de 50 à 75 kg.

    60.00 kg. de pommes de terre étuvées
    4.51 kg. de farine de viande
    13.61 kg. de farine d'orge.

b/ Porcs du poids de 75 à 100 kg.

    50.00 kg. de pommes de terre étuvées
    3.80 kg. de farine de viande
    12.56 kg. de farine d'orge.

c/ Porcs du poids de 100 à 125 kg.

    40.00 kg. de pommes de terre étuvées
    2.93 kg. de farine de viande
    12.95 kg. de farine d'orge.

(1) Le porc, élevage, hygiène et engraissement.
(2) Die rationnelle Ernährung und Haltung des Schweines.

*Ration calculée par 100 kg. de poids vif*₀

    5.5 kg. de pommes de terre
    2.0 kg. de farine d'orge
    4.0 kg. de lait écrémé.

D'après le calendrier agricole allemand (1) et le Praktische Schweinezucht de Nörner (édition 1908), M. Kellner de Möckern conseille les rations suivantes à administrer aux jeunes porcs soumis au régime de l'engraissement intensif.

1º Porcelets âgés de deux à trois mois, poids individuel 20 kg.; par groupe de 10 et par jour: matière sèche 8 à 10 kg. protéine digestible 1.21 kg., valeur amidon 6.76 kg..

ex :	a)			b)		
		lait écrémé	20 kg.		lait entier	15 kg.
		farine d'orge	4 kg.		farine d'orge	4 kg.
		farine de maïs	2 kg.		farine de pois	2 kg.
		farine de pois	1 kg.		son de seigle	1 kg.
	c)	lait écrémé	20	kg.		
		pommes de terre	10	kg.		
		farine d'orge	2.5	kg.		
		son de froment	2	kg.		
		tourteau de lin	0.66	kg.		

2º Porcs âgés de trois à cinq mois, poids individuel 50 kg.; par groupe de 10 et par jour : matière sèche 17 à 20 kg., protéine digestible 2.25 kg., valeur amidon 16.0 kg..

ex. :	a)			b)		
		lait écrémé	20 kg.		pommes de terre	40 kg.
		pommes de terre	40 kr.		farine de pois	6 kg.
		farine de maïs	3 kg.		farine d'orge	5 kg.
		farine d'orge	3 kg.		farine de viande	1 kg.
		farine de lin dégraissée	2 kg.			
	c)	betteraves	40 kg.			
		farine de seigle	10 kg.			
		petit lait	60 kg.			
		tourteau de lin	2 kg.			

3º Porcs âgés de cinq à six mois, poids individuel 65 kg. ; par groupe de 10 et par jour : matière sèche 20 à 23 kg., protéine digestible 2.25 kg., valeur amidon 17.2 kg..

ex. :	a)			b)		
		lait écrémé	40 kg.		betteraves	30 kg.
		pommes de terre	50 kg.		pommes de terre	30 kg.
		farine d'orge	6 kg.		farine de pois	6 kg.
		tourteau d'arachide	1 kg.		farine d'orge	6 kg.
					tourteau de palmier	1 kg.
					farine de viande	1 kg.

---

(1) Landwirtschaftliche kalender von Menzel und Lengerts 1907.

```
        c/  pommes de terre      40 kg.
            petit lait           60 kg.
            son de seigle         4 kg.
            farine de pois        5 kg.
            tourteau d'arachide   1 kg.
```

4° Porcs âgés de six à neuf mois, poids individuel 90 kg. ; par groupe de 10 et par jour : matière sèche 22 à 26 kg., protéine digestible 2.7 kg. valeur amidon 22.0 kg..

```
ex. :  a/  lait écrémé          50 kg.    b/  betteraves            40   kg.
           pommes de terre      75 kg.        pommes de terre       50   kg.
           son de seigle         5 kg.        farine de pois         6   kg.
           farine d'orge         3 kg.        farine de maïs         4   kg.
                                              tourteau de palmier    1   kg.
                                              tourteau d'arachide    2   kg.
                                              farine de viande      0.5  kg.

        c/  pommes de terre      50 kg.
            petit lait           60 kg.
            farine de riz         5 kg.
            son de seigle         5 kg.
            tourteau de cocotier  1 kg.
            farine de viande      2 kg.
```

Rations pour truies nourrices.

Voici des exemples de rations pour truies suitées du poids individuel de 150 kg., allaitant huits gorets; par tête et par jour : matière sèche de la ration 3.4 kg., albumine digestible 0.33 kg., valeur amidon 2.4 kg.. (1)

```
          ex. :

a/ avoine              1   kg.    b/ pulpes desséchées              1.5 kg.
   maïs                1   kg.       orge                           1   kg.
   son d'orge          1   kg.       son de seigle                  0.5 kg.
                                     tourteau de cocotier           0.5 kg.
                                     tourteau de lin                0.5 kg.

c/ pommes de terre     3   kg.    d/ carottes                       4   kg.
   avoine              1   kg.       maïs                           1.5 kg.
   son de seigle       1   kg.       vinasses desséchées de seigle  1   kg.
   pois                1   kg.       tourteau de lin                0.5 kg.

e/ betteraves          8   kg.    f/ lait écrémé                    5   kg.
   maïs                1.5 kg.       maïs                           1.5 kg.
   farine de riz       0.5 k5.       farine de riz                  1   kg.
   tourteau de sésame  0.5 kg.       farine d'orge                  1   kg.
   bales d'avoine      0.5 kg.

g/ lait écrémé         5   kg.    h/ lait acidifié                  6   kg.
   pommes de terre     4   kg.       pulpes desséchées              2   kg.
   orge                1.5 kg.       orge                           1   kg.
   tourteau de lin     0.5 kg.       tourteau de palmier           0.5 kg.
```

(1) Voir renvoi, page 114.

Dans l'exploitation de M. Vacher les truies nourrices reçoivent :

eaux grasses ou petit lait   6 kg. ;
farine d'orge   2 kg. ;
racines ou tubercules cuits 4 à 6 kg..

Nous terminons le chapitre de l'alimentation en faisant connaître les résultats d'un concours qui fut organisé par la Société centrale d'Agriculture de l'Allemagne et qui avait pour but de faire rechercher les effets spécifiques des aliments sur la qualité du lard et de la chair de porc :

CLASSEMENT DES LOTS DE PORCS.	ALIMENTS CONCENTRÉS DE LA RATION D'ENGRAISSEMENT.
1	orge.
2	$^2/_3$ orge, $^1/_3$ maïs.
3	$^1/_3$ orge, $^1/_3$ maïs, $^1/_3$ pommes de terre.
4	$^1/_2$ orge, $^1/_2$ lait écrémé ou petit lait.
5	$^1/_2$ orge, $^1/_2$ maïs.
6	$^3/_{16}$ orge, $^3/_{16}$ maïs, $^3/_8$ pommes de terre, $^1/_4$ lait écrémé.
7	maïs.
8	$^1/_2$ maïs, $^1/_2$ petit lait.
9	$^1/_4$ orge, $^1/_4$ maïs, $^1/_2$ petit lait.

— o —

HYGIÈNE DE L'HABITATION.

On appelle *bauge* ou *toit à porcs* la construction qui n'abrite qu'un petit nombre d'animaux. La *porcherie* comprend plusieurs loges et héberge tous les animaux d'une même exploitation.

Toit à Porc.

Dans beaucoup de fermes les *toits à porcs* sont disposés dans les parties latérales de bâtiments servant à d'autres usages. La loge communique avec la cour de la ferme par deux ouvertures : la porte, et l'orifice par lequel les aliments sont versés dans l'auge qui est maçonnée dans l'épaisseur du mur extérieur : il est bon de garnir cette ouverture d'un volet que l'on fermera en hiver. Le dispositif I est préférable au dispositif II (voir fig. I et II).

Fig. I.

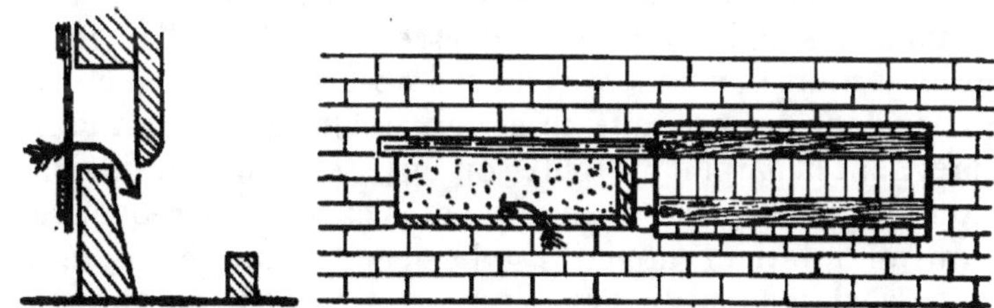

En coupe, volet fermé.   Vu de face, volet ouvert.

Fig. II.

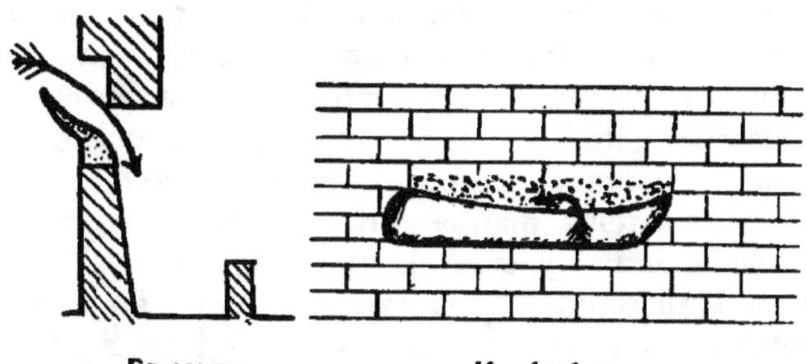

En coupe.   Vu de face.

Durant la saison froide on improvise dans la loge un plafond construit au moyen de quelques perches placées

transversalement à hauteur du mur extérieur et recouvertes
de paille litière. Malgré cette disposition très heureuse le
local se maintient difficilement, surtout au moment des
grands froids, à la température de 12° à 15°, en dessous de
laquelle l'engraissement est trop lent et l'élevage de gorets
bien difficile.

En été la couche de paille qui forme plafond est enlevé et
la bauge n'est plus protégée que par le toit du bâtiment principal. La couverture du toit peut être en chaume ou en tuiles:
le chaume transmet mal le calorique, coupe le froid en hiver
et arrête la chaleur en été ; les tuiles sont meilleures conduc-
trices de la chaleur et la température intérieure de la loge est
sous la dépendance directe de l'état calorique de l'atmosphère extérieure.

L'aire de la bauge laisse beaucoup trop souvent à désirer ;
trop peu inclinée et construite en matériaux perméables, elle
se laisse pénétrer par les urines et devient un milieu de culture pour les microbes, facteurs essentiels des maladies du
porc. Les murs non cimentés du bas absorbent les déjections
liquides dont les produits minéraux (chlorures et nitrates)
imprègnent la paroi dans toute son épaisseur : le mur devient
froid et humide ; il se désagrège et s'effrite, conséquences
du travail intérieur dont il est le siège et qui se produit à
chaque changement de l'état hygrométrique de l'air atmosphérique ; souvent aussi la citerne à purin ou, ce qui est plus
dangereux encore, la fosse d'aisance communique directement avec l'intérieur de la loge, alors qu'il coûte si peu
d'établir cette communication au dehors. Enfin un dernier
reproche qu'il faut adresser à ce genre de constructions c'est
le manque presque absolu de lumière pendant la saison froide.

Ces réserves faites, le toit à porcs nous semble être une
habitation hygiénique : en été elle convient pour toutes les
catégories de porcins, mais en hiver les truies nourrices et
les porcs à l'engrais s'y trouvent mal ; cependant si dans les
bauges la température est relativement basse, l'air y est toujours suffisamment sec, car une ventilation précieuse, dite
naturelle, s'opère à travers les quatre murs et aussi à travers
le large paillasson qui forme plafond. Dans la porcherie il
faut nécessairement avoir recours à la ventilation active qui

souvent est imparfaite ou provoque des courants d'air froid. Pour les nourrains, les truies vides ou peu avancées et les reproducteurs mâles le toit à porcs bien construit est en toute saison une habitation supérieure au point de vue hygiénique aux loges de la porcherie commune.

Les dimensions intérieures des bauges et l'inclinaison de l'aire seront les mêmes que celles des loges de la porcherie.

La Porcherie.

La *porcherie*, c'est-à-dire la construction unique où sont hébergés tous les porcs d'un même élevage, présente certains avantages et aussi quelques inconvénients :

Citons comme avantages : *a/* l'économie de la main-d'œuvre, *b/* la facilité d'inspection de l'ensemble de l'élevage, *c/* la diminution des risques d'incendie.

Parmi les inconvénients il convient de noter : *a/* l'importance des frais d'installation, *b/* la facilité de transmission des maladies. contagieuses, *c/* la difficulté de maintenir dans un vaste local et par toutes les saisons un air suffisamment sec et une température moyenne, *d/* l'obligation pour tous les animaux, depuis le verrat adulte jusqu'au porcelet nouveau-né, de vivre dans les mêmes conditions de milieu et de température.

Ces inconvénients sont cependant plus apparents que réels et on peut remédier dans une certaine mesure à chacun d'eux.

La construction d'une porcherie implique tout naturellement un élevage mené en grand et nécessite, comme toute industrie pratiquée d'une manière intensive, l'immobilisation d'un capital relativement important, dont l'amortissement se répartit sur un nombre d'annuités variables d'après les bénéfices réalisés.

La transmission des maladies par cohabitation est beaucoup moins à craindre depuis que la plupart des affections contagieuses du porc sont avantageusement combattues par des sérums et des vaccins.

Quand on désire, en plein hiver, maintenir dans le local une température de 12° à 15°, il suffit de fermer toutes les issues : si la porcherie est suffisamment habitée, la quantité de calorique dégagée par les animaux est assez abondante pour élever la température intérieure de plusieurs degrés au dessus de celle de l'extérieur. Malheureusement lorsque toute communication entre l'atmosphère extérieure et l'air de la porcherie est coupée, ce dernier devient irrespirable et se sature de vapeur d'eau qui se condense sur les parois en les pénétrant, et provoque en outre la décomposition rapide du bois et la rouille des matériaux en fer. Dès lors il devient indispensable d'installer une ventilation artificielle permanente, et c'est là certes le problème le plus complexe et le plus délicat de tous ceux qui se posent en hygiène des habitations des animaux domestiques ; nous en reparlerons plus loin avec plus de détails.

Il y a plusieurs façons de remédier à l'inconvénient exprimé en quatrième ordre :

a La température intérieure de la porcherie peut être abaissée à 12° lorsqu'on a pris la précaution de protéger d'une manière spéciale les loges des truies nourrices : on peut dans ce but placer un châssis en bois sur les murs de séparation des loges et le recouvrir de paille.

b Habituellement les porcs à l'engrais, les truies vides, les reproducteurs mâles et les nourrains occupent les compartiments les plus rapprochés des murs extérieurs ; l'air froid qui pénètre dans le local s'échauffe progressivement en passant au-dessus de ces loges : l'atmosphère qui occupe la périphérie du bâtiment est toujours moins chaude que celle du centre où sont réservés les abris pour truies nourrices.

c On a conseillé de n'ouvrir la porcherie aux truies portières que lorsque la mise-bas est proche, elles y séjournent jusqu'au moment où se fait le sevrage de la portée pour réintégrer ensuite le troupeau commun ; celui-ci a pour tout abri un hangar ou un local ouvert protégé seulement contre la pluie et les vents dominants : cela s'appelle faire de l'élevage à la dure.

Ce procédé augmente dans de notables proportions les déchets de l'élevage, parce que le porc supporte également mal la forte chaleur et le froid rigoureux ; d'autre part ces animaux, afin de pouvoir résister au froid, doivent fatalement recevoir un supplément de nourriture.

d Un excellent moyen de neutraliser en grande partie les

inconvénients de l'hébergement des animaux d'élevage dans un local, où la température ne descend guère en dessous de 13° à 15°, consiste dans le séjour quotidien au grand air.

e/ Il est inutile de chercher un palliatif quand il s'agit des porcelets soumis au régime de l'engraissement intensif ; ceux-ci s'accomodent à merveille d'une température constante et relativement élevée : c'est dans ces conditions qu'ils produisent le plus de viande et de graisse avec le minimum de nourriture.

Protection des parois contre la pénétration par les liquides.

Il est d'importance capitale de protéger efficacement les murs de la porcherie contre l'envahissement par l'eau ; celle-ci contient toujours des traces de matières organiques, qui en se décomposant laissent comme résidus des sels minéraux hygroscopiques (nitrates, chlorures,) : le mur salpétré travaille à chaque changement hygrométrique de l'atmosphère, il s'use et se désagrège.

Les liquides qui peuvent pénétrer les murs extérieurs sont:

1° *Les eaux du sol.*

On n'a pas toujours l'occasion de construire la porcherie sur un terrain sec. Lorsque le sol est humide et que le niveau de la nappe d'eau souterraine, oscillant avec les saisons, arrive à proximité des couches profondes des fondations, il devient indispensable d'asseoir celles-ci sur un lit de béton ou d'asphalte, et d'intercaler dans le mur, immédiatement au-dessus de l'aire de l'habitation, une couche de substances imperméables: béton, asphalte, couche goudronnée, plaques en silicates, etc...; quand le sol est sec cette dernière précaution suffit.

2° *Les déjections liquides des animaux.*

Le porc absorbe une forte proportion d'eau par kilogramme de matière sèche ingérée. Cette eau se retrouve en grande partie dans les urines et dans les déjections intestinales, qui entrent fatalement en contact avec le pied des murs extérieurs, des murs de refend et des cloisons séparatrices. Les parois poreuses absorbent de grandes quantités de ces liquides et se transforment ainsi en de véritables salpétrières, aussi a-t-on soin de cimenter le bas des murs extérieurs jusqu'à la hauteur de 70 centim. et de construire les parois des loges en matériaux imperméables sinon imperméabilisés à leur surface. Il est absolument irrationnel de cimenter toute la surface interne des murs extérieurs, ce serait supprimer les échanges gazeux qui s'opèrent très utilement à travers les murs poreux.

3° *Les météores aqueux* (eau atmosphérique, neige.......). La pluie tombe rarement suivant une direction verticale ; il en résulte que dans un bâtiment de forme carrée ou rectangulaire, les faces exposées aux vents dominants sont, à certaines saisons de l'année, dans un état presque permanent d'humidité. Ce n'est pas seulement la pluie qui est lancée contre le mur mal exposé, mais aussi l'eau qui s'écoule du toit et que le vent chasse dans la même direction. On pourrait protéger la surface de ce mur par une couverture en ciment, en zinc, en ardoises, etc....; mais c'est là un système coûteux qui n'est employé que pour les bâtiments très élevés ; lorsqu'il s'agit de constructions basses, telle la porcherie, nous préférons à l'imperméabilisation générale le prolongement du toit sous forme d'avant-toit et la cimentation du bas des murs à une hauteur de 70 centimètres. L'avant-toit offre encore l'avantage de modérer l'action échauffante des rayons solaires pendant l'été ; il est surtout utile aux côtés sud et ouest.

Matériaux utilisés dans la construction des parois extérieures de la porcherie.

Les murs en *briques*, de l'épaisseur d'une brique et demie, offrent le maximum de garanties au point de vue de la solidité et de la durabilité. Leur degré de porosité et, subsidiairement, leur coefficient respiratoire et leur pouvoir isolant sont cependant de beaucoup inférieurs à d'autres matériaux tels que le *tuf* et le *pisé*. Le tuf ressemble plus à de la pierre poreuse qu'à de la terre blanche ; le pisé consiste en une terre un peu maigre, argileuse et graveleuse, additionnée ou non de paille ou de foin coupés, humectée, triturée et comprimée sur place ou préparée d'avance en gros blocs de face rectangulaire (stampfbaumasse).

Les *moëllons* ne peuvent être employés dans l'édification

des parois extérieures à cause de leur puissant pouvoir hygroscopique.

Le *bois* coupé en long et bien jointoyé est, grâce à son épaisseur restreinte, bon conducteur du calorique ; pareille paroi est froide en hiver et condense à sa surface la vapeur d'eau dont l'air de la porcherie est saturé. Lorsque les planches sont mal jointoyées la ventilation du local devient trop active et produit un abaissement trop considérable de la température.

Quand il est possible de disposer sur place de ces divers matériaux, nous conseillons de procéder comme suit : on fixe d'abord son choix sur le modèle de construction III ou IV.

Fig. III.

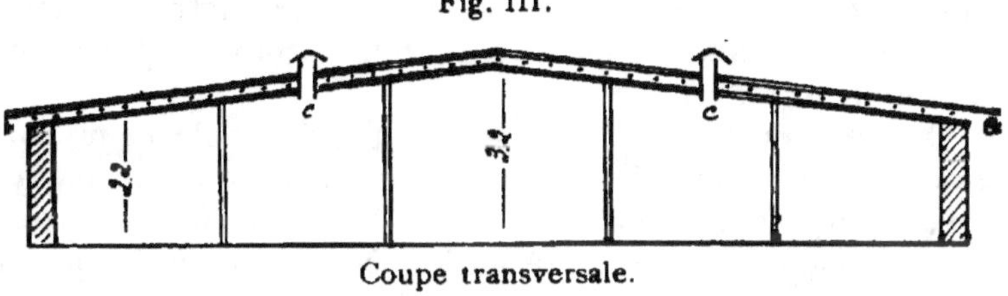

Coupe transversale.

Fig. IV.

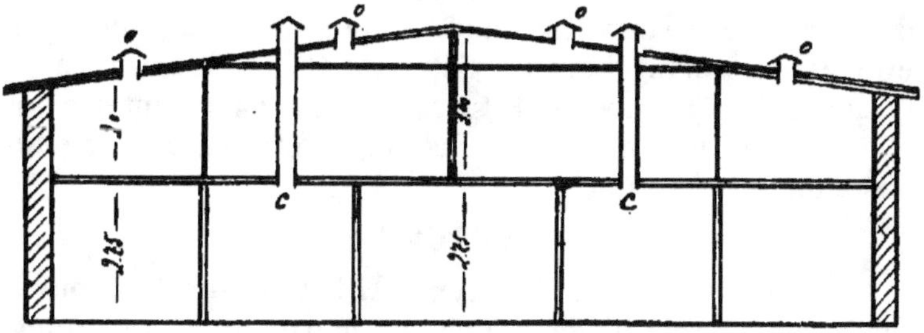

Coupe transversale.

Dans le modèle III les murs extérieurs seront construits en briques ou en béton armé jusqu'à la hauteur de 1 mètre : le porc, excellent démolisseur, ne porte guère ses ravages plus haut, bien entendu s'il a devant lui une surface plane et verticale ; de distance en distance la maçonnerie sera élevée sous forme de colonnes destinées à soutenir les pièces principales de la charpente du toit et à donner appui aux murs de refend et aux cloisons séparatrices des loges périphériques;

ensuite toutes les baies pourront être oblitérées par du tuf ou
du pisé, tous deux d'un bon marché réel, d'un haut degré de
porosité, et possédant un grand pouvoir isolant particulièrement précieux pendant la saison froide.

Quand les préférences vont au type IV on aura soin de
consolider la paroi en tuf ou en pisé de l'étage par un fort
squelette en bois, et de multiplier ou de renforcer les colonnes en maconneries du bas.

De l'Aire.

L'aire des porcheries doit être imperméable, modérément
ridée pour éviter les glissades des femelles pleines, et construite en matériaux mauvais conducteurs de la chaleur ;
l'inclinaison sera de 0. '1 m. à 0.05 m. par mètre, certains
auteurs conseillent jusque 15° °, chiffre qui nous paraît démesurément élevé.

On peut construire comme suit: la terre est enlevée jusqu'à
25 centim de profondeur, et remplacée par du béton auquel
on a incorporé de nombreux morceaux de verre et des tes-
sons de bouteilles. Cette précaution est surtout utile quand
on bâtit près des cours d'eau, où pullulent les rats. Lorsque le
béton est solidifié on le recouvre d'une couche de ciment ou
d'asphalte ; cette dernière matière a le grand avantage d'être
un très bon isolant du froid. Schubert (1) fait remarquer que
l'asphalte *neutre* peut seule servir comme pavement des porcheries, les pavements en asphalte ordinaire manquant
absolument de solidité.

Du Plafond.

Dans les constructions du type III le toit, dont la couverture imperméable est généralement en papier bitumé, protège
directement l'habitation par le dessus.

On a conseillé de clouer à la face interne des chevrons un
lattis destiné à soutenir une couche de plâtre ; il naît ainsi
entre la couverture imperméable et le plafond en plâtre un
espace creux directement en communication avec l'extérieur
au niveau des murs extérieurs (fig. III a. a.) On croyait ainsi

-----

(1) Wiebaut man Schweineställe am Zweckmässigsten und am billig-
sten 1903.

assurer la ventilation du local ; malheureusement l'air emprisonné entre les chevrons se renouvelle très lentement et se maintient d'une façon durable dans un état voisin de la saturation : le bois humide se couvre de moisissures et se corrompt rapidement.

La construction du type IV comprend un étage servant de magasin aux matériaux peu pondéreux : paille, foin, bales, etc.... On a le choix entre le plafond imperméable et celui qui permet aux gaz et à la vapeur d'eau de la porcherie de filtrer jusque dans le compartiment du dessus. Dans tous les cas le plafond doit être à l'épreuve du feu.

Nos préférences vont au plafond perméable ce qui, sans aucun doute, étonnera plus d'un de nos lecteurs. Nous partageons en cela l'opinion du vétérinaire Evers qui, dans une étude remarquable (1), publiée en 1907, a combattu la tendance, presque générale aujourd'hui, de supprimer les parois perméables dans les porcheries nouvellement bâties.

« Voûtez et imperméabilisez les plafonds des porcheries, sinon les fourrages, en dépôt à l'étage, vont absorber les miasmes degagés par les animaux et par leurs déjections, et acquérir des propriétés toxiques ; n'employez que le fer et la brique comme matériaux de construction, égalisez les surfaces intérieures des murs et surtout recouvrez les d'une épaisse couche de ciment, car à ces conditions seulement il vous sera possible de désinfecter le local » : voilà ce que ne cessent de nous répéter tous les hygiénistes ou soi-disant tels.

Cependant leurs recommandations ne sont pas de nature à nous convaincre ; nous croyons au contraire pouvoir affirmer qu'elles ne se justifient nullement.

Les locaux dont les parois sont imperméabilisées par l'application d'une couche de ciment se préteraient mieux à la désinfection. Discutons cette proposition : tout d'abord la désinfection est toujours imparfaite et conséquemment inefficace, et on n'a jamais réussi à désinfecter complètement une porcherie dans laquelle avait régné la stomatite aphteuse !

---

(1) Hygienische Mäugel unserer Stallbauten... Zeitschrift fur Infektionskrankheiten... 1907 p. 30.

Au surplus, depuis qu'il est reconnu que la plupart des germes spécifiques des maladies contagieuses vivent en permanence dans presque tous les milieux et même dans les appareils digestif et respiratoire des animaux sains, l'homme de l'art a modifié sa tactique en conséquence : il prévient l'invasion de la maladie en renforçant la résistance vitale des individus au moyen de l'hygiène rationnelle et de l'inoculation de vaccins,ou il vient en aide aux malades par l'emploi des sérums curatifs. Actuellement dans la lutte contre les maladies contagieuses, la désinfection est considérée par les *praticiens* comme un moyen d'ordre très secondaire.

L'argument de la nocuité des fourrages par absorption des miasmes physiologiques nous intéresse davantage. Il faut vraiment ne jamais avoir fait de la pratique vétérinaire pour oser lancer pareille affirmation : les 4/5 des bovidés de la Belgique sont nourris avec des aliments conservés dans de semblables conditions et ne s'en trouvent pas plus mal. Il n'entre cependant pas dans nos intentions de nier l'existence des altérations des fourrages résultant de leur mauvais état de conservation, mais, comme nous comptons le démontrer, pareilles altérations ne se produisent que dans des conditions bien déterminées, et les miasmes physiologiques n'y contribuent que d'une façon indirecte et secondaire.

Au moment de la récolte tous les fourrages sont encore relativement riches en eau, ils *ressuent* ou *jettent leur feu* en magasin. Dans un fenil hermétiquement clos et protégé par un toit à couverture imperméable, la vapeur d'eau que le fourrage abandonne se condense dans les couches plus froides du dessus du tas et aussi au contact de la couverture et de la charpente du toit : le fourrage moisit d'abord, se corrompt ensuite, et le bois du comble, au lieu de subir la décomposition à la fois sèche et lente, est détruit en peu de temps par un véritable travail de putréfaction. Ces faits ne s'observent jamais lorsque la couverture du toit est en chaume ou en tuiles non jointes à la chaux, non plus quand de larges baies, pratiquées dans les parois,assurent une ventilation énergique du fenil.

La paille et le foin qui reposent sur le plafond perméable de la porcherie sont, en permanence, le siège de phénomènes physiques analogues à ceux observés dans les fourrages qui jettent leur feu : la vapeur d'eau de la porcherie pénètre les couches profondes du tas, diffuse vers le haut et finit par s'échapper dans l'atmosphère du fenil. Si la ventilation de celui-ci est suffisante, le fourrage reste intact ; si au contraire le renouvellement de l'air est mal assuré, le foin et la paille moisissent et se corrompent. La nocuité de ces aliments résulte en première ligne de leur décomposition propre et les miasmes et poisons organiques volatiles qui émanent de la porcherie n'interviennent que secondairement après avoir été dissous dans l'eau qui mouille le fourrage.

Ces faits étant établis, voyons l'influence de la perméabilité du plafond sur la température et sur le renouvellement de l'air de la porcherie.

Le plafond n'est jamais d'une épaisseur bien grande, et, quels que soient les matériaux employés dans sa construction, il conduit toujours relativement bien la chaleur ; pour cette raison il est indispensable de recouvrir, pendant la saison froide, toute l'aire des locaux situés à l'étage d'une couche isolante : paille, bales etc... ; si en un point quelconque l'aire a été dégarnie, on voit immédiatement la vapeur d'eau se condenser dans la porcherie à l'endroit correspondant du plafond.

Lorsque le plafond est imperméable aucun échange de gaz ne peut s'effectuer entre le local du bas et celui de l'étage. Le plafond perméable au contraire augmente dans d'énormes proportions la *surface respirante* du bâtiment, et il devient très facile d'y maintenir, pendant les plus grands froids de l'hiver et sans avoir recours au chauffage artificiel, une atmosphère intérieure pure et chaude à la fois.

Dans les bâtiments du type IV le plafond peut se construire en briques placées sur champ, et disposées en voûtes successives soutenues par des poutrelles en fer ; on garnit l'aire des magasins de l'étage d'une couche de ciment ou de pisé selon que la perméabilité du plafond doit être supprimée ou maintenue. Le vétérinaire Evers propose de remplacer les briques par des plaques courbes en terre cuite très poreuses, ayant 50 cm. de longueur sur 20 cm. de largeur et 6 cm. d'épaisseur; les poutrelles sont distantes de 1 m. et les plaques associées par paires, prenant appui sur les poutrelles par une de leurs extrémités, s'emboîtent par les extrémités opposées à distances égales de deux poutrelles contiguës.

Des Portes.

On ne peut jamais établir une communication directe entre la salle de préparation des aliments et la porcherie ; lorsque cette règle est transgressée, une masse considérable de vapeur d'eau pénètre dans le local qui abrite les animaux et rend la ventilation extrémement difficile, sinon impossible.

Toutes les portes s'ouvriront vers l'extérieur ; ouvertes, elles doivent pouvoir être immobilisées dans cette position afin d'éviter la fermeture brusque par coup de vent ou par une cause quelconque. Lorsqu'on veut donner de l'air et cependant empêcher la sortie des animaux, on remplace la porte par une claire-voie ; ce dispositif est surtout avantageux dans les toits à porcs et les porcheries du modèle XXII.

Les portes qui de l'intérieur des loges donnent accès dans le couloir de service et celle qui fait communiquer le toit à porcs avec la cour de la ferme auront une largeur de 70 cm. au moins ; quand il s'agit des portes percées dans les murs extérieurs de la porcherie et situées à l'extrémité des couloirs d'alimentation les dimensions en largeur doivent être de 1 m. à 1.20 m. Les portillons, figurés sur les plans XXI et XXIII, qui permettent d'établir une communication directe entre chaque loge périphérique et le paddock, ont généralement 90 cm. de hauteur sur 60 cm. de largeur.

La surface intérieure des portes doit être plane et unie, et les traverses, verrous etc.. placés au dehors, sinon les porcs déverrouillent les portes et rongent le bois des traverses ou prennent celles-ci comme points d'appui pour se cabrer.

En hiver, pendant les grands froids, il est bon de protéger les nombreux portillons des loges périphérfiques par d'épais paillassons.

Des Fenêtres.

La lumière est aussi nécessaire dans les habitations des animaux domestiques que dans nos propres demeures.

Les murs extérieurs des porcheries étant généralement bas (2 m. à 2.75 m.) l'emplacement des fenêtres doit être choisi en l'absence d'un avant-toit, le plus près possible du plafond; les ouvertures correspondantes auront la forme d'un rectangle : 0.80 m. à 1 m. de largeur sur 0.50 m. de hauteur, et se comptent à raison d'une par cinq mètres courants de paroi extérieure. La moitié au moins des fenêtres doivent pouvoir s'ouvrir afin d'activer la ventilation pendant les fortes chaleurs ; les autres, à châssis fixe, se composeront de préférence d'une seule plaque en verre épais ou de deux plaques d'un verre plus mince, séparées l'une de l'autre par une couche d'air: cet air conduit mal le calorique et la condensation de la vapeur d'eau sur le verre est beaucoup moins à craindre. Lorsque l'habitation est du type carré, c'est-à-dire comprend plusieurs séries parallèles de loges (fig. XXIII), il faut ménager des fenêtres non seulement aux deux façades latérales mais aussi à la façade d'arrière et à celle qui forme pignon. Dans les porcheries très spacieuses la lumière ne pénètre pas en quantité suffisante jusqu'au centre du bâtiment ; le remède à cette situation consiste dans le percement d'un lanterneau central ; les porcheries du modèle III se prêtent très bien à semblable construction ; dans celles du modèle IV l'installation d'un lanterneau est plus compliquée et plus coûteuse.

Les ouvertures qui doivent recevoir les châssis des fenêtres fixes auront leurs quatre côtés taillés en biseau ; celles des fenêtres basculantes présenteront seulement deux évasements, l'un supérieur et l'autre inférieur. Cette forme en entonnoir des ouvertures fenêtrales favorise dans de notables proportions la diffusion de la lumière à l'intérieur du local.

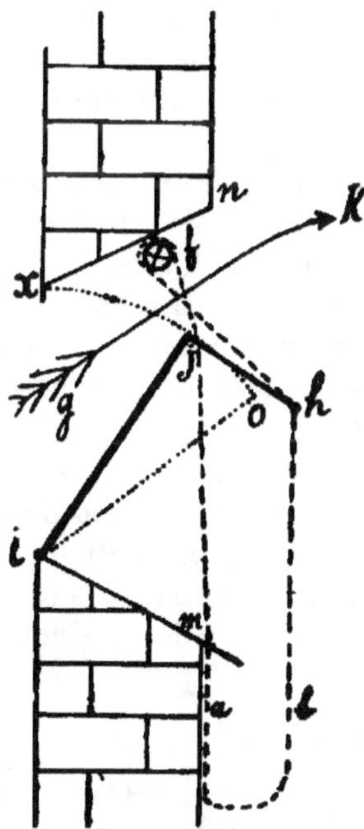

Fig. V.

La fig. V montre un système de fenêtre basculante qui nous paraît réaliser une foule d'avantages. Lorsque la fenêtre est fermée le chassis ij se place en ix, c'est-à-dire à fleur de la surface extérieure du mur. Le mouvement de bascule qui s'opère sur des charnières placées en i est commandé par une chaîne fixée à l'extrémité de la tige h et infléchie sur la poulie f : en tirant sur le chef a, la tige h pousse le point j vers x et la fenêtre se ferme ; par la traction sur le chef b le résultat contraire est obtenu ; un crochet placé immédiatement en dessous de la fenêtre sert à accrocher la chaîne, qui immobilise ainsi le châssis dans la situation voulue.

Les lignes pointillées ox et io représentent une des joues latérales qui empêchent la chute directe de l'air froid par le sinus xij et obligent celui-là à prendre la direction de la flèche gk. Des deux évasements xn et im ce dernier seul reçoit l'eau qui se condense sur les vitres; afin d'empêcher cette eau de pénétrer le mur, il est bon de recouvrir l'évasement inférieur d'une couche de matière imperméable (tablette en faïence, en marbre, en zinc...) qui déborde légèrement la surface intérieure du mur. (voir im.)

On conseille d'alterner les fenêtres basculantes avec celles dont le châssis est fixe : la ventilation se fait ainsi plus régulièrement et l'éclairage du local est plus uniforme, car les fenêtres fixes, qui ne comprennent qu'un seul carreau et dont les quatre évasements sont efficaces, permettent une diffusion meilleure d'une lumière plus abondante que les fenêtres basculantes garnies des joues latérales.

Les châssis en fer forgé sont les meilleurs ; il va de soi qu'il faut les protéger contre la rouille par l'application d'une épaisse couche de peinture ; tous les ans en été celle-ci est grattée et remplacée ; on opère en même temps le graissage des charnières et des poulies et la vérification des chaînettes et des pitons.

De la ventilation.

Dans un local qui héberge des animaux et où les échanges gazeux avec l'air extérieur ont été totalement supprimés, l'atmosphère intérieure s'infecte rapidement et compromet la santé des animaux qui y vivent.

L'air expiré, les gaz d'origine intestinale et les produits volatils qui résultent de la décomposition des matières excrémentitielles souillent l'air ambiant et le transforment en air confiné ou nuisible : un litre d'air expiré rend irrespirables trois litres d'air pur.

Les cas sont bien rares ou toute communication entre l'air de la porcherie et celui de l'atmosphère est totalement coupée, en supposant même toutes les portes et les fenêtres closes et les fissures des parois soigneusement oblitérées ; car, dans des conditions aussi exceptionnelles, les échanges gazeux continuent de se faire par les pores des murs extérieurs et du plafond, et l'on a dit avec raison des habitations construites en matériaux poreux que leurs parois respirent comme la peau des êtres vivants.

Cette respiration qui s'opère à travers les parois est dite *aération ou ventilation naturelle* en opposition à la *ventilation artificielle* que l'on provoque en établissant des communications directes entre l'air de la porcherie et l'atmosphère extérieure.

La ventilation de la porcherie ne présente guère de difficultés lorsque la température extérieure atteint $+ 10°$; on peut alors laisser entrer des flots d'air frais sans devoir craindre un abaissement anormal de la température du local et sans causer des refroidissements brusques si préjudiciables à la santé des animaux. Mais il n'en est pas de même quand au dehors le thermomètre marque plusieurs degrés en dessous de zéro : dans ces cas, les habitations à parois ou plafond perméables et mauvais conducteurs du calorique offrent des avantages inappréciables ; dans ces locaux la ventilation naturelle est souvent presque suffisante, car la respiration des parois est d'intensité proportionnelle à la différence de température entre les deux milieux extérieur et intérieur ; aucun abaissement de la température, aucun courant d'air ne peuvent se produire puisque tous les phénomènes physiques qui caractérisent la ventilation naturelle se passent dans l'intérieur des parois : l'air froid et pur s'y échauffe, devient par le fait même plus sec et apte à absorber une certaine quantité de vapeur d'eau ; il pénètre dans le local en s'échappant à l'état de dilution extrême, de tous les pores de la paroi.

Dans les habitations dites modernes, où le fer et le ciment prédominent et où la ventilation naturelle est insignifiante, il devient indispensable de recourir à la ventilation active ou artificielle. Celle-ci implique la construction de *bouches d'air* qui règlent l'arrivée de l'air frais, et de *cheminées d'appel* destinées à l'aspiration de l'air impur.

La cheminée d'appel (fig. III et IV en c) doit répondre aux désidérata suivants :

1° L'air intérieur doit par tous les temps être aspiré vers le dehors ;

2° Le courant inverse doit être rendu impossible même par vent contraire ;

3° La vapeur d'eau ne peut pas se condenser sur la paroi intérieure ;

4° L'ouverture supérieure doit être surmontée d'un chapiteau qui empêche la pénétration de la pluie et de la neige ;

5° L'ouverture inférieure doit être pourvue d'un modérateur qui règle l'intensité du tirage ;

6° Le diamètre intérieur ne doit pas dépasser 20 à 25 cm ;

7° La cheminée doit être convenablement isolée.

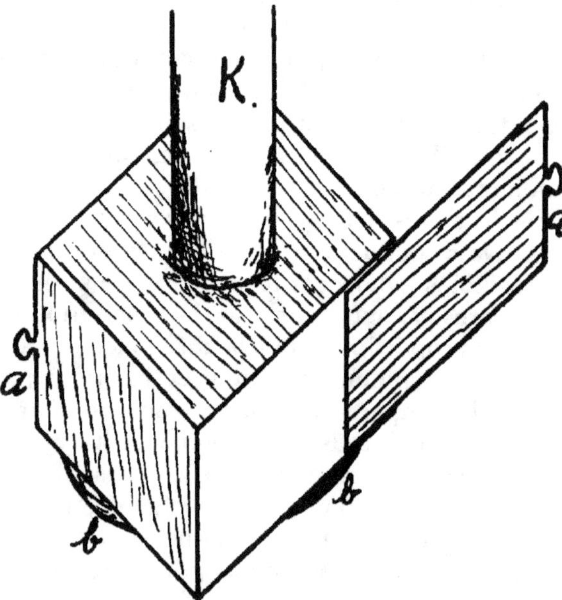

Fig. VI.

La cheminée elle-même se construit en tôle galvanisée ; elle est entourée, dans toute la partie qui traverse le compartiment de l'étage, d'une gaine isolante mauvaise conductrice du calorique : tourbe, paille, etc.…, soutenues par quatre planches placées verticalement.

Il faut prévoir une cheminée de 20 × 20 cm. par 30 mètres carrés de surface et la faire aboucher au-dessus du couloir de service. Un bon système de modérateur est celui que représente la fig. VI : la partie inférieure (*k*) de la cheminée se termine par une caisse qui a la forme d'un parallélipipède ; les parois latérales (*a*) peuvent s'ouvrir des quatre côtés et le fond est garni d'une sorte de cuvette (*b*), destinée à recueillir éventuellement l'eau qui s'est condensée sur la paroi de la cheminée.

Les bouches d'air sont percées dans les murs extérieurs. Le meilleur modèle a la disposition suivante : un canal de forme conique traverse le mur de part en part ; la petite ouverture (10 cm.), oblitérée par un treillis en gros fil de fer, est située à fleur de la surface extérieure du mur et à une distance de 70 cm. de la sablière du toit ; le canal se dirige en dedans et en haut sous un angle de 45° et est garni à son embouchure (20 cm.) d'un modérateur construit d'après le modèle de fenêtre basculante (fig. V) : deux joues latérales et un volet mobile basculant sur son arête inférieure, le tout en bois.

Voici les avantages de ce dispositif :

a) Le treillis s'oppose à la pénétration des rats, des oiseaux et de tous les animaux nuisibles, il coupe la violence du courant ;

b) La lumière du canal augmentant vers l'intérieur, la vitesse du courant se ralentit progressivement ;

c) Grâce à la présence des joues latérales et à la direction du volet en haut et en dedans, l'air froid est projeté vers le plafond de l'habitation et se mélange aux gaz intérieurs, au contact desquels il s'échauffe ; on supprime donc autant que possible les courants d'air froid.

Le nombre des bouches d'air varie avec la superficie de la porcherie, on les alterne généralement avec les fenêtres basculantes.

Des Auges.

Il y a des auges en bois, en briques réunies à la chaux hydraulique, en faïence, en béton, en pierre bleue, en tôle émaillée, etc.

Aux animaux très jeunes les aliments peuvent être administrés dans des augettes peu profondes construites en bois ou en tôle émaillée ; on choisira de préférence les dernières car celles en bois présentent toujours des fissures dans lesquelles les restes alimentaires fermentent et se corrompent.

Au moyen de briques très dures et de bon ciment on parvient à maçonner des auges qui résistent longtemps à l'usure ; ce modèle d'auges est assez répandu dans les porcheries d'engraissement. A la longue cependant la couche superficielle de ciment s'effrite et l'on voit se former des fissures et des godets qu'il convient d'oblitérer aussitôt, sinon les liquides aigris stagnent dans ces cupules et en corrodent les parois.

Nous donnons dans la fig. VII(A) les dimensions de l'auge construite en briques et en ciment ; on voudra remarquer que le fond du réservoir est situé à fleur de l'aire de la loge.

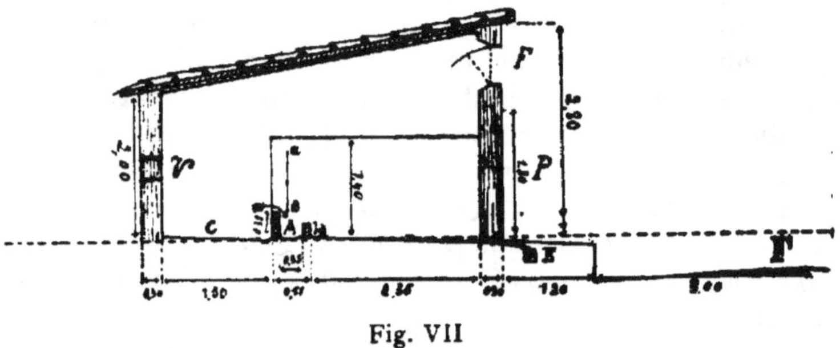

Fig. VII

Dans son travail « Praktische Schweinezucht » Nörner préconise les dimensions suivantes, le fond de l'auge étant placé à fleur du sol :

profondeur 12 à 13 cm	Auge de grandeur suf-	2 porcs adultes ;
largeur 40 cm	fisante pour contenir	3 nourrains ;
longueur 80 cm	le repas de	4 porcelets.

Mieux vaudrait, selon nous, porter la longueur à 90 cm. ou même à un mètre : une longueur de 40 cm. d'auge pour un porc adulte et gras est certainement le strict minimum.

Dans la construction dite toit à porc l'auge se place tout contre le mur et sa paroi d'arrière fait corps avec celui-ci.

Dans la porcherie, où les aliments sont distribués du couloir de service, les auges peuvent être disposées de multiples façons.

Un premier modèle est représenté en coupe dans la fig. VII (*A*);il se retrouve dans la fig. VIII (*a*):les aliments sont versés dans l'auge par l'espace *E* (fig. VIII) et selon la direction de la flèche(f. VII); l'espace *E* a une largeur de 10 cm., et la traverse inférieure de la grille est au même niveau que le dessus de la paroi postérieure de l'auge (voir la situation du point *b* dans la fig. VII.)

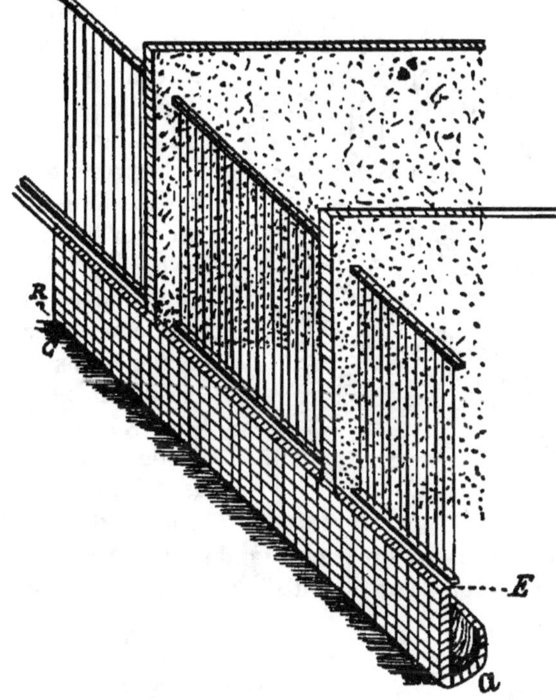

Ces dessins sont copiés des installations de M. Van Goidsenhoven d'Esemael ; dans cette porche-

Fig. VIII

rie la longueur d'auge est considérable car elle n'est point interrompue par la présence des portes, qui toutes s'ouvrent du côté opposé et donnent accès dans la vaste cour intérieure (voir plan XXII). On reproche à ce système de ne pas permettre la limitation de la durée des repas et de s'opposer au nettoyage et au lavage journaliers des auges. A la vérité, dans les établissements d'engraissement ces inconvénients sont plus apparents que réels : lorsque l'alimentation est rationnelle, les animaux font eux-mêmes le nettoyage de l'auge, et, comme il résulte des observations de M. Jacobs (p. 69), la limitation de la durée des repas n'est pas favorable à la marche de l'engraissement.

Au point de vue hygiénique les modèles suivants sont certainement supérieurs à celui que nous venons de décrire et doivent seuls servir dans les loges des truies nourrices ; ils se groupent en deux catégories : ceux à auge fixe, et ceux à auge basculante.

Les fig. IX et X représentent des modèles du premier genre : un bac (fig. IX, *a*) en faïence est solidement maçonné dans la paroi ; un volet (fig. X) et une grille en fer (fig. IX) oscillent autour de char-

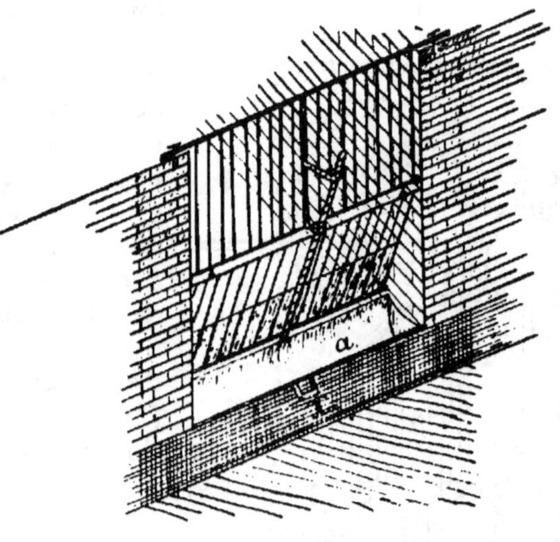

Fig. IX.

nières placées à leur bord supérieur tandis que leur bord inférieur est garni d'un verrou ou d'un mécanisme plus

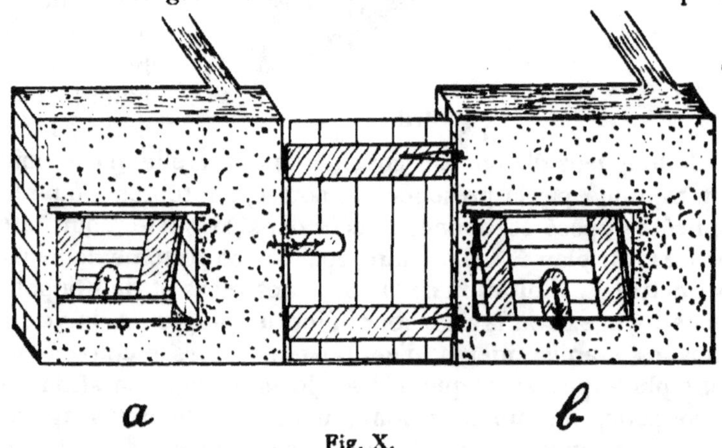

Fig. X.

compliqué servant à immobiliser les battants dans diverses positions. Quand on veut distribuer le repas aux animaux

on tire le verrou, puis on pousse la cloison devant soi
jusqu'au bord opposé de l'auge où le même verrou la retient
(fig. IX et fig. X, *a*) : on peut alors nettoyer l'auge et y verser
les aliments sans être incommodé par les animaux. La besogne
terminée on rend l'accès de l'auge aux porcs en ramenant le
volet ou la grille à sa position première.

On peut aussi faire basculer la grille sur les deux extrémités de l'auge (fig. XI) : au moment de la distribution des

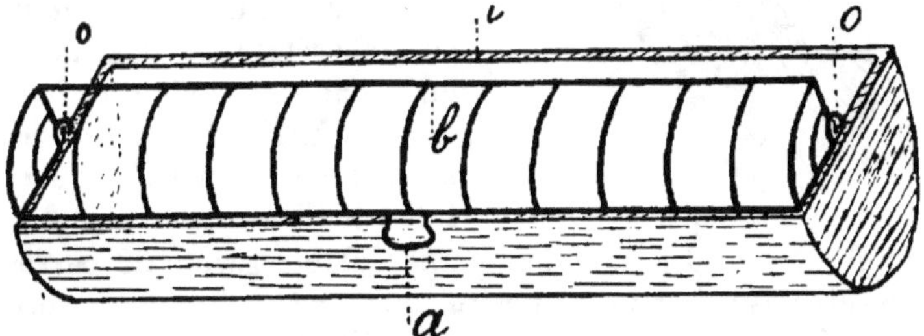

Fig. XI.

aliments la grille est soulevée par la poignée *a*, pivote sur les
points 0 0, et prend contact par la barre *b* avec le bord antérieur de l'auge (*i*) ; la manœuvre inverse permet l'accès des
animaux au bac.

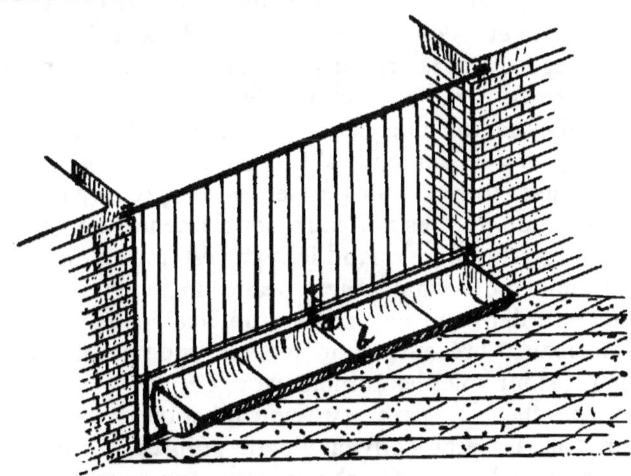

Fig. XII.

La fig. XII montre un modèle du deuxième genre : l'auge

bascule sur son axe longitudinal et le verrou immobilisa-
teur est porté par la grille fixe. Notre dessin représente l'auge
vue du côté du couloir de service, elle est disposée à recevoir les aliments; cette opération faite on la fera busculer vers

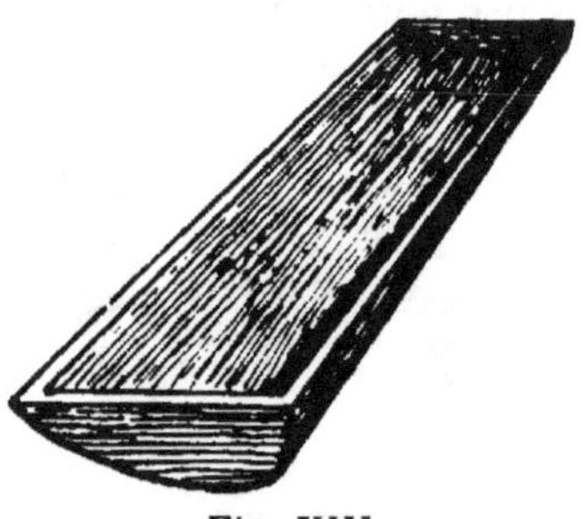

Fig. XIII.

l'intérieur de la loge et le
verrou, qui la retenait en *a*,
la fixera alors en *b*.

Dans les systèmes où les
volets sont mobiles, on choisit de préférence des auges
en faïence du modèle ci-con-
tre (fig. XIII). L'auge basculante ne se construit qu'en
tôle émaillée.

La fig. XII représente l'auge basculante garnie de barres
transversales ; c'est un dispositif qui peut s'adapter aux différents modèles d'auges malgré la diversité des matériaux
qui servent à leur fabrication ; il est utile à un double point
de vue : l'auge est ainsi consolidée, et les animaux doivent se
tenir droit devant le réservoir et perpendiculairement à son
axe longitudinal, ils ne peuvent ni se placer en travers dans
l'auge ni refouler leurs voisins vers les extrémités du bac.

Dans les augettes de forme ronde on dispose les barres
transversales suivant les rayons du cercle dont la circonférence est formée par le bord du réservoir.

Comme il est admis que trois repas par jour suffisent au
porc adulte, on s'est demandé s'il n'était pas possible de supprimer les auges individuelles et de les remplacer par un réservoir commun où les animaux sont amenés en groupes
pour réintégrer les loges quand le repas est terminé. Ce procédé économiserait certainement beaucoup de main-d'œuvre
et diminuerait dans une mesure très appréciable les frais d'installation, mais il présente en même temps de nombreux inconvénients dont voici les principaux :

1° Une porcherie où pareil système fonctionne ne saurait
être tenu dans un état convenable de propreté : autour de
l'auge commune il y a, après chaque repas, un bourbier infect
résultant du pétrissage d'un mélange d'aliments et de déjections animales, et les porcs, en regagnant leurs loges respec-

tives, emportent entre leurs onglons une certaine quantité de cette boue qui se perd partiellement dans les couloirs.

2° Tous les animaux se remuent dès que la première série est admise au bac ; s'il y a plusieurs groupes la durée des repas se prolonge outre mesure et le repos des animaux est troublé pendant la plus grande partie de la journée.

Dispositions intérieures.

L'intérieur de la porcherie est divisé en loges, elle-mêmes disposées en séries et en rapport par une de leurs faces avec un couloir de service ; celui-ci sert tantôt en même temps à la distribution des aliments et à l'enlèvement du fumier (pl. XXIII), et tantôt au premier usage seulement (pl. XXII et XX) le fumier étant enlevé alors par les portillons des loges périphériques (pl. XX) ou par la porte principale (pl. XXII). Selon les besoins du service la largeur des couloirs varie de 1.20 m. à 1.50 m..

La hauteur des séparations ne peut pas descendre en dessous de 1.20 m. dans les loges des truies nourrices et des porcs à l'engrais, et de 1.40 m. quand la loge est habitée par un verrat; dans la fig. VII la hauteur des parois séparatrices des loges pour truies nourrices atteint 1.40 m., ce qui nous paraît exagéré : pareilles cloisons empêchent la diffusion de la lumière et sont d'un prix de revient élevé.

La loge de la truie nourrice aura comme dimensions 2.30 m. × 2.30 m., soit environ 5 mètres carrés, celle du verrat une moitié en plus. Les loges réservées aux nourrains et aux porcs à l'engrais doivent être suffisamment spacieuses pour pouvoir héberger une vingtaine de porcelets et sept porcs du poids individuel de 100 kg. ; il faut avant tout assurer aux animaux une longueur d'auge suffisante : la plus forte dimension de la loge sera parallèle au couloir d'alimentation et au besoin les portes de deux loges contiguës seront disposées en angle rentrant (pl. XX *m n* et *o n*).

Quel espace faut-il réserver aux animaux nourris en groupe ? Voici deux avis, l'un émanant d'un praticien, l'autre d'un organisme administratif :

Damman recommande de calculer la dimension des loges d'après les bases suivantes : 4 m. c. pour la truie nourrice et le verrat ; porcs à l'engrais : 1.5 m. c., 2 m. c. et 2.5 m. c. d'après la taille ; porcelets : 0.5 m. c. à 0.6 m. c. ; nourrains : 0.8 m. c. à 1 m. c..

Dans les porcheries construites par l'administration des Domaines de Prusse, les espaces à réserver aux animaux sont:

Porcelet 0.5 à 0.6 m. c.,
nourrain de 30 kg. 0.8 m. c.,
nourrain de plus de 30 kg. 1.0 m. c.,
porc à l'engrais 1.6 à 2.0 m. c.,
porcs à l'engrais en groupe, par tête 1.2 à 1.6 m. c.,
truie nourrice 3.9 m. c.,
verrat reproducteur 3.4 à 3.9 m. c..

Afin d'éviter un isolement complet des animaux et de permettre une inspection facile et rapide des loges, on a pris l'habitude de construire la paroi qui regarde le couloir de service en matériaux réunis à claire-voie. Cette précaution est presque indispensable quand la loge est habitée par une truie portière ; il est en effet établi que l'isolement continu et absolu influe défavorablement sur le tempérament des femelles utilisées à la reproduction : elles deviendraient moins sociables et plus mauvaises mères.

Les cloisons qui séparent les loges les unes des autres sont de préférence construites en matériaux imperméables ou imperméabilisés : le bois doit être proscrit, la grille ne convient pas, les plaques en tôle galvanisée sont meilleures, mais les matériaux de choix sont les briques et le ciment. Les murs de l'épaisseur d'une demie brique doivent être consolidés au bord supérieur par une armature en fer de la forme d'un U renversé; ceux qui présentent une épaisseur double ne demandent pas ce genre de renforcement.

Les rigoles qui servent à l'écoulement des déjections liquides, doivent pouvoir être nettoyées sans troubler le repos des animaux ; les meilleures sont à ciel ouvert et circulent de chaque côté du couloir de service.

Dans les loges qui abritent les porcs à l'engrais l'aire présente deux niveaux ayant entre eux une différence de 15 cm. environ: les animaux déposent leurs excréments dans la partie déclive et choisissent leur gîte sur la partie surélevée de l'aire. Le sol est uniformément incliné dans les compartiments réservés aux truies nourrices : le gîte en planche n'est utile que pendant la saison froide, et il rend alors de réels services, car les jeunes porcelets ne supportent pas le contact d'une aire froide, notamment de celle qui est cimentée.

Lorsque la truie et ses petits habitent un toit à porc, les porcelets reçoivent leurs premiers aliments en l'absence de la mère ; ou bien on peut sceller à l'angle le plus élevé de l'aire un râtelier en fer à travers lequel les porcelets seuls peuvent passer ; l'espace ainsi isolé contient l'augette destinée à recevoir les aliments que les jeunes ingèrent en surplus de ce qu'ils tettent.

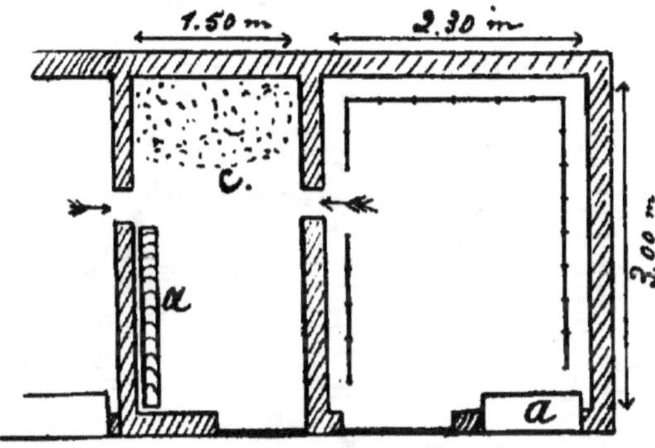

Fig. XIV.

Dans les porcheries modèles il est réservé une loge spéciale (fig. XIV, c) aux porcelets encore à la mamelle ; ailleurs les premiers aliments leur sont distribués 'dans un espace isolé dans le couloir de service ou dans le couloir paddock (pl. XXIII s).

Une logette pour porcelets suffit à deux loges principales : on y amène alternativement les petits de l'une et de l'autre portée. L'aire de la logette est partiellement recouverte d'une couche de sable mélangé à du gravier, de la cendrée, et de la terre végétale (fig. XIV c), à l'extrémité opposée est placée l'augette allongée ou circulaire à compartiments.

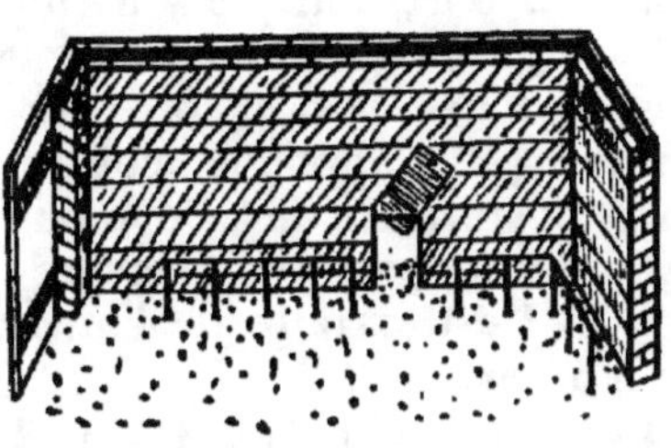
Fig. XV.

La fig. XV montre la place et la grandeur de l'ouverture de communication entre l'espace clos occupé par la mère et celui qui est réservé à ses jeunes.

Les dessins XIV et XV ont été copiés par l'un de nous des

installations d'un grand éleveur de porcs des environs de Meissen en Saxe ; ils comprennent certains détails que nous avons omis jusque maintenant : une barre de fer en position horizontale contourne les côtés de la loge à l'exception de celui de devant ; elle est soutenue à 30 cm. du sol et à égale

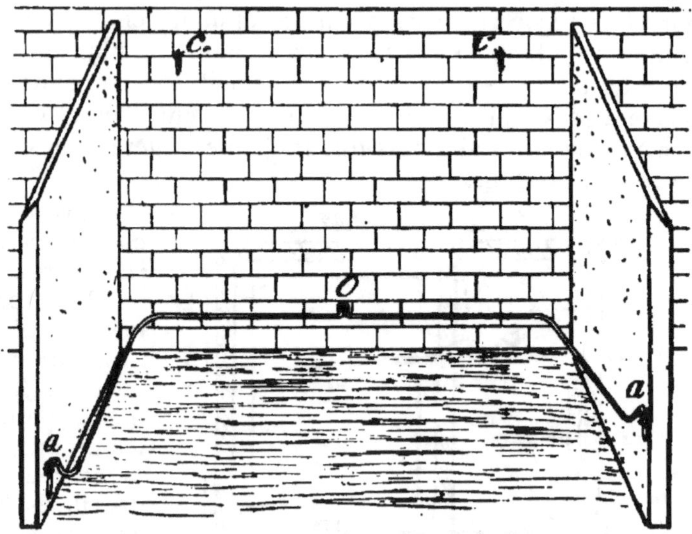

Fig. XVI.

distance des parois au moyen de pièces de fer plus courtes solidement fixées par le bas et distantes de 40 cm. environ.

Le même dispositif existe dans la fig. XVI, mais ici la barre horizontale n'est fixée qu'en trois points *a o a* ; lorsque son emploi n'est plus indiqué elle est dégagée des attaches *a a*, pivote sur le point *o* et s'applique contre la paroi postérieure de la loge où elle est retenue par les clapets *c c* (la fig. XVI est extraite de l'ouvrage de Nörner.)

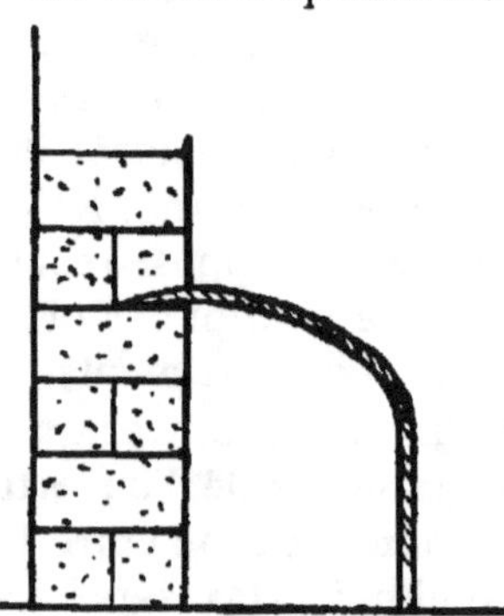

Fig. XVII.

Les fig. XVII, XVIII et XIX nous montrent trois autres variantes de ce genre de construction : dans le modèle XVII la barre horizontale est supprimée et tous les piquets verticaux sont recourbés par leur extrémité supérieure qui s'enfonce dans la paroi ; dans les fig. XVIII et XIX la tige horizontale en fer est remplacée par un épais madrier placé à plat et contre le mur (fig. XVIII), placé sur champ et à une certaine distance de la paroi (fig. XIX).

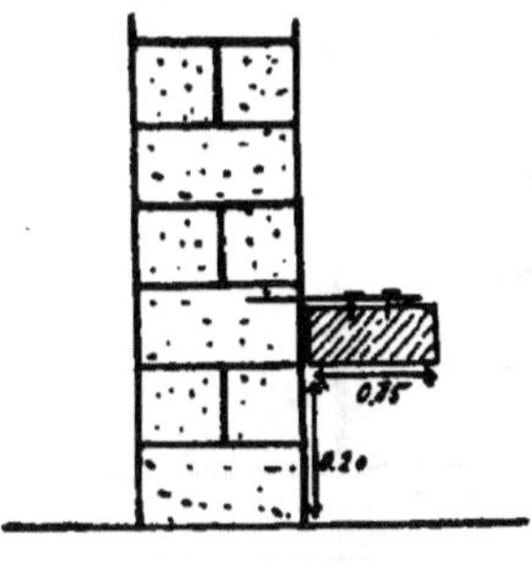

Fig. XVIII.

Ces dispositifs si variés ont tous le même but : empêcher la mère de se coucher le dos contre les parois de la loge et créer une sorte de chemin de ronde ou les petits peuvent circuler à l'abri de tout danger ; on a en effet observé que, cette précaution ayant été omise, les jeunes porcelets sont exposés à être écrasés entre les parois de la loge et le dos de la truie, qui souvent se laisse choir avec précipitation et sans prendre la moindre précaution vis-à-vis de sa progéniture. Ces accidents deviennent rares dès que les jeunes ont dépassé l'âge de 10 jours, aussi les systèmes amovibles (fig. XVI) sont-ils à préférer aux dispositifs fixes qui eux réduisent d'une manière permanente la partie disponible de l'aire de la loge.

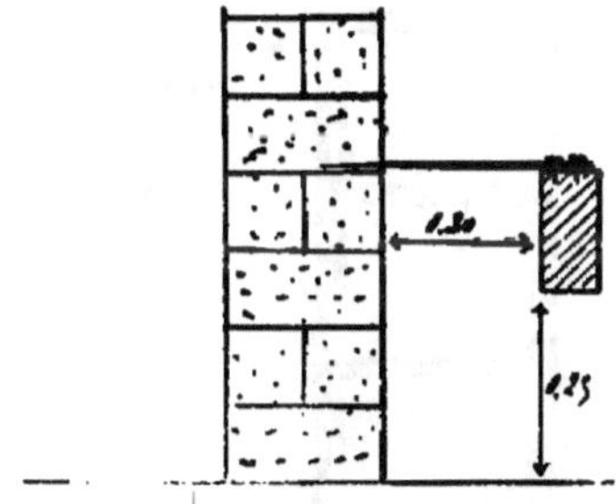

Fig. XIX.

Plans de porcheries.

Les fig. XX et XXI nous représentent le plan et la vue d'une porcherie modèle du Danemark. On y voit deux séries de loges séparées par un couloir central ; une porte fait communiquer chaque loge avec le couloir de service et un portillon, situé à la paroi opposée, donne accès dans la prairie contiguë ; l'entrée est en *e*, à l'extrémité opposé se trouvent la fosse à fumier et le paddock pour le verrat (*F & P*) ; de chaque coté (Pr.) existent des parcelles de terrain gazonné

au milieu desquelles est creusé un puits à ciel ouvert ; c'est
là que les truies portières et nourrices se donnent du mouvement et que les élèves de l'espèce porcine prennent leurs
ébats ; tous les animaux peuvent se rafraîchir et se baigner
au moment des fortes chaleurs.

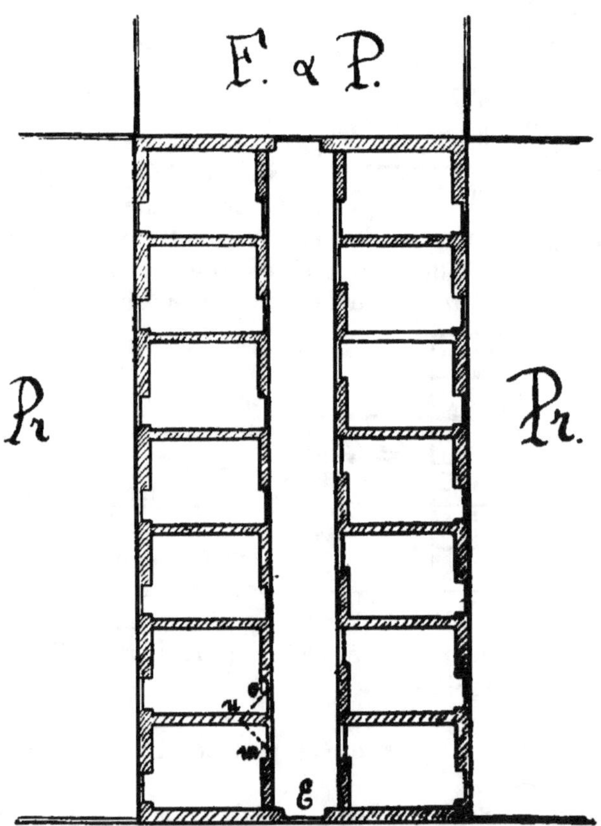

Fig. XX.

Le plan XXII a été copié en partie des installations de
M. Van Goidsenhoven d'Esemael. Les locaux y sont groupés
suivant les trois côtés d'un rectangle. Le bâtiment de front
fait corps avec les autres constructions de la ferme et comprend la salle de manutention et de préparation des aliments

(*Cu*), des magasins (*M M*), un local où s'effectuent les pesées des porcs et du bétail ; dans les sous-sols se conservent les aliments ensilés et les tubercules, à l'étage ceux de nature pailleuse ainsi que les grains et les farines; le centre est utilisé comme remise pour chariots et instruments aratoires, celle-ci est ouverte d'un côté et clôturée de l'autre par la porte (*y*) qui donne accès dans la cour intérieure de la porcherie (*F*). La cour de la porcherie se compose de la fosse à fumier centrale et d'une plate-bande pavée de 1.20 m. de largeur ; la plate-bande s'élargit en *C* et en *C'* pour former voûte aux deux citernes à purin qui communiquent entre eux par un tuyau

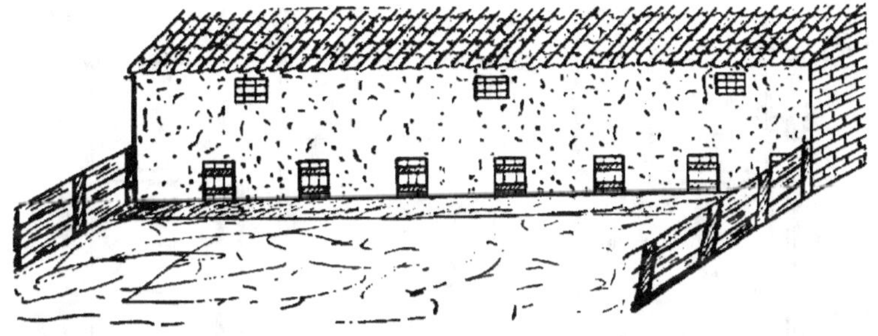

Fig. XXI.

souterrain ; la pompe (*k*) est adossée au mur dans la prairie contiguë et plonge dans la citerne *C*. L'aire de la fosse à fumier est surélevée au centre et deux rigoles latérales à ciel ouvert conduisent l'excès de liquide vers les citernes à purin ; un tuyau souterrain situé dans la plate-bande pavée joue le même rôle à l'égard des déjections qui s'écoulent directement de la porcherie.

Les loges sont réparties sur deux rangées indépendantes et communiquent directement avec l'extérieur ; chaque série comprend un couloir de service propre (*c*) ; les auges (*a*) occupent toute la longueur du couloir de service ; il y a des cheminées d'appel (*ch*) et des ouvertures par où pénètre l'air frais (*v*) ; les loges des truies portières ont 2.30 m. sur 2.35 m. ; celle du verrat placée au bout et à gauche a des dimensions plus grandes. L'aire présente une double inclinaison : une

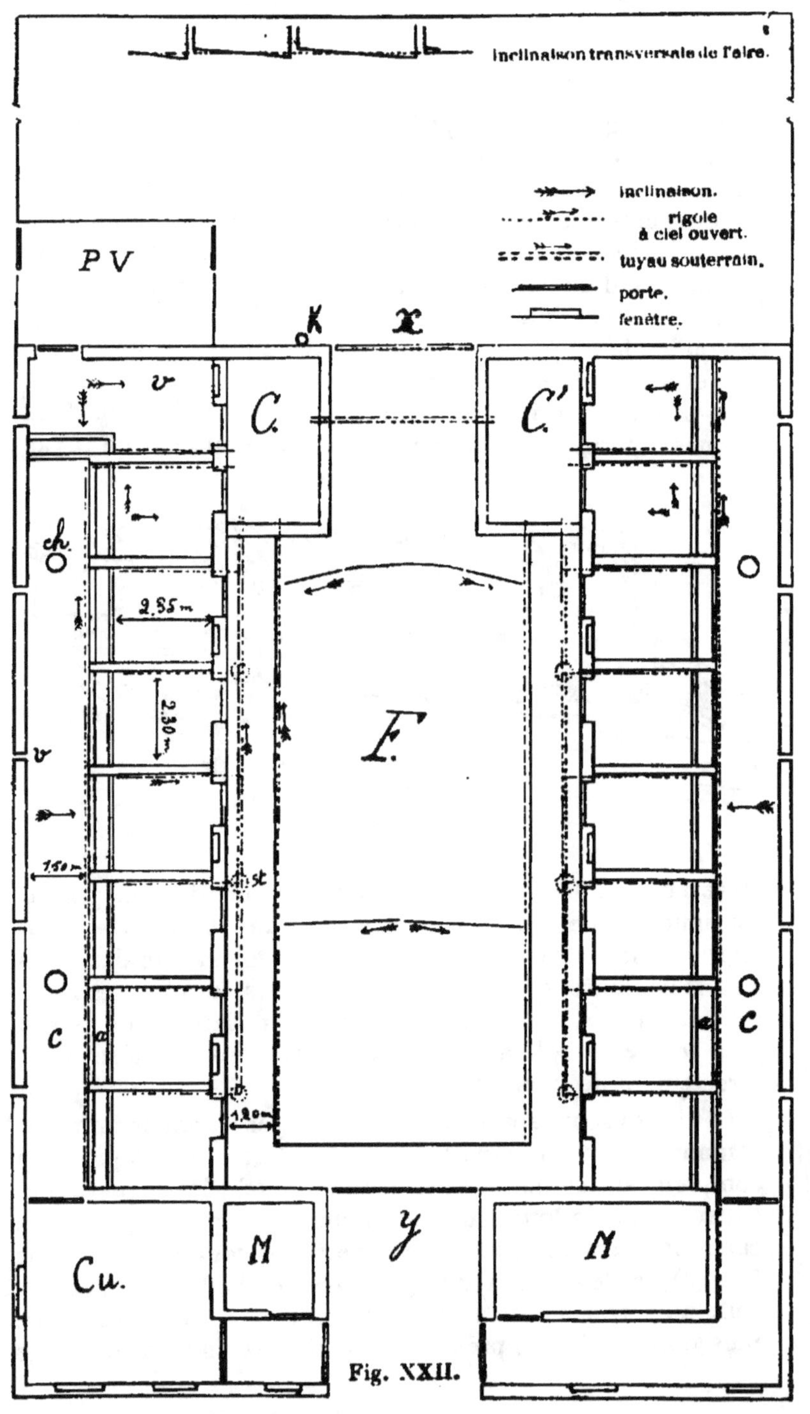

Inclinaison transversale de l'aire.
inclinaison.
rigole à ciel ouvert.
tuyau souterrain.
porte.
fenêtre.
P V
C.
C'
ch.
v
v
c
c
a
2.35 m
2.30 m
1.50 m
1.20 m
st
F.
K
x
Cu.
M
y
N
Inclinaison transversale de l'aire.
Fig. XXII.

du couloir de service vers la cour, une seconde, d'un côté
à l'autre ; le niveau général reste plan grâce à la disposition
figurée tout en haut du plan XXII.

La fig. VII représente la coupe d'une aile du bâtiment prise
au niveau d'une des parois latérales des loges ; elle montre
les dimensions des portes, de l'auge, du couloir de service,
la hauteur des murs extérieurs et des cloisons séparatrices

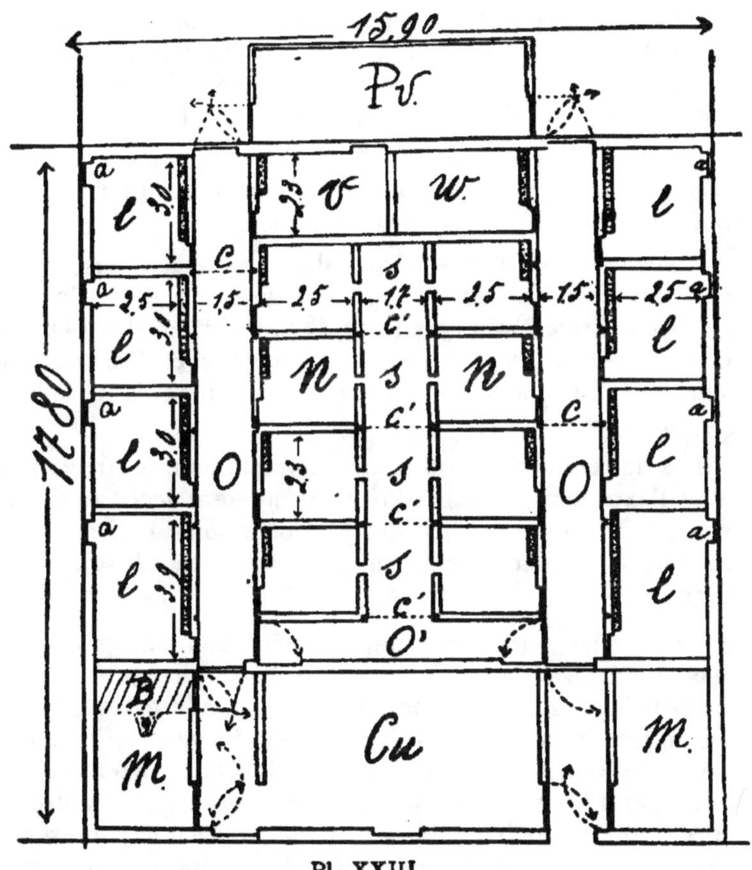

Pl. XXIII.

(1.40 m.,exagérée),l'inclinaison antéro-postérieure de l'aire ;
on y voit encore la coupe de la plate-bande avec le canal

souterrain (*E*), celle de la fosse à fumier etc... La coupe du toit nous montre celui-ci incliné vers la prairie contiguë, excellente disposition qui permet de se débarrasser des eaux météoriques tout en les empêchant de laver et d'appauvrir l'engrais accumulé dans la fosse à fumier.

La fig. VIII complète les fig. XXII et VII : la grille, simulée en coupe par la ligne *a b* dans la fig. VII, est représentée en totalité dans la fig. VIII.

Pareille construction est très hygiénique en été, mais devient trop froide en hiver ; elle est au surplus d'une installation coûteuse, occupe une grande superficie de terrain et compte trop de mètres carrés de murs extérieurs.

La figure XXIII représente le plan d'une porcherie à quatre séries de loges, deux couloirs de service, un couloir paddock pour porcelets et un couloir de jonction.

Au centre, c'est-à-dire à l'abri du rayonnement des murs et des courants d'air, sont groupées en deux séries parallèles les loges des truies nourrices (*n n*), la loge du verrat (*v*) et celle des truies vides (*w*) ; les porcs à l'engrais et les nourrains sont hébergés dans les loges (*l*) qui occupent la périphérie du bâtiment.

Les deux couloirs principaux communiquent directement avec l'extérieur ; les loges latérales donnent accès au dehors par des demi-portes (*a*) ; des paddocks sont aménagés tout autour du bâtiment, sauf du côté de la façade qui forme pignon.

Le jeu des portes et l'emplacement des cloisons amovibles (*c c*) prévus dans les couloirs de service sont calculés de telle façon qu'un seul homme puisse conduire les animaux, en un rien de temps, dans le paddock du verrat (Pv.), dans une loge non habitée, sur la bascule etc...; exemple : on veut peser les porcs qui occupent la loge du fond à droite ; la cloison amovible *c* du couloir de droite ne peut rendre aucun service et est enlevée, celle du couloir de gauche est placée le plus en avant possible, les deux portes du couloir de jonction sont ouvertes, la première cloison amovible *c'* du couloir paddock est mise en place, et la porte de la plate-forme de la bascule et celle du couloir de service de gauche sont ouvertes et immobilisées en équerre.

A cause de la présence des cloisons amovibles c' c'... dans le couloir paddock, il est indispensable de commencer l'alimentation des porcelets par ceux qui occupent la logette du fond ; il est vrai que ces cloisons sont très peu hautes et qu'un homme peut les enjamber sans grand effort.

Nous préférons les cloisons qui glissent dans les mortaises à celles qui pivotent sur des gonds à la façon des portes ; les premières présentent l'avantage d'être amovibles et il n'en faut qu'une par couloir de service ; lorsque les mortaises dans les murs sont suffisamment profondes les cloisons sont solidement maintenues, il est néanmoins bon de les pourvoir d'un verrou qui les immobilise par le dessus.

— o —

LE PORC ENVISAGÉ COMME ANIMAL DE BOUCHERIE.

La consomation de la viande et de la graisse de porc augmen
régulièrement alors que la production porcine paraît avoir attei
son apogée (consulter les statistiques imprimées au commen

		Années	Importations mises en consommation	
			Têtes	Valeur en francs
Porcs vivants	a/	1900	36	—
	b/	1901	193	—
	c/	1902	87	—
	d/	1903	148	—
	e/	1904	51	—
	f/	1905	37	1.600
	g/	1906	44	4.138
	h/	1907	101	7.497
Saindoux naturel.	a/	1900	11.238.574 kg.	—
	b/	1901	14.103.073 »	—
	c/	1902	10.381.478 »	—
	d/	1903	10.729.097 »	—
	e/	1904	11.526.400 »	—
	f/	1905	14.062.264 »	15.468.490
	g/	1906	13.737.230 »	15.797.814
	h/	1907	11.935.359 »	14.322.431
Viande fraiche de porc.	a/	1900	95 »	—
	b/	1901	0 »	—
	c/	1902	354 »	—
	d/	1903	75.297 »	—
	e/	1904	17.393 »	—
	f/	1905	a) bêtes entières et demi-bêtes. 156 »	220
			b) quartiers et autres morceaux. 0 »	0
	g/	1906	a) bêtes entières et demi-bêtes. 170.009	261.813
			b) quartiers et autres morceaux. 0 »	0
	h/	1907	a) bêtes entières et demi-bêtes. 8.547 »	12.785
			b) quartiers et autres morceaux. 0 »	0
Viandes non dénommées.				
(Jambons, salés et	a/	1905	12.943.259 »	12.943.259
fumés de porc, lan-	b/	1906	17.237.925 »	17.237.925
gues de bœuf, etc.)	c/	1907	14.464.633 »	14.464.633

ment de ce travail).La Belgique voit constamment fléchir le chiffre d'exportation de la viande fraîche et s'accroître celui de l'importation du saindoux, du lard salé ou fumé, des jambons etc...

Voici ce que nous enseignent à ce sujet les statistiques agricoles :

Exportations des marchandises belges ou nationalisées		EXCÉDENT		
Têtes	Valeur en francs	de l'importation.	de l'exportation.	
952	—	—	916	a/
69	—	124	—	b/
40	—	47	—	c/
50	—	98	—	d/
30	—	21	—	e/
255	22.970	—	218	f/
236	28.099	—	192	g/
227	25.623	—	126	h/
9.111.105 kg.	—	2.127.469 kg.	—	a/
9.846.379 »	—	4.256.694 »	—	b/
7.668.520 »	—	2.712.958 »	—	c/
7.211.698 »	—	3.517.399 »	—	d/
7.319.736 »	—	4.206.664 »	—	e/
9.345.540 »	10.280.094	4.716.724 »	—	f/
9.574.555 »	11.010.738	4.162.675 »	—	g/
7.758.443 »	9.310.132	4.176.916 »	—	h/
6.730.525 »	—	—	6.730.430 kg.	a/
3.267.708 »	—	—	3.267.708 »	b/
2.097.663 »	—	—	2.097.309 »	c/
2.635.136 »	—	—	2.559.839 »	d/
2.046.602 »	—	—	2.029.209 »	e/
2.415.335 »	3.405.622	—	2.441.390 »	f/
26.211 »	40.103	—		
1.007.150 »	1.551.011	—	852.257 »	g/
15.116 »	25.093	—		
1.377.381 »	2.052.298	—	1.378.867 »	h/
10.033 »	16.153	—		
1.985.604 »	2.482.005	10.957.655 »	—	a/
2.063.393 »	2.579.241	15.174.632 »	—	b/
1.755.301 »	2.194.126	12.270.507 »	—	c/

Dans l'appréciation d'un lot de porcs mis en vente, l'acheteur tient compte d'un certain nombre de facteurs, que le nourrisseur et le vendeur ont intérêt à connaître ; passons les en revue :

Les exigences de nature commerciale.

L'acheteur désire de la marchandise courante, c'est-à-dire celle qui satisfait les désirs et les goûts du consommateur. Le porc anglais et celui croisé près du sang pur sont très recherchés par les commerçants qui débitent de la viande fraîche ; il ne faut pas néanmoins que l'engraissement soit poussé au delà de certaines limites. La charcuterie bruxelloise porte ses préférences sur les animaux ayant atteint 105 kg., poids moyen résultant de quelques milliers de pesées effectuées au marché hebdomadaire d'Anderlecht. Les porcs engraissés dans le pays de Herve (de sang anglais ou allemand) y atteignent des prix plus élevés au kg. que ceux, plus lourds, appartenant à la race flamande ; la plupart de ces derniers sont vendus aux charcutiers qui habitent la province, et dont la clientèle est moins exigeante que celle des débitants de Bruxelles.

Le rendement probable.

Le rendement n'est autre que le pourcentage de viande et de lard obtenus à l'abatage, ou encore la somme de viande nette par 100 kg. de poids vif.

A Bruxelles on entend par viande nette : l'animal saigné et échaudé auquel on a enlevé les viscères et la graisse qui les entoure, les extrémités des pattes jusqu'aux genoux et jarrets, la langue ; les abatteurs soustraient en outre 1 à 2 kg. de viande en faisant la toilette du cou, le nettoyage du trou de saignée, l'arrachement de la jugulaire etc. La tête, les oreilles, la queue, les rognons et la graisse des rognons comptent comme viande nette.

A Liége on extrait les rognons de leurs capsules adipeuses, la queue est sectionnée à la base et les pattes de derrière sont conservées intactes. (1)

___

(1) Brouwier : Exposé simple et pratique de tous les facteurs qui peuvent conduire à la détermination de la valeur marchande des animaux de boucherie, 1905-1906.

Parmi les différentes espèces animales de boucherie c'est l'espèce porcine qui se place en tête au point de vue du rendement en viande nette. Au concours de bétail gras d'Anderlecht les bœufs primés rapportent rarement au de là de 68 °/₀, alors que les porcs fin gras des races anglaises atteignent des rendements de 80 et 82 °/₀.

Cornevin a donné jadis le rendement moyen des différentes espèces animales de boucherie :

> Espèce bovine : 53 °/₀
> » ovine : 48 °/₀
> » porcine : 77 °/₀
> » cuniculine : 52 °/₀
> » chevaline : 54 °/₀

A ces chiffres nous opposons ceux extraits du travail de M. Brouwier, qui ont l'avantage d'être plus récents :

> Espèce bovine : °/₀ variable avec les catégories.
> » ovine : 50 °/₀
> » porcine : 78 °/₀
> » chevaline : 60 °/₀.

Le rendement varie :

1° *Avec le mode d'abat* ; toutes choses égales le rendement à Liége est plus considérable que celui observé à Bruxelles, car il est hors de doute que les rognons et la queue pris ensemble pèsent moins lourd que les pattes postérieures sectionnées aux jarret. Les charcutiers allemands ne sectionnent pas les pattes des porcs abattus et le rendement est encore plus élevé : 86,5 °/₀ en moyenne alors que M. Brouwier donne les chiffres suivants : 80 °/₀ pour les animaux de 1ʳᵉ qualité, 78 °/₀ pour ceux de 2ᵐᵉ qualité, et 75 °/₀ pour ceux de 3ᵐᵉ qualité.

2° *Avec l'âge des animaux*, autrement dit *avec le poids vif:* Voici ce que dit à ce sujet M. Brouwier : « la perte en abats (mode d'abat de Liége) des porcs de 80 kilog. brut est en moyenne de 18 ¹/₂ kilog. ; elle augmente très approximativement de 1 ¹/₂ kilog. par 10 kilog. Le rendement s'élève dans les proportions indiquées dans le tableau suivant :

Je prends cinq porcs de bonne qualité et de conditions égales, mais de poids vif différent :

Poids vif	perte en abats	poids nets	rendement par 100 k.
80 kg.	18 $^1/_2$ kg.	61 $^1/_2$ kg.	76.87 %
90 »	19 $^1/_2$ »	70 $^1/_2$ »	78.33 »
100 »	21 »	79 »	79.00 »
110 »	22 $^1/_2$ »	87 $^1/_2$ »	79.54 »
120 »	24 »	96 »	80.00 »

D'après M. Rasquin (1) le porc flamand de 170 kilog. donnerait un pourcentage de viande nette s'élevant à 77 %, alors que celui de 120 kilog. ne produirait, dans les mêmes conditions, que 75,5 %, ces chiffres confirment ceux avancés par M. Brouwier.

3° Avec l'état de réplétion du tube digestif : un porc qui termine son repas rend moins que celui qui est à jeun ; le premier a une valeur moindre au kg. vivant que le second. Quelquefois la convention entre vendeur et acheteur et plus souvent encore les habitudes locales prévoient la soustraction d'une certaine tare au profit de l'acheteur. Au marché d'Anderlecht les porcs exposés en vente sont gavés d'aliments ; la tare y est abolie et l'acheteur bénéficie seulement des fractions de kilogramme.

4° Avec l'état de graisse. Le rendement augmente avec le degré de l'engraissement, car la graisse se dépose surtout dans les parties du corps qui comptent parmi la viande nette au moment de l'abatage. La graisse, dite de toilette, c'est-à-dire celle qui est contenue entre les ligaments des viscères abdominaux et thoraciques, est relativement peu abondante dans l'espèce porcine : elle oscille autour du poids de 2 kg. par 100 kg. de viande abattue ; la graisse souspéritonéale, désignée sous le nom de panne au niveau du flanc et de la paroi ventrale inférieure, pèse au contraire de 4 à 5 kg. et exceptionnellement 6 kg. quand le porc est très gras ; le lard gras du dos augmente aussi avec le degré de l'engraissement.

---

(1) Engraissement du porc par Rasquin, agronome de l'Etat à Thuin.

Le rendement des porcs obèses des concours peut atteindre 86 °/₀, et Marcel Vacher cite l'exemple d'un porc craonnais du poids vif de 103 kg. qui, tué en décembre 1903, a fourni 89 kg. de viande nette.

5° *Avec la conformation ;* les animaux courts sur pattes, à ossature fine, tête petite, ventre rond, flanc fermé, dos horizontal et large, croupe longue, jambons épais et descendus, sangles arrondies, côtes cintrées, sont ceux qui donnent les rendements les plus forts.

C'est une erreur de croire, et qui s'applique aussi bien au bœuf de boucherie qu'au porc gras, que l'animal qui a le corps très long est favorisé au point de vue du rendement. Cette longueur exagérée du corps est une qualité si elle résulte d'un développement plus grand de la croupe, et un défaut quand elle siège exclusivement dans l'échine, parce que dans ce cas, les viscères abdominaux se développent dans les mêmes proportions : M. Brouwier a observé que le foie des porcs, dits flandrins, pèse en moyenne 1 kg. de plus que celui des porcs du pays de Herve et le sang 1/2 kg. en plus.

Dans son travail magistral sur l'inspection des viandes de boucherie, Ostertag donne le poids moyen des viscères et organes abdominaux du porc :

	chez le porc moyennement gras.	chez le porc gras.
Contenu de l'estomac et de l'intestin	7 °/₀	5 °/₀
Estomac vide (parois)	1.2 »	0.7 »
Intestin vide »	3.9 »	2.2 »
	12.1 »	7.9 »

Poids du foie : 1 à 2.45 kg. soit $\frac{1}{40}$ du poids du corps ;

Poids des rognons : 420 gram. soit $\frac{1}{150}$ du poids du corps.

6° *Avec le sexe.* Les castrats fournissent le maximum de viande nette à l'abatage : ils atteignent plus rapidement le fini de l'engraissement que les truies et les verrats, chez lesquels les instincts génésiques persistent. Les truies, qui ont été utilisées à la reproduction, rendent, après engraissement, 2 à 3 °/₀ en moins que les castrats.

7° *Avec la race.* Ce facteur intervient en ce sens que la

conformation du corps ainsi que l'aptitude à déposer de la graisse sont des caractères ethniques. Dès lors on comprend aisément que, comparés d'après l'importance du rendement, le porc Yorkshire se classe bien avant le porc flamand ou indigène, le porc allemand occupant une situation intermédiaire.

D'après M. Brouwier le porc anglais rapporte 2% de plus que le Holstein, et ce dernier dépasse de 2% le porc indigène légèrement croisé et de 5 à 6 $\%$ le porc commun.

M. Rasquin fournit à ce sujet les chiffres suivants :

Race flamande :

Porc du commerce (120 kg. maximum) { gras 77 $\%$ / demi-gras 74 $\%$

Race croisée :

Porc du commerce (120 kg. maximum) { gras 81 $\%$ / demi-gras 78 $\%$

La qualité de la viande et du lard.

L'acheteur qui paie au kilog. vivant ne désire pas seulement recueillir la plus forte somme possible de viande nette, il veut au surplus que sa marchandise soit de bonne qualité.

Le *lard* doit être d'un blanc mat, gras au toucher, ferme et compact, sans vacuoles ; il sera dépressible et dépourvu d'élasticité : il conservera donc l'empreinte du doigt. Le lard jaune ou huileux est souvent la conséquence d'une alimentation irrationnelle ; toutefois la graisse de porc qui subit un commencement de décomposition prend également cette teinte ; fibreux, élastique et à vacuoles, il indique un animal insuffisamment gras, à viande coriace. Les commerçants qui débitent la *viande* de porc telle quelle, la préfèrent pâle, suffisamment consistante cependant, grasse au toucher quoique peu persillée ; lorsque l'article à mettre en vente doit subir la salaison, il faut l'exiger de consistance aussi ferme que possible, et la couleur rouge n'est plus un défaut dans ce cas.

Il n'est pas toujours aisé de préjuger exactement du vivant de l'animal, des propriétés organoleptiques de la viande et de la graisse. Voici les éléments que l'on peut consulter à cette fin :

1° *Le maniement*, autrement dit l'exploration manuelle des dépôts de graisse sous-cutanés : l'acheteur, en palpant les régions du dos et de la croupe, peut apprécier la quantité et la consistance de la graisse sous-cutanée ; chez l'animal vivant la graisse n'est pas figée comme sur le cadavre, mais néanmoins sa dureté relative permet d'augurer d'un lard ferme.

2° *La nature et la qualité des aliments qui ont composé la ration d'engraissement.* Les caractères physiques et les propriétés organoleptiques du lard dépendent en ordre principal de la nature des aliments consommés pendant la période d'engraissement. Nous avons vu précédemment que tous les principes alimentaires (hydrates de carbone, graisse et albumine) peuvent se transformer en graisse animale et se déposer sous cette forme dans les tissus et les organes de l'être vivant. Une constatation qui a sa valeur, c'est que la meilleure graisse de porc est celle qui est élaborée par l'organisme animal en partant des hydrates de carbone de la ration alimentaire ; au contraire les aliments riches en graisse (maïs, riz, certains tourteaux, farine de poisson non dégraissée...) influent défavorablement sur la qualité du lard et de la chair de porc : le premier devient mou et huileux et présente souvent un aspect jaunâtre, la seconde est moins ferme et surtout moins sapide.

Si les porcs provenant de certains établissements d'engraissement ou de contrées agricoles déterminées reçoivent la préférence des marchands, c'est le plus souvent parce que ces derniers ont toute garantie quant à la nature des aliments qui ont formé la base de la ration d'engraissement. Parmi les petits nourrisseurs, certains n'administrent que des aliments de tout premier choix, mais ces particuliers restent ignorés et ne savent pas toujours faire estimer leur marchandise à sa valeur réelle.

La proportion de viande et de graisse.

Lors de son exploration manuelle l'acheteur n'apprécie pas seulement la consistance du lard gras, il juge encore de l'épaisseur de la couche adipeuse souscutanée, qui augmente avec le fini de l'engraissement et parallèlement à un accroissement du rendement.

Jadis, lorsque l'engraissement du porc adulte de race commune était poussé à ses extrêmes limites, il n'était pas rare d'observer des panicules adipeux de 10,15 et 20 cm. d'épaisseur. Mais aujourd'hui que l'ouvrier agricole et industriel, tout comme le citadin, préfère le lard maigre et entrelardé du ventre et des côtes postérieures à l'épaisse couche de graisse qui se dépose en carapace, tout le gras est destiné à passer au fondoir, et l'abondance de ce produit est partout considérée comme onéreuse pour les débitants de viande fraîche. Au surplus lorsque les animaux sont très gras, le noyau des côtelettes s'entoure d'un anneau de graisse dont les ménagères ont horreur (Brouwier) ; ces détails sont très manifestes dans la fig. 7 de la planche VII. Pour ces diverses raisons le commerce actuel demande des animaux musculeux moyennement gras.

D'autres facteurs que l'alimentation et le degré de l'engraissement influent sur la qualité de la viande et du lard et sur leurs quantités respectives, ce sont : l'extérieur, l'âge, le sexe, la race des animaux et les soins hygiéniques dont ils ont été l'objet.

L'extérieur : les porcs à peau rude, couverte de soies normalement développées et régulièrement distribuées sur toute la surface du corps, sont généralement très musculeux et fournissent un lard blanc, ferme et bien entrelardé à la région du ventre.

L'âge : le porc jeune, comme tous les animaux en croissance, prend difficilement de la graisse et fournit à l'abatage une forte proportion de maigre. C'est la raison pour laquelle la charcuterie bruxelloise préfère les porcs agés de 6 à 8 mois. A la campagne, lorsqu'il s'agit de pourvoir aux besoins domestiques, on choisit des animaux plus âgés, à viande plus ferme et mieux formée, au lard plus gras et plus abondant.

Le sexe : les porcs mâles et femelles châtrés à l'âge de six semaines s'engraissent plus rapidement et développent moins parfaitement leur système musculaire que ceux qui n'ont pas subi la mutilation. Il ne faudrait pas cependant en conclure que l'émasculation soit inutile ou contre-indiquée. Bien au contraire les avantages de cette opération ne sont guère discutables : la viande du verrat et du cryptorchide est impropre à la consommation, et saisie par les inspecteurs des viandes, lorsqu'elle dégage une odeur anormale, ce qui est la règle quand on la fait bouillir ; d'autre part la plus value au kg. vif de la jeune truie, comparativement à la femelle castrée, est insignifiante en regard des avantages propres à l'opération : économie d'aliments, rapidité de l'engraissement, augmentation de la précocité etc... Signalons en passant l'utilité de faire maigrir le verrat après qu'il a subi l'émasculation ; cette période d'alimentation insuffisante prend de 3 à 4 semaines et fait perdre à l'animal la presque totalité de la couenne de lard à odeur *sui generis* ; la graisse qui la remplace ensuite offre tous les caractères de celle des castrats hâtifs.

La race : les quantités respectives de viande et de graisse dépendent aussi de la race à laquelle appartiennent les animaux, et certains auteurs distinguent même des porcs à viande, des porcs à graisse et des porcs de production mixte. On a tort, à notre avis, de classer le porc anglais Yorkshire parmi ceux du deuxième groupe, dont le type le plus parfait est le porc à soies frisées de Hongrie (Mangalicza). Si les individus de la race porcine Yorkshire prennent facilement de la graisse, ils ne possèdent pas moins de viande, et ce sont eux qui, abattus vers l'âge de 5 à 8 mois, fournissent la plus forte proportion de rôti tendre dont le goût est exquis. Ces mêmes qualités se retrouvent chez les croisés qui eux aussi sont très appréciés sur le marché belge. Au point de vue de la production d'une chaire abondante et ferme, d'autres races anglaises sont néanmoins supérieures à celle d'York, telle la race dite Berkshire caractérisée par le pelage noir, la liste entête et les quatre balsanes.

Les soins hygiéniques dont les animaux ont été l'objet : le porc vivant en loge et nourri intensivement dès le sevrage livre à l'abatage moins de viande que celui qui a joui, pendant des semaines ou des mois, d'un libre parcours dans les bois, dans les champs ou en prairie. Néanmoins en pratique le premier système prévaut généralement, parce que par un semblable régime les animaux sont plus rapidement soufflés et de qualité marchande, et que d'autre part la viande qu'ils fournissent est pâle et anémique, moins nutritive sans doute mais plus goûtée que celle des porcs soumis à l'engraissement tardif.

Depuis quelque temps on veut réagir, et cela avec raison, contre la tendance presque généralisée aujourd'hui de soumettre les porcs au régime de l'engraissement intensif dès le sevrage. Dans ces conditions les animaux de race anglaise ou près du sang anglais disposent de la graisse en excès, et les carrés (côtelettes) ne comprennent plus que $1/4$ de viande sur $3/4$ de graisse : Lange (1) a délardé suivant la ligne A B (fig. 7, planche VII) des carrés provenant de porcs allemands très améliorés qui avaient été privés de toute liberté et engraissés intensivement dès le jeune âge ; la côtelette ainsi découpée se composait de 50 $^0/_0$ de noyau maigre central et de 40 $^0/_0$ de graisse entourant le noyau ; l'analyse démontra ensuite que celui-ci comprenait dans la matière sèche 53 $^0/_0$ de graisse. Une viande aussi grasse est, de l'avis de Lange, d'un prix onéreux et absolument impropre à la fabrication des conserves salées et séchées.

Ce que Lange a observé se voit aussi à Bruxelles : que de fois, dans les restaurants dont le buffet froid fonctionne activement, le consommateur ne reçoit-il pas une entrecôte très belle en apparence, dont le noyau central, composé de viande blanche et succulante, ne mesure que quelques centimètres carrés de surface !

Nous avons délardé le carré de porc, dont la coupe est représentée dans la fig. 7 de la planche VII, et découpé ensuite une côtelette du poids de 207 grammes répartis comme suit : 58 gr. de noyau maigre central, 72 gr. de graisse périphérique, 46 gr. d'os, et 31 gr. d'autre viande. L'analyse chimique donna les résultats suivants : sur 36 gr. de matière sèche du noyau la graisse était représentée par 9.8 soit 27 $^0/_0$; nous voilà loin encore des 53 $^0/_0$ observés par Lange.

Nous prîmes aussi une côtelette délardée d'un carré provenant d'un porc moins gras (fig. 8, planche VII), et nous la découpâmes de la même manière ; voici les résultats : poids

____

(1) Deutsche tierärztliche Wochenschrift, 1907.

total 207 gr. dont 76.4 gr. de noyau de maigre, absence de la bande de graisse, 50.1 gr. d'os et 76.5 gr. d'autre viande.

La ménagère qui achète au kilogr. et attache surtout de l'importance au noyau central de maigre aurait donc tout intérêt à choisir le deuxième carré de porc : nos analyses ont en effet démontré que dans le noyau de maigre (76.4 gr.) du carré le moins gras il y avait 14 % de graisse et 22 % d'albumine en plus que dans le noyau central (58 gr.) du carré plus gras.

Dans deux rapports, adressés au Gouvernement Belge en 1907 et en 1908, nous avons insisté sur l'importance des concours d'animaux abattus. Notre rôle s'est borné jusqu'ici à discuter la valeur des concours de bétail gras. Si nous étions appelés à émettre notre avis sur l'opportunité des concours de porcs gras, nous démontrerions avec plus de facilité encore que le jugement après abatage est le seul pouvant donner de bon résultats.

La proportion entre viandes de 1ʳᵉ qualité et celles de qualité moindre.

En boucherie on distingue trois catégories de viandes de porc :

sont de 1ʳᵉ qualité : les jambons, les carrés (côtelettes dont les meilleures sont celles de l'aloyau), les épaules et les filets, ceux-ci étendus sous les lombes et inexplorables chez l'animal vivant ;

sont de 2ᵐᵉ qualité : le lard maigre du ventre, la région costale dans ses deux tiers inférieurs, et la poitrine ;

sont de 3ᵐᵉ qualité : les jambonneaux et les pieds, la tête et le cou, le saindoux.

Le porc anglais fournit une plus forte proportion plus de viande de 1ʳᵉ qualité que celui de race indigène à la tête plus forte et aux membres plus épais.

Dans les limites d'une même race la viande de 1ʳᵉ qualité est plus abondante chez les animaux jeunes, aussi chez ceux dont l'état de graisse n'est pas excessif : dans les deux cas le saindoux et le lard gras sont peu abondants.

M. Rasquin a dépecé trois porcs ; voici exprimées en %

les quantités respectives des viandes des trois catégories que rendirent ces animaux :

N°	Race	Poids	1re qualité °.	2me qualité °/.	3me qualité °/.
1	croisée	100 kg.	55.8 kg.	33.6 kg.	10.6 kg.
2	»	126 kg.	52.2 kg.	35.8 kg.	12.0 kg.
3	indigène	136 kg.	49.3 kg.	38.1 kg.	12.0 kg.

Modes de vente.

Jadis on vendait beaucoup à la *piéce* ; ce genre d'opérations présente de grands inconvénients parmi lesquels nous citerons les deux principaux : *a)* il est impossible d'apprécier les animaux à leur valeur réelle sans les peser au préalable : les procédés très nombreux de mensurations sont loin de donner des résultats précis, et on ne se trompe pas moins souvent dans l'estimation des poids à vue ; *b)* le jour de livraison n'est que trop souvent retardé par l'acheteur, qui ne manque pas de recourir à cet expédient quand les prix du porc gras sont en baisse ; le brave fermier, sachant que le marchand est exposé à perdre de l'argent ne récrimine pas contre semblable procédé, et en réalité c'est lui qui subit la perte dont seul l'acheteur devrait pâtir.

Aujourd'hui on vend couramment au *kilogr. vif.* Ici surgit la question très importante de la tare à accorder au marchand. La tare varie avec les localités, parfois aussi certains marchands peu scrupuleux ne craignent pas d'abuser de l'ignorance dans laquelle se trouvent les petits nourrisseurs. La tare trouve son origine dans le fait que le boucher et le charcutier désirent payer le moins possible de kilogrammes de contenu alimentaire, le vendeur ayant au contraire intérêt à gaver ses animaux d'aliments. La tare peut être conventionnelle : 0 à 2 kg. après un jeûne de 24 heures ; 4, 6 et 8 kg. d'après le nombre de repas pris par les animaux dans les 24 heures qui précèdent la pesée. A certains marchés elle est fixe ; à Cureghem-Anderlecht elle est nulle, ce qui est de loin le meilleur système.

Dans la vente au kilogr. vif il faut encore prévoir les diminutions anormales du poids des animaux, dues à des facteurs qui ne dépendent pas directement de l'alimentation. On constate en effet que les porcs expédiés par voie ferrée perdent, par leur séjour en wagon, de 2 à 4 °/₀ de leur poids ; cette diminution est plus ou moins importante selon la longueur du parcours, la température extérieure, le nombre de têtes par wagon, le système de ventilation, la nature du dernier repas, etc...

Lors de la vente au kilogr. vif il convient de stipuler avec beaucoup de précision : le jour de la livraison et l'indemnité à payer par jour de retard, l'importance de la tare, le moment auquel doit se faire la pesée, la façon dont doit être effectué le payement.

On peut encore vendre au *kilogr. abattu.* Il importe alors de surveiller l'habillage et d'assister aux pesées. Ce sont là des opérations auxquelles le petit éleveur est peu initié et il s'expose, en choisissant ce mode de transaction, à perdre son temps bien inutilement et souvent onéreusement.

A Bruxelles certains marchands, appelés chevillards, abattent jusque 300 porcs par semaine et les revendent au kilogr. abattu, en entier, par demi-porc, sous forme de carrés et de jambons, etc... Le prix des demi-porcs varie d'après le mode d'habillage : avec ou sans tête. Lorsque la pesée se fait dans les premières heures qui suivent l'abatage, il est déduit une tare de 1 à 2 kg. pour compenser la perte par évaporation, que la viande subit dans la suite. L'acheteur d'un porc ou d'un demi-porc a droit à la totalité ou à la moitié des issues : sang, foie, rate, pieds, langue, etc... Ces chevillards vendent surtout aux charcutiers mais aussi aux restaurateurs et même aux bourgeois.

Dénominations sous lesquelles le porc est connu en boucherie.

1° **Le cochon de lait** ; c'est ainsi qu'on appelle le porcelet âgé de quelques semaines. L'éleveur a rarement intérêt à vendre des cochonnets de cet âge, bien entendu quand ils sont sains, bien conformés et suffisamment développés. Il peut cependant survenir des crises de mévente des porcelets sevrés, et, dans ces cas, c'est sous la forme de cochons de lait que l'éleveur se défait des porcelets avec le minimum de pertes.

L'habillage du cochon de lait est un peu spécial : le jeune animal est saigné et échaudé, fendu par le ventre et vendu en entier, les intestins et les poumons seuls étant éliminés ; les pattes restent entières et celles de devant sont retenues dans des boutonnières pratiquées dans la peau au niveau des parties latérales de la tête.

La viande du cochon de lait est gélatineuse, peu nutritive à cause de la forte proportion d'eau de composition ; celle que nous avons analysée était composée comme suit :

	eau	graisse
Viande de la cuisse :	74.5 %	3.9 %
» du dos :	74.9 %	3.2 %
La viande d'un porc gras contenait :	64.0 %	9.8 %

2° **Le schouder,** mot flamand qui signifie *échaudé*. Une brochure publiée par la société « Mercurius » définit le schouder : un jeune nourrain en bon état, âgé de 14 semaines, du poids vif de 45 kg. environ, et fournissant 32 kg. de viande nette·

Le schouder, du poids indiqué ci-dessus mais en réalité le plus souvent d'un poids supérieur, est expédié en Angleterre par le Danemark, la Belgique et la Hollande ; à Flessingue cette catégorie de porcs porte le nom d'*Engelschmans* (Anglais). L'habillage se fait à la façon de celui du cochon de lait, sauf la position forcée des membres de devant ; cette industrie exige de puissantes usines frigorifères car la viande est exportée fraîche, sans aucune salaison préalable.

Le schouder qui n'a reçu comme aliments que du lait écrémé et des farineux, fournit une vraie viande de gourmet.

Ce commerce périclite, parce qu'il ne rémunère pas suffisamment les producteurs.

3° **Le Bacon :** sous cette appellation les éleveurs danois expédient en Angleterre la majorité des produits de l'élevage et de l'engraissement porcins.

« Bacon » vient de l'ancien allemand « Bacho » (dos). C'est un vieux mot qui signifie lard ou pièce de lard salé ; il a conservé cette signification en anglais.

L'industrie du Bacon est surtout florissante au Danemark et en Irlande ; les produits de l'un et de l'autre pays sont très appréciés des Anglais ; ils se vendent aussi à Paris, Bruxelles et Anvers.

Voici ce qu'écrivit l'un de nous en 1905 dans un rapport adressé au Gouvernement belge :

« Dans les boucheries coopératives danoises, les engraisseurs amènent les lots de porcs quand bon leur semble ; ils reçoivent une première avance de fonds et le compte définitif se règle dans la suite d'après le prix moyen que le Bacon danois a atteint, pendant la même semaine, sur le marché anglais. »

Au moment de la livraison la plupart des porcs sont âgés de 5 à 7 mois et pèsent abattus 100 à 150 livres. Après l'abatage, ils sont expertisés et classés en catégories : qualité extra, 1re, 2me et 3me qualités, et qualité inférieure.

Voici une moyenne du classement de Horsens (boucherie coopérative où l'on abat annuellement 50.000 porcs) :

> 5 p. % de qualité extra
> 50 p. % de 1re qualité
> 20 p. % de 2me qualité
> 20 p. % de 3me qualité
> 5 p. % de qualité inférieure.

La plupart des porcs jeunes et bien engraissés sont rangés dans la 1re qualité.

Le Bacon se prépare comme suit :

Après avoir passé à l'échaudoir les animaux séjournent pendant quelques instants dans un grand four où brûle de la paille ; ils sont ensuite vidés, et suspendus au dehors dans un vaste hangar pendant 12 à 24 heures d'après la saison.

L'habillage est complété comme suit : on enlève la tête, les membres jusqu'aux genoux et aux jarrets, la colonne vertébrale en entier, l'omoplate (os de l'épaule) ; l'épaule est désossée par le dedans, en faisant passer le couteau sous la peau en avant de la première côte.|

Les moitiés restantes sont introduites d'abord dans l'antichambre, puis au frigorifère où règne une température uniforme de 4°. Après 2 à 5 jours, lorsque la basse température a pénétré toute la profondeur des chairs, il est procédé à la salaison. Celle-ci comporte deux opérations distinctes : 1° l'injection intramusculaire d'un mélange salin dissous dans l'eau : trois pointes dans le plat de la cuisse, diverses autres le long du dos et les dernières au niveau du poitrail ; ces injections se font sous pression au moyen d'une pompe aspirante et foulante garnie d'un manomètre. 2° Le tassement dans le sel cristallisé ; les tas ont une hauteur de 1.50 m. soit environ 10 à 15 moitiés superposées ; la viande séjourne environ 10 jours dans le sel et à partir de ce moment elle est prête à prendre le chemin de l'Angleterre où se pratique la fumaison complémentaire.Quant aux déchets (têtes..), ils sont également salés et utilisés ensuite dans la fabrication de diverses préparations de charcuterie.

Le Bacon danois est surtout expédié vers Londres et vers le nord de l'Angleterre.

Les boucheries coopératives et les boucheries d'exportation non coopératives délèguent des agents en Angleterre;ceux-ci peuvent se mettre en rapport avec le konsulent (conseiller technique) danois, qui a sa résidence à Londres, et dont le rôle consiste à favoriser les transactions commerciales entre les deux pays,et à niveler les difficultés de toute nature pouvant nuire aux intérêts des exportateurs danois.

Toutes les boucheries d'exportation sont affiliées à une Centrale qui a son siège social à Copenhague ; c'est celle-ci qui reçoit, d'Angleterre, les télégrammes renseignant l'état du marché. A l'arrivée de ces télégrammes le prix du Bacon est téléphoné immédiatement à toutes les filiales, qui l'affichent dans les bureaux des abattoirs. C'est en prenant ce prix comme base que la société paie les fournisseurs de la semaine. Quant aux bénéfices de fin d'année, ils sont distribués aux membres à raison du nombre de livres de viande amenées par chacun d'eux.

En juillet 1905,le prix du Bacon était,à Horsens, de 37 öres (52 centimes) par livre danoise (450 gr.) ; la moyenne serait de 46 öres (66 centimes) c-à-d. de 1.46 fr. le kg.

En vérité ces prix sont très variables ; on se rappelle même des moments de mévente où les fermiers danois furent obligés de se défaire de leurs animaux à des prix dérisoires.

4° Le porc demandé par le charcutier des grandes villes ; les détaillants des grandes villes vendent surtout de la viande fraîche ; le¡ porc de leur choix doit réunir certaines qualités que nous avons déjà suffisamment précisées : poids vif 90 à

110 kg., anglais ou croisé, bonne conformation, bonne qualité de chair, peu de graisse.

5° Le porc qui peut satisfaire le commerce de la charcuterie en Province ; on lui tolère plus de sang commun ; le lard doit être ferme, les jambons larges, descendus et bien tournés ; le poids de 130 kg. ne sera dépassé que dans des cas exceptionnels.

6° Le porc abattu pour les besoins domestiques ; c'est dans les ménages de l'ouvrier et du cultivateur que le lard et le saindoux acquièrent leur maximum de valeur ; ici la plus grande partie de la viande est salée et fumée. C'est le porc adulte de race indigène améliorée qui convient le mieux car c'est lui qui fournit le plus de lard et de la viande ferme et entièrement formée.

On a démontré par des analyses que le corps animal est le plus riche en eau au moment de la naissance ; les tissus se condensent dans la suite, et d'une manière continue, jusqu'à l'âge adulte. Il est reconnu en outre que les kilogrammes gagnés par l'engraissement se composent en majeure partie de matières sèches, et que le corps de l'animal gras, pris dans son ensemble, a une teneur en eau plus basse que celui de l'animal moins avancé en état de graisse. Voici des chiffres qui ont trait à la composition de la viande et du lard :

Le noyau de maigre de la côtelette (fig. 7, planche VII) contenait : eau 64 %, et celui de la côtelette moins grasse (fig. 8, planche VII) 66.6 %. — Le lard gras du carré gras contenait 3.9 % d'eau et 1.07 % de trame conjonctive, celui du carré moins gras 17.6 % d'eau et 2.0 % de trame conjonctive.

Le consommateur économique, qui n'apprécie que la somme des unités nutritives, a donc intérêt à sacrifier des animaux adultes et en bon état de graisse : l'ouvrier ne doit pas abattre le porc trop jeune, et l'éleveur utilisera avantageusement pour les besoins du ménage la viande et le lard des truies réformées et bien engraissées.

— o —

ENGRAISSEMENT DU PORC.

Nous pourrions nous dispenser de faire une mention spéciale des méthodes d'engraissement des porcins, car tout ce qui a quelque rapport avec cette industrie animale a été traité dans les chapitres précédents. Quelques points méritent cependant d'être rappelés ou d'être développés ici.

L'éleveur et l'engraisseur peuvent être réunis dans une seule et même personne, ou être deux industriels différents. Quand on veut faire grand il est désirable de recourir à la division du travail : l'élevage et l'engraissement intensifs sont peu rémunérateurs quand ils sont menés parallèlement.

En général l'engraissement du porc devient une spéculation onéreuse dès qu'il exige l'achat des aliments concentrés du commerce. Longtemps on a cru que le lait écrémé était indispensable dans l'engraissement des porcs en croissance ; il est hors de doute qu'il constitue un aliment extrêmement précieux pour le porcelet sevré depuis peu de temps, mais l'on s'en passe parfaitement quand le repleuplement des loges de la porcherie se fait par des nourrains : ceux-ci peuvent recevoir des soupes farineuses en lieu et place du lait écrémé. Mais, si l'engraisseur peut ne tenir aucun compte des sous-produits de la laiterie, cette dernière industrie, dans certains cas spéciaux, a tout à gagner par l'annexion, à ses usines, d'établissements où se pratique en grand l'engraissement des porcins.

Dans le chapitre précédent nous avons fait connaître les exigences du commerce actuel du porc gras. L'engraisseur, comme tout fabricant, doit avant tout tenir compte de la nature de la demande : race, âge, poids, état de graisse etc... Vu l'âge relativement jeune (7 à 9 mois), auquel la plupart des porcs gras sont sacrifiés, il ne saurait plus être question, dans notre pays, de l'achat d'animaux maigres ayant terminé leur croissance ; le choix se limite donc nécessairement entre les deux catégories : les *porcelets sevrés* et les *nourrains*.

C'est le prix du kg. sur pied qui influera en première ligne sur la décision à prendre par l'acheteur ; le porcelet se paie naturellement plus cher au kg. vif que le nourrain, mais les prix se relèvent et baissent généralement en même temps dans les deux catégories, en conservant un écart proportionnel. Lorsque la ration d'engraissement ne comprend pas de lait écrémé il est préférable de se procurer des nourrains. La température extérieure et surtout celle de la porcherie interviennent également : M. Jacobs a observé que des porcelets, hébergés dans des baraquements en planches, venaient très mal en hiver, alors que les nourrains se comportaient beaucoup mieux vis-à-vis du froid ; ce praticien chauffa artificiellement les locaux, et vit l'augmentation en poids des animaux, soumis au régime de l'engraissement intensif, redevenir normale dans les deux catégories ; au surplus les frais occasionnés par le chauffage étaient largement compensés par le nombre de kilogr. de viande et de graisse gagnés en supplément .

Comme l'a fait remarquer très judicieusement M. Rasquin dans le journal agricole « Brabant-Hainaut » la comptabilité de l'engraissement des porcins diffère totalement de celle établie pour la production du bœuf de boucherie : le porc maigre se paie toujours plus cher au kg. vif que la porc gras, et une partie de la valeur des kg., acquis pendant l'engraissement, doit servir à l'amortissement de la somme payée pour la plus value des kg. du maigre sur le gras ; le prix du bœuf maigre est au contraire toujours inférieur à celui du bœuf gras, les deux étant pesés sur pied ; ici, les kg. gagnés conservent leur valeur intégrale et tous les kg. du maigre profitent des centimes additionnels du gras. Ces faits plaident en faveur de l'engraissement des bovidés et semblent comdamner celui des porcins ; mais il existe une compensation : la ration du porc à l'engraissement est d'un prix beaucoup moins élevé que celle du bœuf à l'engrais, et cependant un porc du poids de 70 kg. gagne autant et même plus par jour qu'un bœuf de 500 kg. ; autrement dit, le kg. vif gagné nécessite une moindre dépense en aliments dans l'engraissement des porcins que dans celui des bovidés. M. Rasquin émet dès lors la conclusion suivante : il faut opter pour l'engraissement porcin chaque fois que la différence entre le kg. sur pied du bœuf maigre et du bœuf gras est inférieure à 12 centimes ; c'est parfait, à condition que la transaction commerciale soit double : achat du bétail maigre et vente à terme du même bétail, à livrer quand il sera engraissé.

Il est nettement démontré aujourd'hui que l'engraissement intensif doit être préféré à l'engraissement lent : on doit s'efforcer, par tous les moyens, de produire le plus rapidement possible un porc gras de qualité marchande.

En alimentation on distingue la ration *d'entretien* et celle de *production*. La première entretient les animaux en vie, sans qu'il en résulte une augmentation de poids; isolément, elle ne peut être administrée qu'aux animaux adultes. Mais les animaux en croissance, qui forment de la chair et de l'os, et surtout ceux qui, soumis au régime de l'engraissement, déposent en outre de la graisse, doivent recevoir la ration de production. On peut donc distinguer dans celle-ci deux parties : une première qui sert à l'entretien de la vie des animaux et une deuxième qui est la seule partie productive. Ceci établi, il devient évident que le nourrisseur doit s'efforcer de réduire le nombre des rations d'entretien, c'est-à-dire la durée de la période de l'engraissement ; les normes d'alimentation ont pour lui moins d'importance que la composition qualitative de la ration, et en pratique le volume des repas doit se régler d'après le degré de voracité des animaux.

La ration d'entretien augmente avec l'âge et le poids des des animaux. La partie productive de la ration a son maximum d'effet utile chez les animaux très jeunes, fléchit légèrement dans la suite, reste à peu près stationnaire chez les animaux dont le poids oscille entre 50 et 100 kg., et diminue très rapidement au delà du poids de 100 kg..Les jeunes porcs, pesant de 30 à 50 kg., n'exigent qu'une faible ration d'entretien, et la partie productive de la ration produit chez eux le maximum d'effet utile ; de plus, chez des animaux de cet âge, on ne doit pas tenir grand compte de l'influence des aliments sur la qualité de la chair et du lard, et la ration peut être composée d'aliments bon marché : aussi pensons-nous que cette sorte de mise en état des porcelets sevrés doit être, en tout temps, une opération qui rapporte.

Que la dépense alimentaire par kilogramme de poids acquis pendant l'engraissement augmente avec l'âge et le poids des animaux, cela ressort clairement des exemples suivants, extraits du rapport de M. Jacobs de Haecht :

1r *exemple* ; il s'agit de trois lots différents de porcs.

nombre de porcs	poids initial en kg.	augmentation en pour-cent de leur poids	quantités d'aliments concen-trés ingérés en kg.	quantités d'aliments concentrés ingérés par kg. d'augmentation en kg.
7	53.00	60.00 °/₀	414.0	1.94
7	67.57	37.42 °/₀	530.9	2.90
7	72.57	31.29 °/₀	505.9	3.18

2ᵉ *exemple* ; les mêmes animaux ont été contrôlés d'avril à juillet.

Dates	nombre de porcs	poids	gain °/o	quantité d'aliments concentrés pour un kil. de viande et de graisse
1 Avril	3	231	31.25	3.69
1 Mai	3	301	30.30	3.41
1 Juin	3	360	12.95	4.11
12 Juillet	3	376	4.44	6.16

Le nourrisseur apprécie la marche de l'engraissement par la simple inspection et mieux par la balance-bascule ; ici se pose tout naturellement la question : de combien un porc, soumis au régime de l'engraissement, doit-il augmenter par jour ?

On peut distinguer l'augmentation *absolue* par tête et par jour, l'augmentation traduite en *pour-cent du poids vif*, et l'augmentation *moyenne* par animal et par jour pour toute la durée de l'engraissement.

L'augmentation *absolue* augmente régulièrement jusqu'au moment où les animaux atteignent le poids de 90 kg. environ ; elle diminue ensuite et cela d'autant plus rapidement que l'on a affaire à des variétés plus petites ou à des races plus précoces et plus améliorées.

L'augmentation *relative*, exprimée en pour-cent du poids vif, diminue d'une manière continue durant toute la période de l'engraissement.

On trouvera la confirmation de ces deux règles dans le tableau suivant, extrait du travail de M. Jacobs ; il s'agit de porcs de sang mélangé indigène-Yorkshire :

Nombre de porcs	Date de la pesée	Poids moyen individuel en kg.	Augmentation en POUR-CENT du poids vif	Augmentation ABSOLUE moyenne par porc et par jour en grammes
6	1ᵉʳ mai	37.5	—	—
les mêmes	1ᵉʳ juin	54	44	503
id.	1ᵉʳ juillet	74.1	37	670
id.	1ᵉʳ aout	95	29	903
id.	1ᵉʳ septembre	118.5	23	779
id.	15 septembre	122	2,9	300
7	1ᵉʳ avril	58.6	—	—
les mêmes	1ᵉʳ mai	79.6	36	710
id.	1ᵉʳ juin	106	38	866
id.	1ᵉʳ juillet	124	11	610
id.	28 juillet	136.5	10	443
3	1ᵉʳ avril	58.6	—	—
les mêmes	1ᵉʳ mai	77	31	610
id.	1ᵉʳ juin	100.3	30	776
id.	1ᵉʳ juillet	120	19	653
id.	12 juillet	125.3	4	441

L'augmentation *moyenne* par tête et par jour pour toute la durée de l'engraissement varie, toutes choses égales, avec la race des animaux. Répétons ici l'exemple cité à la page 18 :

Un lot de 7 porcs de race indigène dont le poids moyen individuel est de 58.57 kilos reçoit pendant 18 jours une ration identique à celle d'un lot de 7 porcs croisés (indigène-anglais) dont le poids moyen individuel est de 53 kilos. Le 18ᵐᵉ jour les poids moyens respectifs sont: indigène 75.85 kilᵃ et croisé 76 kilogrammes.

Grâce à l'amabilité de notre confrère Jacobs, nous sommes à même de publier le tableau suivant qui renseigne de nombreuses moyennes d'augmentation en poids calculées par tête et par jour pour toute la durée de la période d'engraissement ; il s'agit, ici encore, de l'engraissement de porcs croisés (indigène-Yorkshire).

Nombre de porcs dans une loge	Poids moyen initial	Nombre de jours d'engraissem.	Poids moyen final	MOYENNE d'augmentation en poids par jour
7	41.00 kgr.	91	95.14 kgr.	0.598 gr.
7	34.28 »	76	71.57 »	0.490 »
7	38.85 »	76	85.71 »	0.616 »
8	47.75 »	113	110.31 »	0.554 »
8	50.50 »	113	106.37 »	0.499 »
7	49.28 »	120	117.00 »	0.564 »
7	40.00 »	95	107.00 »	0.638 »
7	42.00 »	92	95.00 »	0.576 »
7	46.57 »	92	99.71 »	0.577 »
7	44.71 »	92	97.85 »	0.577 »
7	44.71 »	92	98.57 »	0.585 »
7	52.57 »	61	94.57 »	0.688 »
6	39.66 »	127	111.99 »	0.569 »
6	51.16 »	84	105.19 »	0.645 »
7	54.71 »	86	108.14 »	0.621 »
6	37.50 »	127	122.00 »	0.665 »
7	57.14 »	85	108.14 »	0.600 »
6	46.50 »	91	107.00 »	0.675 »
6	42.00 »	91	110.16 »	0.755 »
7	45.71 »	95	103.00 »	0.603 »
7	56.00 »	95	119.71 »	0.670 »
			Moyenne générale	**0.607** »

— o —

MOYENS PROPRES A FAIRE PROGRESSER LA PRODUCTION ET L'EXPLOITATION DES ANIMAUX DE L'ESPÈCE PORCINE.

L'amélioration de nos animaux domestiques et l'augmentation de leur pouvoir productif sont subordonnées aux trois facteurs suivants :

1° Le choix judicieux des reproducteurs des deux sexes ;

2° L'alimentation rationnelle ;

3° L'application des règles prescrites par l'hygiène.

Le premier facteur est le seul qui nous intéresse encore, puisque les deux autres ont été traités dans les chapitres précédents.

Avant d'aborder l'étude détaillée de la question, il ne sera sans doute pas inutile de préciser *l'importance respective* des reproducteurs des deux sexes dans l'amélioration de l'espèce, et de définir ce qu'on entend par *amélioration* en zootechnie.

a) *Importance du rôle des reproducteurs mâle et femelle dans l'amélioration de l'espèce.*

Dans l'espèce porcine la multiplication est extrêmement rapide : un seul verrat est en état de procréer, par an, 1000 porcelets et plus, dont les femelles peuvent lui être présentées à leur tour 8 à 10 mois plus tard.

Nous avons déjà dit ailleurs que le verrat imprimait la caractéristique à la population porcine d'une exploitation ou d'un rayon agricole et qu'il est souvent, à lui seul, le facteur du progrès ou du recul observés dans l'élevage ; les bons raceurs sont clairsemés et il convient de les utiliser le plus longtemps possible comme étalons. Vu le rôle important qui lui est dévolu, le reproducteur mâle ne doit pas, comme c'est malheureusement trop souvent le cas, être pris au hasard hors d'une portée plus ou moins bien venue, issue de géniteurs sans mérites.

L'étude de l'hérédité nous apprend que les particularités de conformation et les aptitudes fonctionnelles, bonnes ou mauvaises, et transmettent des parents aux descendants avec d'autant plus de certitude, qu'elles sont plus anciennes, plus constantes, plus invétérées dans la souche et dans la famille des procréateurs.

Lorsqu'on a le choix entre deux verrats de qualités apparemment égales, dont l'un est d'origine inconnue et l'autre tracé, il n'y a pas à hésiter un seul instant, c'est ce dernier qui doit réunir les préférences.

Si nous insistons autant sur l'importance du rôle du reproducteur mâle dans l'amélioration de l'espèce porcine, ce n'est pas que nous reconnaissons au mâle une force héréditaire plus grande qu'à la femelle, c'est à cause du nombre considérable de produits procréés par le premier : toutes choses égales (ancienneté de souche, même sang, même âge...), la puissance héréditaire *absolue* est la même dans les deux sexes (truie et verrat considérés isolément), mais la force héréditaire *relative* est en faveur du reproducteur mâle (le verrat mis en présence de tout le troupeau de femelles).

b/ *Signification du mot amélioration en zootechnie porcine.*

Le porc est un animal de *rente,* sa valeur est calculée d'après les bénéfices que procure son exploitation. Le zootechnicien met tout en œuvre pour renforcer ces bénéfices d'une manière continue ; il améliore les conditions d'existence et d'alimentation des animaux, et agit directement sur l'organisme animal dont il module les formes et règle les fonctions de production dans les limites tracées par les lois naturelles. Tout porc dont l'organisme montre les marques de l'intervention du zootechnicien est appelé un porc *amélioré.*

L'amélioration peut porter sur :

1º *la quantité* : on élevera des animaux plus grands et plus pesants, ce qui ne constitue pas toujours de l'amélioration vraie.

2º *la qualité* : on perfectionnera les formes, on renforcera la résistance vitale de l'organisme, on appropriera l'animal au goût de l'acheteur etc....

3º *la puissance transformatrice* des aliments en produits animaux : on augmentera le pouvoir d'assimilation et le rendement intégral.

4º *le rapport dans le temps* : on provoquera la précocité ; en faisant produire davantage et plus vite par le même capital on diminue le prix de revient.

Cette amélioration a des limites au delà desquelles la spéculation zootechnique devient onéreuse. Elle s'obtient et se maintient artificiellement et souvent au prix de sacrifices très importants. Elle s'allie difficilement à un grand pouvoir prolifique et à un état constitutionnel normal. Lorsqu'elle est poussée à ses limites extrêmes, comme dans certains élevages de porcs anglais, il peut être indiqué d'infuser un sang nouveau moins noble, mais plus sain.

Les porcs les plus parfaits sont ceux des races anglaises et les plus améliorés ceux qui, par leur conformation et par leurs aptitudes, leur ressemblent le mieux; il n'y a aucun doute à cet égard ; le lecteur peut en trouver la démonstration dans le chapitre que nous avons consacré à la description des races porcines.

Les moyens mis en œuvre pour faire progresser l'élevage et l'exploitation des animaux de l'espèce porcine peuvent être classés en trois groupes :

A. Ceux qui dépendent de l'activité de l'*éleveur considéré isolément*.

B. Ceux qui ne peuvent être réalisés que par des *associations d'éleveurs*.

C. Ceux qui incombent aux *organismes administratifs* : Commune, Province, Etat.

Nous allons les passer en revue dans ce même ordre.

Travail de l'éleveur.

Le particulier qui, partant de ses propres moyens, désire entreprendre l'élevage d'une race porcine perfectionnée ou l'amélioration d'une variété moins parfaite, doit, s'il **veut** réussir, opérer en grand, disposer d'un capital considérable, avoir une solide expérience, être un technicien accompli, se consacrer tout entier à son œuvre et persévérer dans son entreprise.

Le débutant, obligé de s'outiller de neuf, ne **peut pas** ignorer que la plupart des animaux qu'il achète aux éleveurs réputés, ne sont que trop souvent des tarés, des dégénérés et affaiblis, inscrits au livre des réformés. Ardent mais inexpérimenté, le jeune amateur avait cru éclipser, au prochain concours, l'éleveur en renom dont il est devenu le rival ; hélas ! désillusion cruelle, souvent suivie de dépit et de découragement.

Une tendance contre laquelle il importe de réagir est celle de vouloir tout obtenir par l'alimentation. L'éleveur en herbes nourrit habituellement trop fort ; il ne veut pas voir les défauts de conformation que, pour ce motif, il noie dans la graisse ; outre qu'il s'habitue de la sorte à mal juger l'extérieur des animaux, il nuit, par semblable régime, au pouvoir prolifique et à la force héréditaire des reproducteurs.

La précocité et le puissant pouvoir d'assimilation sont des apanages de nos meilleures races porcines ; il s'agira donc de choisir le matériel d'élevage parmi les élèves qui présentent, à côté d'une conformation impeccable, un appétit normal, une digestion régulière et une croissance rapide : voilà tous attributs qu'on doit s'efforcer de développer et de rendre constants dans la race.

C'est de la sélection judicieuse des reproducteurs mâles et femelles que dépend en majeure partie le succès de l'élevage porcin. Donnez-vous la peine de visiter une porcherie modèle, le livre généalogique en main ; vous remarquerez que les meilleurs animaux ont tous un degré de parenté entre eux, qu'ils possèdent un même sang, parfois très éloigné, auquel ils doivent de posséder des qualités communes qui les élèvent au dessus des autres.

Ce sang précieux leur fut infusé par un géniteur de marque. Reconnaître, lorsqu'il est encore en vie, ce raceur extraordinaire, ce grand bienfaiteur, n'est pas toujours chose aisée : sa conformation ne diffère pas de celles de ses congénères, sa force héréditaire seule est accrue, aussi est-il souvent passé dans l'oubli lorsqu'on s'aperçoit de l'amélioration qu'il a produite dans le troupeau. Mais, une fois le fait reconnu, il s'agit, et c'est un travail des plus délicats, d'entretenir dans le troupeau cette dose de sang noble, de le revivifier en appareillant les animaux qui le possèdent le plus pur, tout en évitant soigneusement la production consanguine trop étroite.

Le débutant fait les rapprochements au hasard ; il cherche les convenances qui pourraient exister entre individus. L'éleveur expérimenté a su apprécier ces convenances particulières, il connaît les sangs qui s'allient et ceux qui ne se mélangent pas, il pratique des appareillements judicieux dont les résultats sont prévus.

Fatalement les chances sont inégales pendant longtemps entre l'éleveur qui débute et celui qui est outillé depuis nombre d'années. Néanmoins on voit des jeunes réussir en peu de temps, et des vieux être victimes d'une catastrophe ou s'anémier lentement et s'éteindre sans bruit. Il faut, ici comme en toute entreprise, faire la part du hasard, de la chance et de l'imprévu : si ces facteurs favorisent le débutant il atteint rapidement le but poursuivi, s'ils se coalisent contre lui tous ses efforts sont rendus stériles, il doit abandonner s'il ne veut se ruiner totalement.

Une règle de zootechnie générale prescrit de faire autant que possible des accouplements *homogènes*. Cette règle s'applique non seulement à la méthode du croisement (hormis le croisement industriel) mais aussi à l'élevage par sélection.

Les races porcines dont les individus ont sensiblement le même extérieur et des aptitudes physiologiques et zootechniques similaires, se prêtent très bien au croisement, et la race métis ainsi créée se maintient sans trop de difficultés ; exemples : *a*) *Berkshire* et *Tamworth* (races porcines anglaises à viande) et *porc indigène*, *b*) porc *Yorkshire* de taille moyenne (middle white breed) et *porc à graisse de la Hongrie* (Manzalicza). Mais des produits issus du croisement entre individus appartenant à des races à caractères et aptitudes opposés ne possèdent guère de puissance héréditaire ; ils dégénèrent dans les générations suivantes ou retournent à l'un des types primitifs, en perdant les qualités qui s'étaient fusionnées dans les premiers métis, pour ne plus conserver que les défauts des deux races procréatrices.

Des résultats analogues sont obtenus dans les limites d'une seule et même race porcine. Ici on entend par *appareillement homogène* celui qui a lieu entre individus d'une même variété, et par *appareillement hétérogène* la réunion d'individus disparates. Les résultats obtenus par l'appareillement hétérogène ne sont pas plus favorables que ceux fournis par le croisement hétérogène ; aussi est-il irrationnel de pratiquer le rapprochement entre un verrat extra fin, à soies courtes et clair-semées, et une truie de forte ossature à peau épaisse, garnie de soies abondantes, longues et raides. Chez les descendants d'une union hétérogène les attributs héréditaires se juxtaposent au lieu de se fusionner : certains produits paraissent avoir tout hérité du père, d'autres ressemblent d'une manière frappante à la mère, mais le plus grand nombre se compose d'individus dont l'extérieur manque de proportions et d'harmonie, chez lesquels les aptidudes zootechniques sont déséquilibrées (affinement excessif du squelette non allié à la précocité.)

C'est incontestablement par l'appareillement homogène que la réputation d'une race porcine améliorée se maintient le plus longtemps ; les grands éleveurs ne le savent que trop bien, et c'est grâce à ce genre d'unions qu'ils s'assurent des succès constants en élevage.

C'est aussi par l'appareillement homogène que l'on perfectionne le plus rapidement et le plus sûrement une race animale ; c'est en effet le seul moyen d'obtenir des reproducteurs d'un type constant, dont l'amélioration peut être obtenue progressivement par une alimentation mieux appropriée et une hygiène mieux comprise.

Syndicats ou sociétés d'élevage.

Sous ces dénominations génériques on désigne les groupements d'éleveurs.

Ces institutions sont éminemment utiles : elles permettent aux petits éleveurs d'associer leurs ressources et leurs efforts et de contribuer pour leur part, et collatéralement aux éleveurs plus fortunés, à l'amélioration du cheptel national et au bien-être général de la population agricole.

L'exposé statistique de la situation des associations d'inté rêt agricole renseigne pour l'année 1906 :

365 syndicats pour l'amélioration des bêtes bovines ;
224   »   »   »   des chèvres ;
1   »   »   »   du porc.

En Belgique, le premier syndicat pour l'amélioration des porcs a été établi à Caeskerke ; il groupait 25 membres ayant fait inscrire 33 truies dans le régistre de la société.

De nombreux syndicats ont été créés depuis.

M. le représentant *Tibbaut* conseille de choisir comme statuts types d'un syndicat pour l'amélioration du porc, ceux du syndicat d'Overmeire ; nous en donnons ci-après la traduction :

Nom, siège et but de l'Association.

Article. 1. — Il est formé à Overmeire un syndicat pour l'amélioration du porc ; le siège du syndicat est à Overmeire.

Art. 2. - La création du syndicat a pour but *a)* d'étudier, de protéger et de faire connaître les intérêts de ses membres, *b)* de favoriser l'élevage porcin, *c)* de travailler par tous les moyens dont il dispose, à l'amélioration de la race porcine locale.

La société peut se fusionner avec d'autres syndicats ou sociétés d'élevage avec lesquels elle peut entreprendre des travaux communs.

Art. 3. — En poursuivant l'amélioration de la race porcine le syndicat utilisera deux procédés principaux :

> 1° l'achat de reproducteurs des deux sexes ;
> 2° l'élevage de porcelets issus d'animaux de choix.

Des Membres.

Art. 4. — Le syndicat comprend des membres effectifs, des membres honoraires, et des membres protecteurs.

Art. 5. — Pour pouvoir être admis en qualité de membre effectif, il faut :

> 1° habiter la commune :
> 2° être éleveur de porcs ;
> 3° se soumettre aux statuts et règlements de la société ;
> 4° être accepté par le comité exécutif (le bureau).

Art. 6. — Les membres effectifs paient une prime annuelle par truie approuvée et autorisée à recevoir le verrat. Cette prime est déterminée à l'occasion de la réunion générale annuelle ; elle s'élève provisoirement à 0.25 fr..

Art. 7. — Sont qualifiés membres honoraires, ceux qui, sans profiter des avantages accordés aux membres effectifs, contribuent d'une manière quelconque à la prospérité de la société. La cotisation à payer annuellement est de un franc au moins. Les membres honoraires sont convoqués à la séance générale, et y ont voix consultative seulement : ceux qui font partie du bureau votent avec les membres effectifs.

Art. 8. — Sont membres protecteurs, ceux qui, par leurs conseils ou par une assistance matérielle extraordinaire, contribuent au progrès et à la marche régulière de l'institution.

Art. 9. — Le nombre des membres protecteurs et honoraires réunis ne peut dépasser le quart du nombre des membres effectifs.

Art. 10. — On cesse de faire partie du syndicat :

> *A)* par démission volontaire,
> *B)* par exclusion.

Art. 11. — Le membre démissionnaire, comme celui qui est exclus de la société, ne peut exiger le remboursement des cotisations versées ; il n'a plus aucun droit au capital commun et renonce à tous les avantages garantis aux membres réguliers.

Fonds du Syndicats.

Art. 12. — Les fonds du syndicat sont constitués par les cotisations des membres effectifs et des membres honoraires, les subsides de l'Etat, de la Province et de la Commune, les primes de saillie, les prix obtenus par les verrats dans les concours, et par tous les autres revenus et recettes du syndicat.

Art. 13. — Les fonds sont placés à intérêt et inscrits dans ce but sur un livret pris à la caisse d'épargne.

De la Saillie.

Art. 14. — Le bureau ou comité exécutif achète les verrats directement, ou par l'intermédiaire du détenteur des verrats ; il détermine le nombre de truies à faire saillir par chacun des reproducteurs mâles et décide à qui les verrats seront confiés et sous quelles conditions et garanties : il surveille l'exécution des décisions prises.

Art. 15. — Les membres effectifs doivent verser au détenteur du verrat une certaine somme par truie saillie ; cette somme est fixée dans la réunion générale annuelle ; elle est provisoirement de 1.50 fr. ; ces primes ainsi que les prix obtenus dans les concours sont la propriété du syndicat.

La prime n'est due qu'une seule fois ; si la truie n'est pas pleine après une première saillie, les saillies suivantes sont gratuites.

Art. 16. — Le détenteur du verrat tient un livre des saillies.

Art. 17. — Le détenteur du verrat est indemnisé par le comité exécutif suivant le contrat conclu avec lui. Il peut lui être alloué, à titre de récompense, une partie ou la totalité des sommes gagnées par les animaux dans les concours.

Du Comité exécutif et des Réunions.

Art. 18. — Le comité exécutif comprend : deux présidents d'honneur, un président, un vice-président, un secrétaire-trésorier, un ou deux commissaires et deux membres experts.

Art. 19. — Les membres du comité sont élus pour la durée de 4 ans. Il est procédé à leur élection dans la réunion générale annuelle, où ont droit de vote les membres effectifs majeurs. L'élection se fait à la majorité absolue.

Les trois quarts des membres du comité doivent être choisis parmi les membres effectifs.

Art. 20. — Le président, et en son absence le vice-président, fait la police des réunions générales ; il signe avec le secrétaire les inscriptions au livre des origines, les procès-verbaux des séances, et les décisions prises par l'assemblée.

Art. 21. — Le secrétaire enregistre dans le livre des origines, les saillies et les naissances , il gère les fonds de la société, et est responsable de l'argent qui lui a été confié.

Art. 22. — Les commissaires inscrivent les truies et en font le signalement ; ils veillent à l'observation des statuts et des règlements.

Art. 23. — Les experts ont pour mission :

1) d'expertiser les truies avant leur inscription au livre des origines ;

B) de contrôler l'entretien et l'emploi des verrats ;

C) de conseiller et d'ordonner les mesures favorables à un élevage rationnel et à l'amélioration des animaux appartenant aux membres syndiqués.

Art. 24. — Si les ressources pécuniaires du syndicat sont suffisantes, il pourra être organisé annuellement un concours local où ne seront admis que les animaux appartenant aux membres.

Art. 25. — Le comité peut autoriser le tirage au sort par les membres effectifs des porcelets achetés par les membres protecteurs.

Art. 26. — L'assemblée générale est obligatoire pour tous les membres effectifs.

Art. 27. — Le bilan de la société est dressé annuellement au 31 décembre, le secrétaire fait un compte des recettes et des dépenses suivant le modèle préconisé par le Gouvernement. Les comptes sont vérifiés au cours de la réunion générale obligatoire ; ils ont été au préalable déposés pendant 15 jours au bureau du syndicat où chacun des membres effectifs peut venir les examiner. Après approbation les comptes sont expédiés, avant le 1ᵉ Mars de l'année suivante, à la commission nommée par le Gouvernement ; il y est joint toutes les pièces écrites stipulées dans la loi qui organise les sociétés agricoles.

Art. 28. — Le bureau prend l'engagement d'aplanir, de commun accord avec la partie adverse, par réconcialition ou par arbitrage, toutes les difficultés qui pourraient surgir au cours des travaux entrepris au sein du syndicat et des rapports que celui-ci entretient avec d'autres organismes similaires.

De la Vente.

Art. 29. — Les porcelets nés de truies inscrites ne peuvent être vendus à des membres non syndiqués qu'après déclaration au comité dont l'autorisation est indispensable.

Modifications des Statuts. — Dissolution de la Société.

Art. 30. — La dissolution du syndicat ne peut être prononcée que dans une assemblée générale, réunie dans ce but, où la moitié au moins des membres sont présents et après un vote affirmatif des deux tiers des membres présents. La modification des statuts exige la même procédure.

Art. 31. — Tous les cas imprévus sont tranchés sans appel par le comité exécutif.

Fait en assemblée générale du syndicat d'Overmeire, le 16 décembre 1906.

(Suit la liste des membres du bureau.)

Déclaration.

Les soussignés, membres du bureau du syndicat pour l'amélioration du porc « Willen is kunnen », établi à Overmeire, déclarent que cette société est composée, pour ce qui intéresse les membres, en conformité avec les dispositions des articles 2 et 3 de la loi du 31 Mars 1898.

Overmeire, le 16 décembre 1906.

Signatures : Tibbaut, Missiaen, etc...

o°o

La chambre agricole (Landwirtschaftskammer) du Hanovre a publié les statuts types dont la traduction est donnée ci-áprès :

§ 1. Nom du Syndicat.

Le syndicat pour l'élevage du porc, créé aujourd'hui, portera le nom de ...., son siège social est à .... : son activité s'étend sur ....·

§ 2. But.

Le syndicat a pour but de faire progresser l'élevage du porc indigène amélioré.

§ 3. — Choix du type.

Le syndicat encouragera l'élevage d'un porc de grande précocité, suffisamment prolifique, de constitution robuste, aux muscles puissants, à l'ossature fine et dense, à la peau fine recouverte de soies blanches, minces et drues ; les plaques bleues couvertes de soies blanches sont tolérées.

§ 4. Moyens que le syndicat utilisera pour arriver à son but.

1º Expertise des reproducteurs des deux sexes ;

2º Acquisition d'un matériel d'élevage approprié ;

3º Tenue régulière des livres ;

4º Marquage des animaux approuvés et des porcelets, ces derniers au plus tard huit semaines après leur naissance :

5º Conférences sur l'élevage, l'hygiène et l'entretien du porc ;

6º Combinaisons d'échanges et des ventes de verrats reproducteurs et de jeunes animaux dans les limites du syndicat et au dehors de celui-ci. Préparation des animaux qui doivent participer aux concours ;

7º Contrôle de la valeur des reproducteurs approuvés.

§ 5. — Des membres.

Peuvent être membres toutes les personnes qui habitent dans le rayon d'activité du syndicat. Le comité exécutif admet ou rejette les candidatures.

La qualité de membre date du our de l'admission par le comité exécutif.

Le nouveau membre reçoit, en même temps que la formule d'acceptation, les statuts et règlements du syndicat.

Le membre démissionnaire doit prévenir le comité exécutif par écrit ; celui-ci doit pouvoir prendre connaissance de la lettre trois mois au moins avant la fin de l'année: lorsque cette formalité a été remplie la démission prend date le 31 décembre de la même année.

Les membres peuvent être exclus lorsqu'ils ont contrevenu aux statuts et règlements de la société, ou qu'ils se sont livrés à des spéculations frauduleuses lésant les intérêts des autres membres ou ceux de la société. La qualité de membre cesse le jour que l'arrêt d'exclusion est prononcé.

Les membres exclus ou démissionnaires renoncent aux avantages pécuniaires et autres dont profitent les membres réguliers.

§ 6. — **Droits des membres.**

Les membres ont le droit de mettre à profit les divers institutions du syndicat.

§ 7. — **Devoirs des membres.**

Les membres s'obligent :

a) D'observer les statuts et règlements de la société ;

b) De payer un droit d'entrée de...... et une cotisation annuelle de...... Au moment de son acceptation comme membre, celui-ci paie en même temps le droit d'entrée et la première taxe annuelle, les taxes suivantes étant acquittées au début de chaque exercice. Les cotisations arriérées sont recouvrées par mandat postale :

le syndicat établit en outre une taxe d'expertise qui s'élève à....... **par** verrat, et à........ par truie :

lorsqu'il a négocié la vente d'animaux reproducteurs à des particuliers étrangers au syndicat, il prélève un léger pour-cent sur le prix de vente ;

c) De soumettre à l'examen de la commission d'expertise tous les animaux de leur élevage et d'aider au marquage de ceux qui sont approuvés;

d) De ne laisser couvrir les truies approuvées que par un verrat expertisé et approuvé :

e) De prévenir le comité exécutif de tous les changements qui se produisent dans la porcherie (vente, décès etc.), et de signaler les naissances au plus tard à la fin de la quatrième semaine qui suit la mise-bas ; cette dernière information est accompagnée de la carte de saillie :

f) De tenir régulièrement les livres prescrits (livre de la porcherie, et carnet des saillie).

§ 8. — **Emploi des verrats.**

Les détenteurs des verrats fixent eux-mêmes le prix de la saillie, mais ils s'obligent d'exiger une surtaxe de......... quand la truie saillie appartient à un éleveur qui n'est pas membre du syndicat.

§ 9. — **Des organismes représentatifs.**

Ceux-ci sont : *A*. L'assemblée générale.

B. Le comité exécutif.

C. Les délégués.

A. L'assemblée générale.

L'assemblée générale a lieu au moins une fois par an. Tous les membres effectifs ont le droit d'y assister. Le bureau ou comité exécutif envoie les convocations, qui portent en même temps l'ordre du jour, huit jours au moins avant la date de la réunion.

L'assembiée générale a dans ses attributions :

a) d'élire les membres du comité exécutif et ceux de la commission d'expertise ;

b) De désigner les délégués ;

c) De prendre connaissance du bilan de fin d'année :

d) De nommer un vérificateur des comptes ;

e) De décider éventuellement de l'exclusion de certains membres :

f) D'examiner les propositions de modifications des statuts.

Le bureau convoque une assemblée générale extraordinaire chaque fois qu'un certain nombre de membres (au moins le dixième du total) lui en fait la demande écrite ; à cette demande écrite doit être joint l'ordre du jour de l'assemblée extraordinaire.

B. Du bureau ou comité exécutif.

Le bureau comprend le président, le vice-président, deux membres qui forment la commission d'expertise et le secrétaire-trésorier.

Les membres du bureau sont élus pour une durée de trois ans. Ils sont désignés à la majorité absolue des membres effectifs présents à l'assemblée générale.

Le bureau est chargé de résoudre toutes les question qui ne relèvent pas directement de la compétence de l'assemblée générale.

Le bureau est chargé de l'expertise et du marquage des animaux adultes, de la vérification sur place des déclarations écrites des membres, du contrôle de la marche de l'institution dans son ensemble. Il détermine les dates des expertises et fait un examen annuel des reproducteurs approuvés, au cours duquel il peut décider l'exclusion du livre des origines des verrats et des truies qui reproduisent mal. C'est le bureau qui tient le livre des origines, et c'est lui seul qui est autorisé à délivrer des copies conformes. Les membres du bureau sont encore chargés de contrôler la tenue des livres des éleveurs et ceux des détenteurs de verrats approuvés; ils s'assurent en outre que les délégués procèdent régulièrement au marquage des porcelets issus de parents inscrits.

C. Des délégués.

Ceux-ci sont désignés par l'assemblée générale qui en choisit un nombre suffisant et fixe la durée de leur mandat à trois ans.

Les délégués sont chargés de marquer les porcelets au plus tard au cours de la huitième semaine qui suit la naissance. Ils sont considérés comme hommes de confiance et sont les intermédiaires tout désignés entre les membres et le comité exécutif.

§ 10. — **Des indemnités.**

Le président, le vice-président et les délégués acceptent leur mission à titre honorifique. Le trésorier doit leur rembourser les avances en argent faites au nom du syndicat.

Les membres de la commission d'expertise peuvent recevoir, en dehors du remboursement de leurs frais de déplacement, une imdemnité annuelle à déterminer par l'assemblée générale ; celle-ci fixe également le traitement du secrétaire-trésorier.

§ 11. -- De l'Expertise.

a) L'expertise a lieu une fois par an ; la commission n'examine les animaux que pour autant qu'ils répondent au type défini dans le § 3.

b) Les reproducteurs mâles et femelles présentés doivent être âgés de 8 mois au moins. Les verrats âgés de 6 à 8 mois peuvent être approuvés provisoirement, mais ils ne sont autorisés à faire la monte qu'à partir de l'âge de 8 mois. Le nombre des verrats approuvés provisoirement ne peut pas dépasser le cinqième du nombre total des verrats approuvés.

c) Suit le standard de la race.

d) Les animaux sont marqués du N° d'ordre du livre des origines ; leur inscription se fait dans la suite au bureau du secrétaire.

e) La commission peut refuser des animaux approuvés antérieurement; elle prend cette décision chaque fois que les reproducteurs sont marqués de tares ou se montrent mauvais raceurs.

f) L'assemblée générale décide si les animaux inscrits doivent être classés ou non (I très bon, II bon, III satisfaisant).

g) A la demande des intéressés les membres de la commission font connaître les motifs d'exclusion ou de refus des animaux.

§ 12. — Du contrôle.

Le contrôle se fait annuellement et il s'exerce sur tous les organismes fonctionnants du syndicat.

§ 13. — De la tenue des livres.

Le syndicat fera l'acquisition des régistres, livres et carnets suivants :

1° Liste des membres	
2° Livre des origines pour verrats	
3° Livre des origines pour truies	à remplir par
4° Livre des produits issus des animaux inscrits	le secrétaire
5° Certificats d'expertise	
6° Livres de saillies	à remplir par les dé-
7° Cartes de saillie	tenteurs de verrats
8° Livre de la porcherie (d'élevage)	
9° Cartes des naissances	à remplir par cha-
10° Cartes de mutation (série)	cun des membres

§ 14. — Du marquage.

Le procédé employé pour marquer les animaux est.......... Les reproducteurs des deux sexes expertisés et approuvés sont marqués à l'oreille droite qui portera le N° d'ordre du livre généalogique et celui l'année. La marque des porcelets se pratique à l'oreille gauche et consiste dans la reproduction du N° de la mère.

§ 15. — De la comptabilité.

Les comptes sont clos le 31 décembre. A cette date, le secrétaire-trésorier fait le bilan du syndicat, ce bilan doit recevoir l'approbation de l'assemblée générale.

§ 16. — Modifications des statuts.

Des modifications aux présents statuts ne peuvent être apportées qu'avec l'approbation des $^3/_4$ des membres présents à l'assemblée générale.

§ 17. — Dissolution du Syndicat.

Celle-ci exige les mêmes formalités que les modifications aux statuts. L'assemblée qui prononce la dissolution décide de l'emploi qui sera fait de tout ce qui est propriété du syndicat.

***

L'éleveur perspicace, le vrai zootechnicien pratique, se représente avec une grande netteté et précision le type animal qu'il veut créer ou propager ; mais il n'en est pas de même de l'ensemble des petits producteurs qui par leur association forment le syndicat ; ici le type demande à être nettement précisé, en d'autres termes il doit posséder son standard.

Voici un *standard* auquel nous voudrions voir répondre les unités porcines de la race indigène améliorée :

1° *Tête* : Front large, face moyennement longue à cassure nasale peu prononcée. Absence de prognathisme.

Oreilles pendantes, de longueur moyenne, portées obliquement en avant à partir de leurs bases.

2° *Cou* : de longueur moyenne, bien attaché au poitrail et aux ganaches.

3° *Corps* : dos long, large et horizontal ; poitrine haute, côtes cintrées ; croupe horizontale et musclée ; flanc fermé ; épaules bien appliquées au thorax ; jambons larges et descendus; queue grosse à la base, s'effilant régulièrement, enroulée.

4° *Organes génitaux externes* : normalement développés ; les *mamelles* au nombre de 12 ou 14.

5° *Etat de la peau et des soies* : la peau sera blanche ; la présence de taches bleuâtres dues à une pigmentation du derme n'est pas considérée comme un défaut.

Les soies doivent être blanches, assez drues, d'épaisseur et de longueur moyennes ; elles seront réparties uniformément sur le corps et sur les membres.

6° *Membres* : courts et fins, corrects dans leurs aplombs, aux articulations sèches et nettes ; les boulets doivent être bien soutenus,et les onglons ne s'écarteront pas outre mesure au moment de l'appui ; à exclure les jarrets clos ou fermés et les genoux torses

7° *Allures* : aisées, les membres se mouvant dans un plan parallèle au grand axe du corps ; un rein large, sain, et bien musclé doit prévenir les inflexions latérales de l'échine.

8° *Constitution*: robuste, affermie par un élevage judicieux.

9° Chez le mâle: *extérieur* athlétique et *tempérament* doux.

10° Chez la femelle : les *qualités* de la bonne nourrice et le *féminisme* du type.

11° *Grande prolificité.*

Les statuts du syndicat doivent recevoir, dans le debut, une large interprétation ; il ne faut point brusquer les choses et couper court à tout initiative et préjugé personnels ; dans la suite on raccourcit la longe à mesure que les progrès se dessinent et que les membres ont appris à mieux apprécier la valeur de l'effort en commun.

Les bienfaits du syndicat se font sentir d'autant mieux que son champ d'action est plus étendu : un syndicat bien administré qui possède 10 verrats marchera plus rapidement de l'avant que celui qui ne dispose que d'un seul reproducteur mâle. Dans le premier cas il est aisé de permuter les animaux dès qu'on est autorisé à craindre les inconvénients de l'élevage consanguin ; les membres du syndicat se disputent les bons raceurs qui passent dans toutes les stations et sont conservés pendant très longtemps au grand profit de l'élevage.

Chaque membre du syndicat doit, tout comme l'éleveur qui agit pour son propre compte, tenir un livre d'élevage particulier, indépendant du livre généalogique général déposé au secrétariat.

Le détenteur du verrat aura à remplir le livre des saillies et à délivrer une carte de saillie pour chaque truie qui a été couverte par le reproducteur mâle de la station.

Nous donnons ci-après les modèles du livre d'élevage, du livre et de la carte des saillies et du certificat d'expertise (extraits de l'ouvrage de Nörner).

LIVRE DES SAILLIES.

N°...................... Race :......................

Nom......................

né......................

élevé par......................

robe et particularités......................

conformation......................

Origine :

père...................... grand-père......................
grand-mère......................

mère...................... grand-père......................
grand-mère......................

Observations:......................

a sailli			du propriétaire		prime de saillie		nombre de porcelets nés	date de naissance		Observations
Mois & année	jour	truie N°	nom	domicile	somme	payée		mois	jour	

LIVRE D'ÉLEVAGE (Truies).

N°.. Race...

Nom...

née...

élevée par...

robe et particularités...................................

conformation...

Origine :

père : .... grand-père

grand-mère

mère : .... grand-père

grand-mère

Observations (approuvée) : ....

Saillie			Mise-bas		PORCELETS						
Mois & année	jour	verrat N°	mois	jour	nombre	mâles	femelles	châtrés date	morts date	Destination	Observations

Livre des procès-verbaux d'expertise.	Certificat (à détacher).

Nᵒ d'ordre ....

nom ou numéro du verrat ....

propriétaire ....

domicile ....

éleveur ....

origine ....

né le ....

race ....

robe et particularités ....

prix d'expertise ....

Appréciation générale.

Tête	Aplombs ....
oreilles	ossature ....
cou	soies ....
ligne du dos	proportions ....
largeur du dos	type dans sa race ....
largeur de poitrine	croissance, embonpoint ....
profondeur de poitrine (hauteur)	caractère (type du mâle) ....
largeur de bassin	tempérament ....
longueur de bassin	aptitudes de reproducteur (organ. genit.) ....
direction de bassin	
jambons	allures ....

Observations: ....

....

....

Endroit, date.   Signatures des experts.

Certificat (à détacher).

Nᵒ d'ordre ....

nom et numéro du verrat ....

propriétaire ....

domicile ....

éleveur ....

origine ....

né le ....

race ....

robe et particularités ....

prix d'expertise ....

Observations : ....

....

Endroit et date.

Signatures
des membres experts.

Carte de saillie.

Le soussigné déclare que la truie, dont le signalement suit, appartenant à M.. de............................

a été saillie aujourd'hui par le verrat, nom.............................

Numéro .... de la station X...

La même truie a été saillie dans la suite le...........................

La prime à payer s'élève à........................ { acquittée
{ non acquittée

Nom de la truie ....

Age...

Signalement ou N° ....

Date et endroit.   Signature.

Lors de la création d'un syndicat d'élevage il se pose tout naturellement des questions de trois ordres :

1° Quel est l'état de l'élevage porcin dans le district où l'on désire établir le syndicat ? A-t-on à faire à une population femelle de qualité médiocre, moyenne ou bonne, d'un type homogène ou hétérogène ? Quels sont les points faibles et les qualités de la race ? Les méthodes d'élevage, les conditions d'entretien et d'alimentation sont-elles les mêmes dans tout le rayon du syndicat ? Y-a-t-il possibilité d'uniformiser ces différents facteurs ?

2° Quelle est la race la plus demandée au marché le plus proche : le porc commun, amélioré ou de race anglaise ? Quelle est la spéculation la plus rémunératrice : la production de jeunes porcs, d'un type uniforme, très aptes à l'engraissement, ou celle d'animaux destinés à l'élevage ? Les éleveurs ont-ils des aptitudes pour l'une ou l'autre de ces spéculations ?

3° Comment atteindre le but que l'on a réussi à préciser : introduction de reproducteurs des deux sexes quand la race locale est totalement dégénérée, ou de reproducteurs mâles seulement appartenant à la variété améliorée ou aux races anglaises ?

Dans la grande majorité des cas le syndicat se voit obligé d'avoir recours à l'achat de verrats améliorateurs; il ne réussit à se libérer de cette charge qu'après un temps relativement long, lorsque l'élément améliorateur a totalement transformé la population porcine femelle.

Il faut condamner la pratique d'acheter, pour une forte somme, un verrat adulte dont on n'a pas encore pu apprécier les produits. On fera l'acquisition, ou bien de reproducteurs qui ont fait leurs preuves, ou encore de porcelets mâles d'origine bien contrôlée. La première de ces deux méthodes est la plus sûre mais aussi la plus coûteuse. La seconde a l'avantage d'exiger un capital moindre et de permettre aux acquéreurs de suivre le développement des animaux pendant leur jeune âge : on juge ainsi de la rapidité de la croissance, du degré de précocité, et du pouvoir d'assimilation des futurs reproducteurs. Il est bon de faire l'acquisition d'un nombre de porcelets mâles double de celui des verrats adultes ; les animaux sont nourris dans la même ferme jusque l'âge de 7 mois, et on procède, à ce moment, à la vente ou à la castration de ceux dont il y a lieu d'être le moins satisfait. Les meilleurs sont expertisés et un procès-verbal d'expertise est conservé au secrétariat du syndicat (voir modèle de la page 191). C'est en présence de ces procès-verbaux et après examen des produits procréés par chacun des verrats du syndicat que l'on s'efforcera plus tard de classer les derniers d'après leurs mérites ; on peut entreprendre un travail identique ayant pour objet la classification des truies, appareiller ensuite les meilleurs animaux des deux sexes, et choisir les futurs reproducteurs hors des portées ainsi obtenues.

Un syndicat, dont les membres s'intéressent au progrès accompli, où tout le monde est de bonne volonté et de bonne foi, peut atteindre, en moins de temps, un résultat plus parfait que le grand éleveur qui opère isolément. De plus, les bienfaits de pareille institution s'étendent sur toute une contrée agricole et contribuent au bien-être d'une foule de particuliers peu fortunés.

Lorsqu'un syndicat veut réussir dans son entreprise, il doit se choisir des chefs compétents et dévoués ; tous les membres se conformeront strictement aux statuts qui, avec le temps,

doivent être appliqués avec une sévérité qu'on aurait quali-
fiée d'excessive dans le début.

Parmi les statuts d'un syndicat d'élevage il en est dont
l'importance est tellement grande, que leur non abservance
paralyse tout le rouage de l'institution ; parmi eux nous
citerons :

L'expertise des verrats et le groupement des truies en
catégories ; la tenue du livre généalogique, du livre d'élevage
et du livre des saillies ; la sélection des reproducteurs des
deux sexes ; la défense de vendre, sans l'autorisation écrite
des experts, les produits issus de parents inscrits dans la
1re catégorie ; l'obligation d'élever et de nourrir rationnellement les élèves des deux sexes choisis comme reproducteurs,
le marquage de tous les animaux issus de reproducteurs ;
de la 1re catégorie et de ceux auxquels les experts reconnaissent des qualités spéciales.

Marquage. Les porcs d'une même race se distinguent très

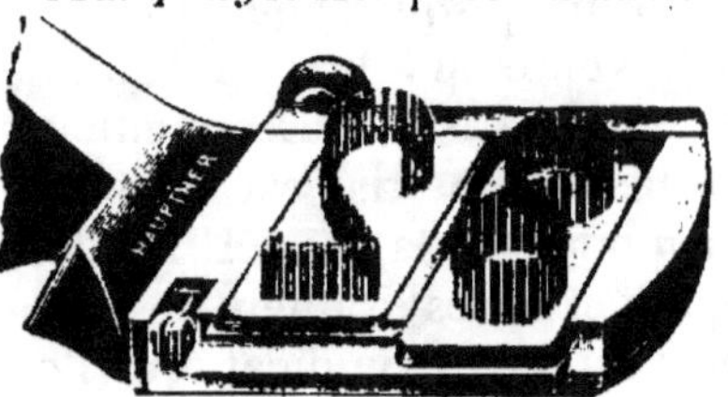

Fig. *a.*
Pince à tatouer.

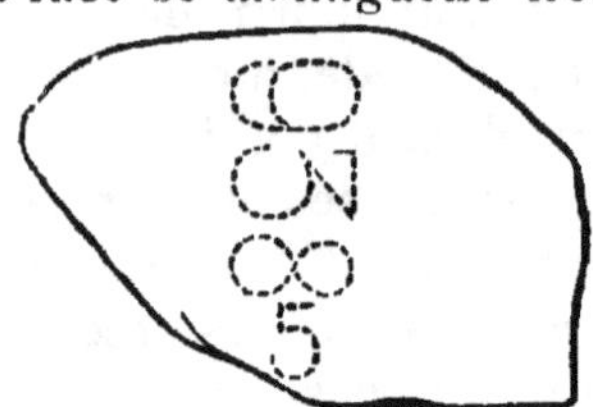

Fig. *b.*
Chiffres imprimés par la pince
à tatouer; à l'avant-plan le N°
de la série où de l'année (5).

difficilement par le signalement. Cette difficulté d'identifica-
tion est résolue par le marquage ; celui-ci se pratique de
plusieurs façons :

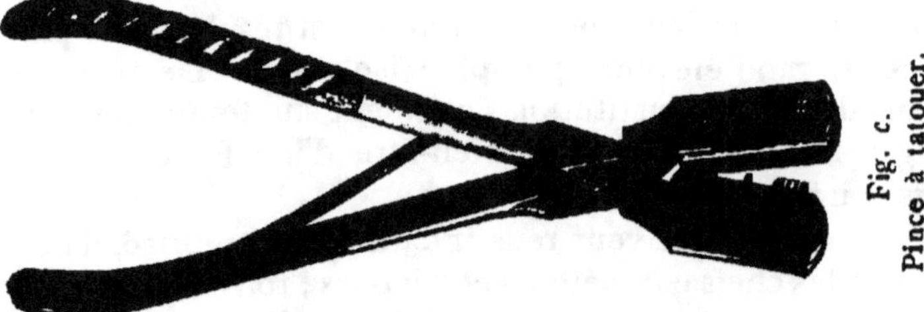

Fig. *c.*
Pince à tatouer.

Le meilleur procédé est celui du tatouage de la peau de la

conque auriculaire : les chiffres disposés de haut en bas indiquent l'année, ceux disposés transversalement le numéro d'ordre. Le tatouage est impossible chez les porcs de robe

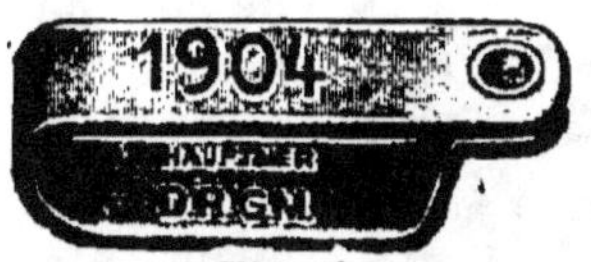

Fig. *d*.
Boucle Crotalia fermée.

noire. Hauptner de Berlin vend des pinces à tatouage : ce sont des pinces ordinaires dont les mors sont aplatis ; l'un d'eux porte une plaque en bois dans laquelle sont implantées des pointes métalliques disposées en forme de chiffres. Il existe des pinces dont le numéro d'ordre extrême est 100, 200, 500, 1000, etc..., d'autres à séries : *A* 1000 et *B* 1000 etc. (voir fig. *a*, *b* et *c*).

A propos du tatouage nous lisons dans le « Deutsche landwirtschaftliche Presse » du 13 Juillet 1907 : « A partir de cette année les porcs, exposés aux concours organisés par la Société centrale d'Agriculture de l'Allemagne, doivent être marqués par tatouage ; cette mesure

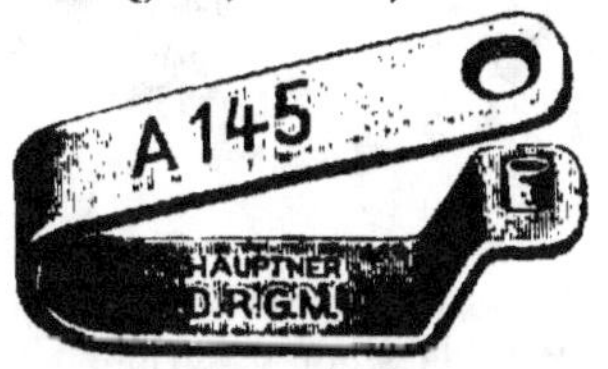

Fig. *e*.
Boucle Crotalia ouverte.

s'applique également aux races porcines à peau pigmentée. On a observé un peu partout que les chiffres tatoués deviennent rapidement illisibles ou disparaissent sans laisser de traces ; cet inconvénient est sûrement évité quand on prend les précautions suivantes :

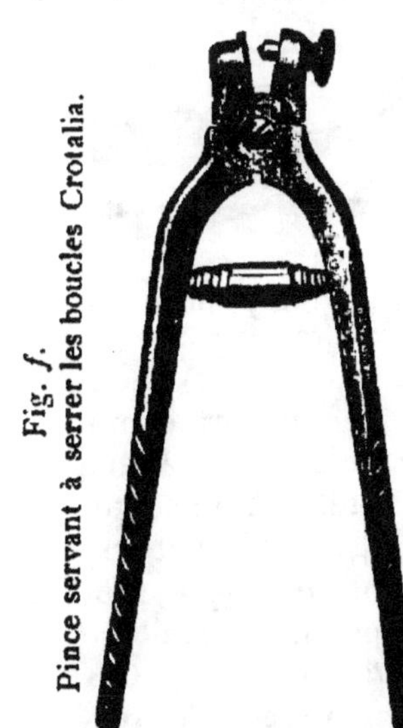

1° Nettoyer à fond la peau de l'oreille qui doit recevoir la marque.

2° Imprimer la marque en évitant d'ouvrir des veines importantes (en comprimant toute la circonférence de la base de la conque auriculaire , on fait gonfler les vaisseaux et on se rend ainsi compte de leur situation : note de la rédaction).

3° Faire pénétrer assez profondément les pointes métalliques dans la peau de l'oreille.

4° Préparer la matière colorante sous forme d'une pâte ayant la consistance du beurre ; la meilleure préparation se compose de noir de fumée et d'alcool.

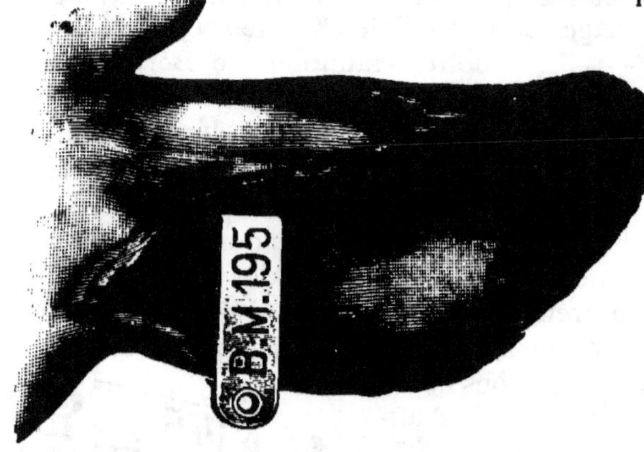

Fig. *g*.
Oreille de veau.
La marque Crotalia appliquée le plus près possible de la base de la conque auriculaire.

5° La pâte ayant été étendue sur la place mutilée de l'oreille, en imprégner la peau par des frottements énergiques.

Le 4° et le 5° sont particulièrement importants; s'ils ne sont pas observés on ne peut guère espérer voir la marque conserver sa netteté pendant plusieurs années. »

On peut encore utiliser les marques métalliques : La Deriaz, ronde, la Crotalia, (fig. *d, e, f* et *g*) allongée: le dernier modèle nous semble préférable ; toutes deux doivent être placées le plus près possible de la base de l'oreille. Ces marques et les pinces ad hoc sont également ven-

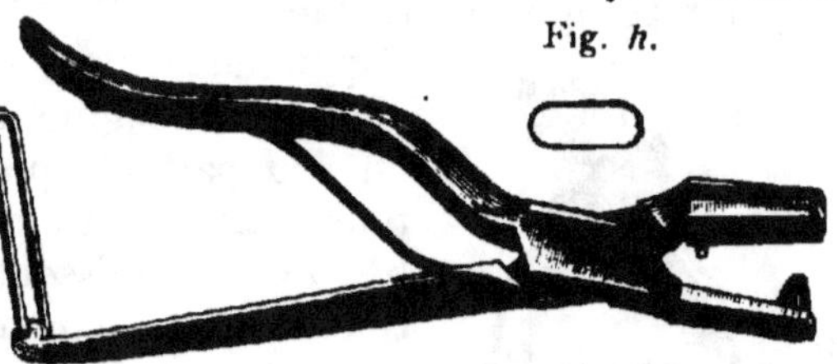

Fig. *h*.
Pince servant à pratiquer les trous à l'oreille, par lesquels on passera la marque Crotalia.

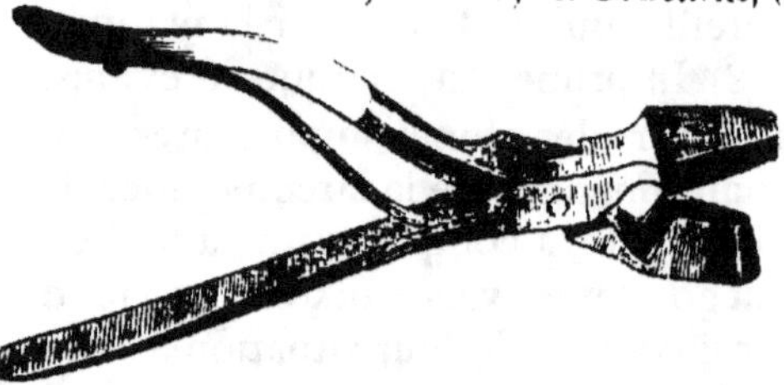

Fig. *i*.
Pince à mors tranchants servant à pratiquer les excisions à la conque auriculaire.

dues par la maison Hauptner de Berlin, Luisenstrasse. Récemment l'inventeur de la marque Crotalia a fabriqué une pince unique travaillant automatiquement : la perforation de l'oreille est suivie immédiatement de l'application de la marque (autocrotalmarke).

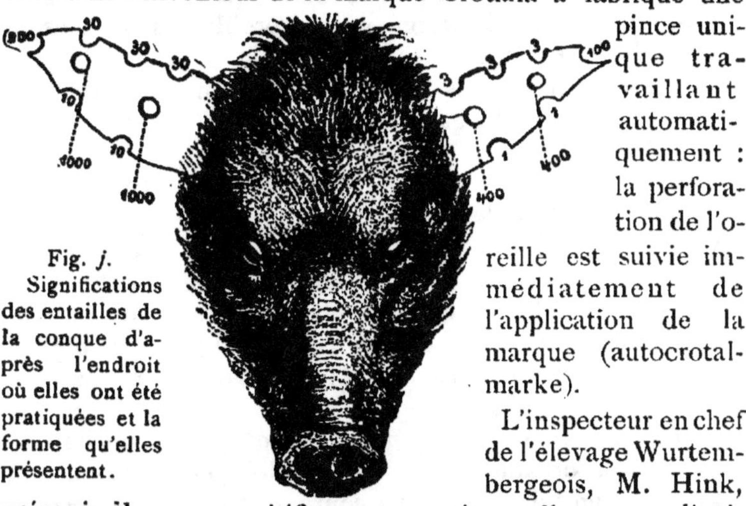

Fig. *j.*
Significations des entailles de la conque d'après l'endroit où elles ont été pratiquées et la forme qu'elles présentent.

L'inspecteur en chef de l'élevage Wurtembergeois, M. Hink, préconise la marque citifixe ; son système a l'avantage d'exiger l'emploi d'une pince seulement, la marque jouant le rôle de perforateur de la conque auriculaire (voir fig. *L, M* et *N*).

Enfin on connaît le système des entailles de la conque : au moyen de pinces coupantes dont les mors sont

Fig. *k.*
Formes des excisions de la conque auriculaire.

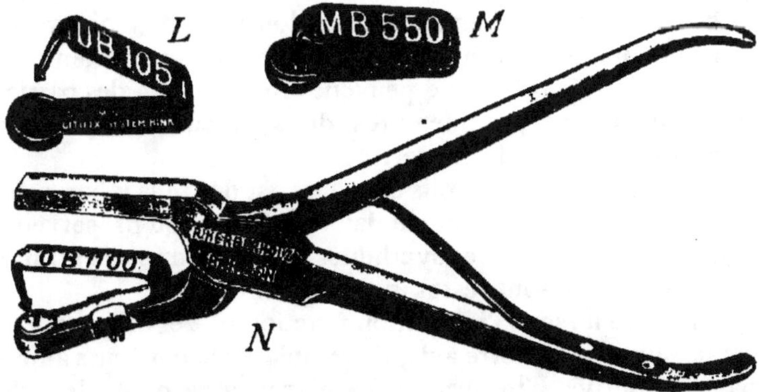

disposés en triangle, la point du triangle occupant l'extrémité libre des mors, on entaille les bords de l'oreille: chaque entaille représente un chiffre variable d'après la partie mutilée (bord interne, bord externe, pointe; oreille gauche ou droite), (voir fig. *h*, *i*, *j* et *k*).

On peut prendre les chiffres conventionnels suivants :

Oreille gauche :	pointe	200
	bord externe	30
	bord interne	10
Oreille droite :	pointe	100
	bord externe	3
	bord interne	1

Ex : on veut marquer du N° 336 ; on fera une entaille à la pointe de chaque oreille $= 200 + 100$; une au bord externe de l'oreille gauche $= 30$; deux au bord externe de l'oreille droite $= 3 + 3$.

Des concours organisés par le syndicat. Le concours, que le syndicat organise annuellement, doit permettre aux membres de juger du chemin parcouru et du progrès accompli. On doit, autant que possible, y amener les reproducteurs mâles et un nombre égal de produits de chacun d'eux, soigneusement triés par les commissaires-experts qui font, à cette fin, une tournée générale quelques jours avant le concours

Des conférences données à cette occasion doivent être suivies de démonstrations sur les animaux présents. Ne peuvent concourir que les animaux marqués et inscrits au livre généalogique du syndicat.

Le détenteur d'un animal primé, doit, pour pouvoir toucher la prime, montrer un livre d'élevage régulièrement tenu.

Les animaux primés ne peuvent être vendus à des particuliers qui ne sont pas membres du syndicat, qu'après une autorisation écrite des experts.

L'organisation de pareils concours est des plus laborieuses; leur utilité est incontestable dans le début, où ils servent à convaincre les membres syndiqués qui doutent et à entraîner les éleveurs qui sont restés indifférents.

Plus tard lorsque l'institution fonctionne régulièrement il serait plus utile, à notre avis, de remplacer le concours annuel par une journée d'inspection des élevages reconnus les plus méritants ; on ferait, sous les yeux des membres, le classe-

ment des animaux,en signalant leurs qualités et leurs défauts
en même temps que les améliorations de toute nature qu'il
serait utile d'apporter dans chaque exploitation. On aurait là
un concours d'étables, sans primes, où le pour et le contre
seraient discutés en présence des membres qui ont adhéré au
voyage d'inspection. Il n'y aurait que des avantages à dresser
un procès-verbal du travail de la journée, procès-verbal qui
serait discuté lors de la séance générale annuelle.

C. **Organismes officiels.** La Commune, la Province, l'Etat
peuvent intervenir directement en élevage, en ordonnant
l'expertise obligatoire des reproducteurs mâles, en élevant à
leurs frais des reproducteurs, en achetant ces derniers à des
particuliers pour les revendre avec perte aux syndicats, en
décrétant l'obligation de pourvoir, aux frais de la communau-
té, à l'achat et à l'entretien des reproducteurs mâles.

L'immixtion des organismes dirigeants dans l'élevage de
nos animaux domestiques n'aurait certes qu'un piètre succès
dans notre pays où tout le monde veut régler ses affaires à sa
façon et en toute indépendance.

L'expertise générale et obligatoire des reproducteurs
mâles est incontestablement un bien ; elle est connue en
Belgique où elle est en vigueur en élevages chevalin et bovin.
Si l'Etat décrétait obligatoire l'expertise des verrats et des
boucs,il rendrait incontestablement un grand service au pays.

La production, aux frais des Etats, des reproducteurs de
nos espèces animales domestiques est généralement coûteuse,
souvent mal inspirée, et dans tous les cas insuffisante pour
influencer profondément l'élevage.

L'achat suivi de la vente avec perte n'a de raison d'être
que lorsqu'il s'agit d'animaux appartenant à des races étrangères au pays ; c'est la méthode qui fut suivie lors de l'introduction en Belgique du bétail Shorthorn et des porcs de race
Yorkshire.

Quant à décréter l'obligation pour les communes de pourvoir à l'achat et à l'entretien des reproducteurs mâles des
espèces animales élévées dans la ferme,c'est un procédé qui a
donné de bons résultats dans certains états de la confédéra-
tions germanique (grd.duché de Bade et quelques petits Etats
de l'Allemagne centrale). Il est plus rationnel cependant de

faire supporter ces frais par les éleveurs, les seuls intéressés ; dans cet ordre d'idées le syndicat doit remplacer la commune.

Les organismes dirigeants se bornent généralement à seconder par leurs subsides les efforts des sociétés particulières jouant le rôle d'intermédiaires entre les Gouvernements et les éleveurs.

Ces sociétés se partagent le travail. Le syndicat d'élevage s'occupe de l'amélioration des animaux par tous les moyens connus : achat et sélection des reproducteurs, élevage rationnel, amélioration des habitations, etc...; d'autres sociétés se bornent à organiser des concours ; il existe aussi des mutuelles d'assurance contre la mortalité du bétail.

Le Gouvernement et la Province, qui subsidient ces diverses institutions, ont comme devoir de veiller à l'emploi judicieux de l'argent alloué qui est celui de tous. A cette fin ils exigent des sociétés d'élevage subsidiées des garanties qui, à notre avis, sont souvent moins formelles en pratique qu'elles le paraissent sur le papier.

Des concours institués sous les auspices des organismes officiels. Il y a deux manières d'organiser les concours : *a*) les animaux, conduits à un endroit désigné, sont hébergés dans des installations provisoires pour être jugés le même jour ou les jours suivants ; *b*) le jury se déplace lui-même et opère au domicile des éleveurs inscrits comme participants au concours.

Le déplacement des porcins est peu commode ; de plus les animaux adultes souffrent beaucoup des chaleurs de l'été, et les porcelets résistent difficilement au froid et à l'humidité de l'hiver et des saisons intermédiaires. Interrogez à cet égard un éleveur expérimenté, il vous répondra invariablement : « les participations aux concours sont onéreuses ».

Aux grands concours nous ne voyons généralement que deux catégories d'exposants : les détenteurs de verrats et quelques grands éleveurs, convaincus des sacrifices qu'ils s'imposent, mais certains de regagner la part perdue par la plus value qu'acquerront leurs élevages.

Le concours ne donne pas la notion exacte de l'état de l'élevage dans la région où il a lieu ; il fournit un aperçu trop flatteur de la production porcine locale et bien à plaindre sont ceux qui, pour se documenter, se contentent de visiter les concours ou d'en lire les comptes rendus dans les journaux agricoles.

Les concours à domicile sont certainement plus utiles que les premiers ; malheureusement ici tout semble se passer en secret ; les frais occasionnés par le déplacement du jury sont considérables et celui-ci n'a pas la tâche facile, car il lui manque le point de comparaison objectif.

Le mieux serait à notre avis, la combinaison des deux systèmes : concours à domicile dans les limites du syndicat; concours -publics entre syndicats dans les expositions agricoles provinciales ; tous les cinq ans un concours général auquel pourraient participer tous les éleveurs du pays.

N'importe où et comment le concours soit organisé, il est indispensable que les décisions prises par les membres du jury soient justifiées et rendues publiques.

Les procès-verbaux des concours ne nous apprennent généralement rien et paraissent souvent avec un retard tel que nous ne pouvons plus apprécier les faits en pleine connaissance de cause.

Dans les concours publics, la meilleure manière de faire connaître les détails de la décision prise par les membres du jury, est d'afficher le bulletin d'examen de chaque animal à l'une des parois de sa bauge.

Les organisateurs de l'exposition agricole régionale du Limbourg, qui a eu lieu à St-Trond en 1907, ont le mérite d'avoir généralisé l'emploi de l'échelle des points.

Le procédé du pointage offre de nombreux avantages dont nous énumérerons les principaux :

1º Il facilite et rend plus précis le travail du juge : chaque animal est analysé et apprécié dans ses détails indépendamment de ceux qui l'ont précédé et de ceux qui vont le suivre.

2º Le pointage rend possible une justification ultérieure du jugement émis.

3º Il est le système d'appréciation qui paraît le plus juste aux exposants.

4º La publication de l'échelle des points rend le concours instructif ; voilà un point d'une importance capitale, sur lequel nous ne saurions trop insister et qui a été laissé totalement dans l'ombre par la plupart des organisateurs de concours d'animaux reproducteurs en Belgique.

5° Le travail est plus rapide qu'avec n'importe quel autre système.

L'échelle des points doit être simple lorsqu'il s'agit de l'appliquer dans les concours; elle peut et doit être plus détaillée quand elle est utilisée à l'occasion des expertises ou du classement des animaux d'un syndicat.

Voici une échelle de pointage utilisée au Danemark :

	Maximum		
Origine	5	2	
Développement	10	9	
Tête et avant-main	5	4	
Entre-partie	10	8	points obtenus par un verrat lors d'un concours local en 1905.
Arrière-main	5	4	
Membres	5	4	
Ligne du dessus	10	0	
Impression générale	10	8 $^1/_2$	
	60	39 $^1/_2$	

Echelle des points utilisée en Angletérre pour l'appréciation du porc Yorkshire :

Couleur de l'épiderme et aspect des soies (pas rudes)	8
Tête, oreilles, et joues	9
Cou	3
Poitrine ample, large, profonde, descendue	5
Epaule oblique	4
Passage des sangles bien rempli	4
Dos long, horizontal	5
Côte longue, bien cintrée	10
Reins larges, bien soutenus	3
Ventre ample, au moins 12 mamelles	2
Flanc moyen, rempli	4
Croupe longue, large, horizontale jusqu' à la base de la queue	7
Cuisses et fesses (jambons) bien développées descendues jusqu'au jarret	8
Queue fine bien attachée (haut).	3
Membres larges et de bon aplomb	6
Genoux et jarrets fermes, secs, nets	4

Paturons courts 2
Onglons denses et résistants 3
Allure libre, aisée ; corps bien soutenu pendant la mar-
che, sans la moindre oscillation du rein . . 5
Ensemble 5

TOTAL 100

Echelle des points mise à la disposition des membres du jury
à l'Exposition régionale de St-Trond, 1907.

1° Tête . . . . 5 points
2° Avant-train : Poitrine
Garot
Epaules . . . . 10 »
3° Tronc Passage des sangles
Dos
Côtes
Paroi thoracique
Rein
Ventre
Flanc . . . . 25 »
4° Arrière-train Croupe
Cuisses et fesses . . . . . 25 »
5° Membres . . . . 10 »
6° Aspect général . . . . 10 »
7° Indices de bon reproducteur . . . . . 15 »

100

Modèle pour la confection d'une table de pointage de l'espèce porcine (1) :

Caractères ou qualités à considérer et à noter	Coefficients	Les notes sont données de 0 à 10.
Tête et cou	1	10, parfait ; 4, médiocre ;
Poitrine (profondeur)	1,5	9, excellent ; 3, insuffisant ;
Longueur et largeur du [dos	2,5	8, très bon ; 2, mauvais ;
Jambons	2	7, bon ; 1, très mauvais ;
Membres et aplombs	1	6, assez bon ; 0, nul.
Aptitudes à la reproduc-[tion	1	5, passable ;
Harmonie des formes et [développement général	1	Toute note moyenne inférieure à 5 entraîne la disqualification.
TOTAUX	10	Les notes moyennes données par le jury seront multipliées par les coefficients ci-contre.

(1) Marcel Vacher : Le porc ..... p. 22.

— 204 —

Il n'est pas indispensable que l'on classe les animaux d'après le nombre total des points obtenus ; ce procédé n'est sans reproches que lorsque l'échelle des points est parfaite ce qui est rarement le cas ; aussi pour corriger certaines erreurs de détail a-t-on soin de prévoir un coefficient très élevé pour *l'impression générale* : 1/5 du total au moins.

Lors d'une expertise ou d'un concours on peut se borner à remplir un bulletin analogue à celui de la page 191 (modèle de procès-verbal d'expertise), et y exprimer son opinion par les lettres *a*, *b*, *c*, *d*, — *a*, signifiant parfait ; *b*, bon ; *c*, moyen; et *d*, mauvais.

Des sociétés mutuelles d'assurance contre la mortalité des porcs.

Nous extrayons le tableau suivant de « l'exposé statistique de la situation des associations d'intérêt agricole pendant l'année 1906. »

	Années 1906	1905
Nombre de mutuelles d'assurance contre la mortalité des porcs	42	29
Nombre de membres effectifs	4,109	3,192
Nombre de porcs assurés	9,698	5,514
Capital assuré	868,693	423,411

En 1905 il est établi cinq nouvelles mutuelles, et en 1906 l'augmentation est de 13 ; de 1905 à 1906 le capital assuré a presque doublé.

Voici un résumé des opérations des 42 mutuelles fontionnant en 1906.

Provinces	Nombre de sociétés	Nombre de membres effectifs	Nombre de membres honoraires	Nombre d'animaux assurés	Valeur totale des animaux assurés	Nombre des sinistres subis	Montant des indemnités payées par les sociétés	Frais d'administration des sociétés	Montant des cotisations reçues à charge des membres effectifs	Actif des sociétés au 31 Décembre 1906
Brabant	1	33	—	102	8.976	4	101	—	149	415
FL. Occid.	19	1 327	138	2.044	157.300	83	3.255	740	6.179	17.673
FL. Orient.	18	2.597	13	7 093	669.473	279	8.568	773	12.002	11.570
Liége	1	37	1	278	16.000	5	130	15	123	638
Limbourg	3	115	—	181	16.915	5	143	—	442	417
Totaux gén.	42	4.109	152	9.698	868.694	376	12.197	1.528	18.895	30.713

Il existait à cette date trois sociétés de réassurance contre la mortalité des porcs ; leur siège social est établi à Bruges, Gand et Hasselt.

La société de réassurance de Gand exige le payement de $^1/_{10}$ de centime par kilogr. de poids vif assuré, cette prime est renouvelée tous les 4 mois ; le subside accordé à la société affiliée équivaut à la moitié de la valeur des indemnités auxquelles ont droit les propriétaires des animaux sinistrés.

M. Tibbaut (1) a publié les statuts de la mutuelle d'assurance de Selzaete ; d'autre part le Gouvernement envoie gratuitement à ceux qui en font la demande, les statuts types des sociétés mutuelles d'assurances contre la mortalité du bétail, qui peuvent éventuellement servir à établir ceux des mutuelles d'assurance contre la mortalité des porcs.

Les subsides accordés par le Gouvernement sont :

A). Aux mutuelles reconnues, locales ou cantonales :

1º Un subside unique lors de la fondation de la société et calculé à raison de 0.50 franc par porc assuré au moment de la reconnaissance légale de la mutuelle ; ce subside ne peut être inférieur à 50 francs ni supérieur à 300 francs.

2º Un subside annuel de 25 francs à toute société qui fait parvenir ses comptes de fin d'année, avant le 1ʳ mars, à la commission des sociétés mutuelles.

3º Des livrets pour membres avec les statuts de la société.

B). Aux sociétés de réassurance :

1º Un subside annuel d'importance égale à la part versée par toutes les sociétés affiliées ; ce subside ne peut dépasser, par province, la somme de 7,500 francs.

2º Des livrets contenant les statuts de la société.

C). Aux sociétés mutuelles non reconnues :

Un subside annuel de 20 francs, lorsque la société envoie son compte annuel avant le 1ʳ mars, à la commission des mutuelles. L'importance des pertes porcines en Belgique se trouve indiquée à la page 14 de ce livre.

M. L. Pien a publié en 1905 un tableau résumant les opérations des 17 sociétés mutuelles d'assurance contre la mortalité des porcs qui existaient à ce moment. On pourra y puiser quelques renseignements intéressants :

____

(1) Verkensverzekering en Syndicaat 1907.

N°	SIÈGE DE LA SOCIÉTÉ	Age ou poids minimum des porcs au moment de leur inscription	PRIMES PAR PORC	INDEMNITÉS
1	Bierset Liége	30 kilos	0.75 fr. par trimestre pour les porcs de moins de 100 kilos 1.10 fr. de 100 à 150 k. 1.50 fr. de plus de 150 kilos. (On peut augmenter ou diminuer d'après les nécessités du moment.)	2/3 de la valeur de l'anim[al] sinistré, la valeur de l'anim[al] est déterminée par kgr. d'apr[ès] les mercuriales du derni[er] marché de Liége. L'animal sinistré est proprié[té] de la société.
2	Heyst s. Mer Fl. Occid.	Aucune limite	0.10 fr. par semaine le reste comme n° I.	2/3 de la valeur. L'animal sinistré devient pr[o]priété de la société ; la viand[e] saine est vendue aux membr[es] à un prix stipulé, par les mem[bres du bureau, deux fois p[ar] an.
3	Dudzeele Fl. Occid.	id.	1 franc par trimestre id.	2/3 de la valeur — le res[te] comme le N° précédent.
4	Moerkerke id.	2 mois	2 francs par an id.	0.80 du poids vif — le res[te] comme n° 2 et 3.
5	Vladsloo id.	20 kilogr.	1 franc par an id.	18 fr. pour les porcs de moi[ns] de 40 kg. 25 fr. pour les porcs de 40 k[g] et plus. 0.50 fr. par kilo pour les por[cs] de plus de 60 kg.
6	Uytkerke id.	2 mois	1 franc par trimestre id.	2/3 de la valeur — 15 franc[s si] un porc est malade — l'anim[al] sinistré constitue la proprié[té] de la société.
7	Thourout id.	20 kilogr.	1 franc par an id.	Comme au n° 5, mais ici l'an[i]mal sinistré appartient a[u] membre.
8	Lisseweghe id.	Aucune restriction	1 franc par trimestre id.	2/3 de la valeur — le res[te] comme au n° 6.
9	Ramscapelle	id.	id.	id.
10	Cluysen Fl. orient.	Tous les porcs à lexception des truies portières et des verrats agés de plus d'un an.	0.10 fr. pour les porcs de moins de 50 kg. 0.20 fr. — 50 à 100 kg. 0.25 fr. plus de 100 kg. id	25 fr. pour un porc de moi[ns] de 50 kg. 50 fr. . . . 50 à 100 kg. 60 fr. . . au delà de 100 k[g] — le reste comme au n° 7.

SIÈGE DE LA SOCIÉTÉ	Age ou poids minimum des porcs au moment de leur inscription	PRIMES PAR PORC	INDEMNITÉS
Selzaete id.	Aucune limite	2 cent. par trimestre poids vif, pour les truies pleines, 1 centime pour les autres porcs.	Valeur intégral des truies estimées au prix du marché. 3/4 de la valeur des autres porcs, — le reste comme au n° 1.
Zuyenkerke Fl.-Occid.	id.	1 franc par trimestre id.	2/3 de la valeur — 15 francs en plus en cas de maladie d'un porc. — le reste comme au n° 1.
Lisseweghe id.	id.	1 franc par trimestre id.	id.
Knocke sur id. mer	id.	id.	id.
Zeebrugge id.	id.	10 cent. par semaine id.	id.
Heverlée (Ter Banck) Brabant	30 kilogr.	30 centimes par mois pour les porcs de 30 à 100 kg. 40 c. id. de 100 à 150 k. 50 c. id. de plus de 150 kg. Une prime spéciale lorsque la truie est pleine. id.	2/3 de la valeur, en plus les frais du vétérinaire et ceux occasionnés par l'abatage — le reste comme au n° 12 et 1.
Oedelem Fl. Occid.	20 kilogr.	1 franc par an. id.	2/3 de la valeur — 0.50 fr. par kilo si le porc pèse plus de 60 kg. — le reste comme au n° 12, et 1.

— o —

EXPORTATION,

du porc vivant, de la viande fraîche de porc, de la viande salée de porc, du lard, des jambons, etc.

Formalités et **garanties** exigées actuellement par les Gouvernements étrangers.

ALLEMAGNE.

A une demande de renseignements adressée au Directeur de l'Abattoir de Cologne, celui-ci nous a obligeamment répondu ce qui suit :

L'importation des **porcs vivants** de provenance belge est interdite par le Gouvernement Prussien et par la plupart des autres États de la confédération germanique.

L'importation de **viande de porc fraîche ou salée** est autorisée sous les conditions suivantes :

L'exportateur belge doit faire une déclaration en règle (warendeclaration etc...).

Les **viandes fraîches** doivent être importées sous forme d'animaux complets, divisés en deux moitiés. Les deux moitiés provenant d'un même animal doivent être emballées ou empaquetées l'une à côté de l'autre, et porter la même marque et le même numéro d'ordre: toutes les précautions doivent être prises pour que la reconnaissance des animaux complets ne présente aucune difficulté.

Doivent occuper leur situation normale ou adhérer naturellement : la tête, la langue, le lanrynx, la plèvre, le péritoine, les poumons, le cœur et les rognons. Le cerveau et les yeux peuvent faire défaut.

Aucune glande lymphatique ne peut manquer, ni être incisée ; il est autorisé cependant de faire une incision aux ganglions médiastinaux ; il est également permis d'inciser le cœur et les poumons.

La **viande salée** importée doit l'être sous forme de pièces pesant 4 kg. au moins. Un poids minimum n'est pas prévu pour les *jambons* et le *lard gras*.

L'importation doit se faire par les bureaux de douane. En général il n'y a pas de jours déterminés pour l'importation de la viande conservée.

L'inspection des viandes a lieu, au gré de l'importateur, soit à la station frontière, soit à la station de destination si celle-ci comprend semblable service ; celui-ci existe à Aix-la chapelle, Dusseldorf, Cologne, etc.

L'exportateur doit déclarer sur l'avis d'expédition, l'endroit où il désire voir procéder à l'inspection sanitaire de la marchandise.

Les **frais d'examen** des viandes sont :

a, *inspection ordinaire* :

porc	par pièce 60 pfennig (75 centimes).		
jambons, viandes sallées...	par kg.	2	id.
lard	par kg.	1	id.

b/ *inspection supplémentaire* (obligatoire pour les articles d'importation belge) au point de vue de la *trichinose.*

      par porc   75 pfennig.
      par jambon et par pièce de viande salée 50   id.
      par morceau de lard   35   id.

Les droits de douane s'élèvent à 75 pfennig par kilogramme de viande quelconque. L'importateur les acquitte habituellement au bureau de douane où se pratique l'examen sanitaire de la marchandise.

Il n'est pas exigé des certificats spéciaux garantissant la non existence des maladies contagieuses du porc ou du bétail.

FRANCE.

La lettre suivante nous à été communiquée par Monsieur Monsarrat, vétérinaire départemental du Nord :

1° L'importation et le transit des animaux vivants des espèces bovine, ovine, caprine et porcine d'origine belge sont interdits (arrêté du 29 Mars 1892).

2° Les viandes doivent être importées sous forme d'animaux complets, soit entiers, soit découpés par moitiés ou par quartiers, le poumon adhérant naturellement. Les parois internes de la poitrine et de l'abdomen ne peuvent présenter aucune trace de raclage ou de grattage (Décret du 26 Mai 1888).

3° Le lard, jambon, viande salée peuvent être importés. Les abats (cœur, foie, rognons etc.) ne peuvent être importés isolément.

Pour les bureaux et heures d'entrée voir l'extrait du recueil des actes administratifs de la Préfecture. Arrêté du 21 Juin 1904.

Le droit de visite sanitaire est fixé à 1 fr. par 100 kg.. Il est perçu, sans fraction, de 100 en 100 kg.. Formalités : comme pour toutes marchandises en dépôt au bureau des Douanes il est exigé une déclaration d'importation énonçant l'origine, l'espèce, le poids net des viandes.

Droits de Douane.

Viande fraîche de porc   25 fr. les 100 kg. net.
Viande salée de porc (jambon, lard, etc.)   30 fr. les 100 kg. net.

ANGLETERRE.

Monsieur Paul Carbon, agent général de la société « Mercurius », pour l'exportation du schouder en Angleterre, nous a donné ces renseignements :

Les porcs vivants ne sont pas admis à l'entrée en Angleterre. Ils doivent être débarqués à Deptford où ils sont abattus après un certain délai.

« En ce qui concerne les **porcs abattus** frais, salés ou fumés, il n'y a *aucune formalité* à remplir, *l'entrée est libre, et exemptée* de droits.

« Les porcs abattus, expertisés et approuvés en Belgique, portant
l'estampille de nos experts des viandes, sont examinés à nouveau au
moment du débarquement en Angleterre ; bien souvent les inspecteurs
sanitaires anglais déclarent impropres à la consommation des porcs qui
ont été dûment estampillés en Belgique. Si, dans notre pays, il n'est pas
bientôt créé un servive d'inspection spécial pour les viandes destinées à
l'exportation, les Anglais deviendront méfiants et notre commerce en
pâtira. »

L'observation de Monsieur Carbon n'est que trop juste. Elle
nous met en garde, nous, Belges, contre des difficultés que les
Danois, grands exportateurs de viandes salées de porc, ont
éprouvées il y a quelque cinq ans : l'Angleterre menaçait de
fermer ses fontières à l'importation du « Bacon », si le Gouvernement danois ne s'engagait à organiser promptement
une surveillance sanitaire sérieuse des boucheries coopératives
d'exportation. Depuis lors, les animaux destinés aux marchés anglais sont abattus dans des tueries soumises à un
contrôle officiel ; l'expertise y est faite par un vétérinaire
agréé. Ces abattoirs d'exportation sont en outre placés sous
le contrôle supérieur de trois inspecteurs généraux ; ceux-ci
ont encore pour mission de régler les contestations qui peuvent surgir entre le service de direction et celui du vétérinaire
agréé. Les instructions officielles commandent de refuser
l'estampille lorsque la marchandise n'est pas de qualité impeccable. Ce service fonctionne très régulièrement et le
nombre de porcs de provenance danoise saisis en Angleterre
se réduit actuellement à presque rien.

HOLLANDE.

Une lettre qui nous est adressée par un fonctionnaire compé-
tent résume les mesures officielles prises par le Gouvernement hollandais.

A. L'importation en Hollande de **porcs vivants** de provenance belge
est interdite. Elle peut être autorisée exceptionnellement par le Ministre
de l'Agriculture, de l'Industrie et du Commerce, qui examine chaque cas
en particulier et exige les garanties les plus expresses au point de vue de
la police sanitaire.

B. L'importation des **viandes de porc** est également interdite. Le
Ministre de l'Agriculture, après entente avec son Collègue des Finances,
peut lever l'arrêté d'interdiction relatif aux viandes fraîches et salées ; les
viandes fumées ne peuvent en aucun cas être admises à l'importation.

Les commissaires de la Reine sont les fondés de pouvoir du Ministre et peuvent accorder la dite dispense sous les conditions suivantes :

a) La lettre de voiture doit renseigner la nature et la quantité de la marchandise, le lieu d'origine et de destination.

b) La demande d'introduction doit être accompagnée d'un certificat d'où il résulte clairement que les articles présentés à l'importation proviennent d'une région indemne des maladies contagieuses du porc.

c) Les marchandises doivent être suffisamment bien emballées ou couvertes, et au cours de leur expédition elles ne peuvent venir en contact avec du bétail vivant. Dans les véhicules et dans les navires elles doivent être remisées dans des compartiments où l'entrée du bétail est rigoureusement interdite en tout temps.

d) Lorsque les circonstances locales ou des faits quelconques le commandent, les Commissaires de la Reine peuvent soumettre à telles formalités complémentaires qu'ils jugeront opportunes le transport, l'emballage, l'embarquement, le débarquement etc... des viandes dont ils ont autorisé l'importation.

C. Il n'existe pas de **droits d'entrée** pour la viande de porc.

Dans son commerce de porcs abattus la Hollande a sans doute éprouvé avec l'Angleterre les mêmes difficultés que le Danemark, car une loi, promulguée le 16 Juillet 1907, organise une inspection obligatoire particulière de toutes les viandes destinées à l'exportation.

Il est très probable que l'Angleterre exigera de la Belgique les mêmes formalités et garanties qu'elle a imposées à la Hollande. Dès lors nous croyons utile de donner ci-après les articles essentiels du règlement hollandais élaboré en application de la loi du 16 Juillet 1907 : (1)

I. Modes d'abatage.

La section de la moelle allongée est interdite. La jugulation ne peut être pratiquée qu'après étourdissement préalable des animaux.

II. Inspection.

Les animaux destinés à l'exportation doivent être abattus dans une tuerie autorisée, où le service d'inspection des viandes est régulièrement organisé par le Gouvernement.

Une tuerie n'est autorisée qu'à la condition de satisfaire aux exigences des articles 6, 7, 8, 9, 10, 11 et 12 du règlement sur la matière, qui en font un abattoir pourvu de tous les perfectionnements modernes.

(1) Nous avons appris depuis que le Gouvernement hollandais se propose de rendre encore plus sévères les dispositions réglementaires qui régissent le commerce d'exportation des viandes fraiches de porc avec l'Angleterre.

Les animaux subissent un double examen : pendant la vie et après l'habillage.

L'examen des animaux sur pied se fait d'après les méthodes enseignées en propédeutique vétérinaire ; il a pour but de reconnaître un état fiévreux ou des maladies telles que la stomatite aphteuse, le charbon, la rage, la pneumonie et la peste porcine, le rouget, les abcédations consécutives à la castration.

Les animaux fiévreux et ceux qui présentent des symptômes de l'une des affections précitées sont marqués.

L'examen des animaux abattus se fait par le vétérinaire (rijkskeurmeester) ou son aide ; celui-ci opère sous la surveillance du premier et ne peut instrumenter, sous sa responsabilité, que lorsque les quartiers et les viscères sont sains ou atteints de lésions nettement localisées n'influant en rien sur la qualité de la viande.

La viande refusée pour l'exportation reçoit une marque spéciale. Cette marque est appliquée aux viandes flasques, à celles qui présentent une couleur, une odeur ou une saveur anormales, lorsque la viande provient d'un animal vieux et amaigri, en cas de tuberculose ou d'autres affections mentionnées dans un article spécial, à la suite de fractures ou d'ecchymoses étendues, lors de malpropreté évidente, de soustraction d'organes sains ou malades, enfin chaque fois qu'il y a lieu de douter de la bonne qualité de la marchandise.

En cas d'acceptation chaque pièce de viande porte l'étiquette suivante, qui est attachée à la chair par une ficelle garni d'un plomb à sceller :

Recto.

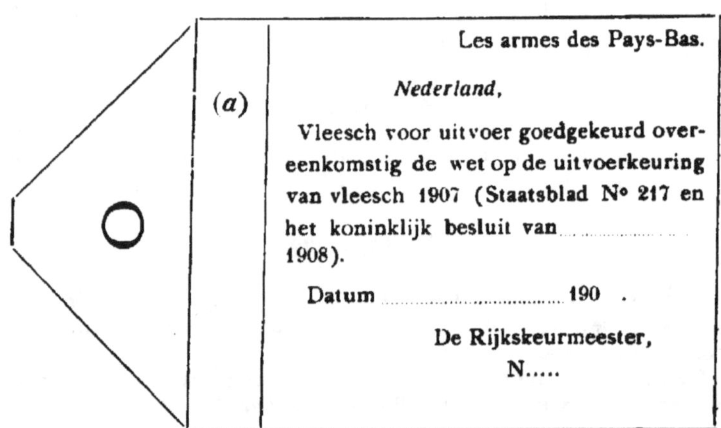

(a) Espace réservé aux instructions délivrées par l'administration ; on y renseigne, entre autre, la provenance de la marchandise.

Verso.

Meat inspected for Export according to the Dutch Law of 16 Juli 1907 and the Royal Decret of... 1908.

Fleisch zur Ausfuhr untersucht laut niederländischen Gesetzes vom 16 Juli 1907 und königlicher Verordnung vom..................1908.

Viande déclarée propre à l'exportation en vertu de la loi néerlandaise du 16 Juillet 1907 et l'arrêté royal du..................1908.

(b)

b) Espace où l'inspecteur des viandes inscrit certaines remarques pourquoi les moitiés sont séparées ou divisées en quartiers etc...

III. Emballage et empaquetage.

Les viandes doivent être proprement empaquetées.

Le système d'empaquetage, que nous avons eu l'occasion de juger à Flessingue, nous paraît mériter tous les éloges : aucune toile d'emballage, les porcs sont suspendus par groupe de deux, quatre ou six d'après la taille, dans des caisses en bois à claire-voie. Grâce à ces précautions, la viande est parfaitement ventilée et se trouve dans d'excellentes conditions de conservation.

— o —

IMPORTATION

du porc vivant, de la viande fraiche de porc, de la viande salée de porc, du lard, des jambons etc...

Formalités et **garanties** exigées actuellement par le Gouvernement belge.

L'importation en Belgique des **porcs vivants** est interdite, lorsque les animaux proviennent :

1° De la *Russie* et de la *presqu'île des Balkans* (Roumanie, Serbie, Bulgarie, Turquie, Bosnie, Herzégovine, Grèce, Monténégro).

L'arrêté de prohibition date du 5 Juillet 1886 :

Art. 1. Jusqu'à disposition contraire, sont interdits, par les frontières de mer et de terre, l'importation et le transit des *animaux de race porcine* provenant de la Russie et des pays de la presqu'île des Balkans.

2° Des *Pays-bas. a|* Arrêté du 20 septembre 1886 :

Art. 1. Jusqu'à disposition contraire, sont interdits, par les frontières de terre et de mer, l'importation et le transit des *porcs* et de la *viande fraiche* de ces animaux provenant des Pays-bas.

b| Arrêté du 15 novembre 1895 :

Art. 1. Par modification à l'arrêté ministériel du 20 septembre 1886, est autorisé le transit direct par la voie ferrée, sans transbordement, des porcs provenant des Pays-bas.

3° De *l'Allemagne* et du *Grand-Duché de Luxemburg.*

Arrêté du 1ᵉ mai 1894 :

Art. 1. Jusqu'à disposition contraire, restent interdits, sauf les exceptions spécifiées ci-après (celles-ci intéressent seulement le commerce des bêtes ovines et caprines), l'importation et le transit des bêtes bovines, ovines, *porcines* et caprines, provenant de l'Allemagne et du Grand-Duché de Luxembourg.

4° De la *Suède* et de la *Norvége.* Arrêté du 29 Décembre 1887 :

Art. 1. Jusqu'à disposition contraire sont interdits, par les frontières de terre et de mer, l'importation et le transit des *porcs* et de la *viande fraiche* de ces animaux provenant du Danemark, de la Suède et de la Norvège.

5° Du *Danemark.* Arrêté du 29 décembre 1887 (voir au 4°), modifié par celui du 29 mars 1889. — Arrêté du 29 mars 1889 :

Art. 1. La prohibition de l'entrée et du transit des porcs et de la viande fraiche de porc provenant du Danemark, prononcée par l'arrêté du 29 décembre 1887, est rapportée.

Art. 2. L'entrée et le transit des porcs et de la viande fraiche de porc provenant du Danemark sont soumis à des justifications de provenance à la satisfaction de l'administration des douanes.

Art. 3. Indépendamment des justifications dont il est question à l'article précédent, et de la visite sanitaire prescrite, en ce qui concerne les importations effectuées par la voie de mer, par l'article 49 du règlement d'administration générale du 20 septembre 1883 et l'arrêté ministériel n° 3, du 25 du même mois, l'importation et le transit des porcs provenant du Danemark ne sont autorisés que sur la production d'un certificat de santé, délivré par un médecin vétérinaire, indiquant le nombre et le signalement des animaux.

La signature du médecin vétérinaire sera légalisée par l'autorité du lieu d'où viennent les animaux, laquelle attestera que, dans la localité, il n'a été constaté, depuis un mois au moins, aucun cas de maladie contagieuse parmi les animaux de l'espèce porcine.

Le certificat en question sera remis entre les mains des agents des douanes.

6° De la *France*. a) Arrêté du 23 février 1888 :

Art. 1. Jusqu'à disposition contraire, sont interdits, par les frontières de terre et de mer, l'importation et le transit de *porcs venant de France*.

b) Arrêté du 26 mai 1892 :

Par modificaton à l'arrêté ministériel du 23 février 1888, le transit direct par voie ferrée, sans déchargement, des porcs provenant de la France est autorisée.

7° *Des pays d'outre-mer*. Arrêté du 22 janvier 1897 :

Art. 1. Par modification aux dispositions réglementaires rappelées ci-dessus, les animaux des espèces bovine, ovine et *porcine*, provenant des pays d'outre-mer, doivent être importés directement par les ports d'Anvers, de Gand ou d'Ostende.

Ces animaux seront abattus dans les abattoirs de ces villes ou dans des tueries régulièrement autorisées, installées à proximité des dits ports.

Ils seront transférés en véhicules du lieu de débarquement au dits abattoirs ou tueries, où ils devront être sacrifiés endéans les trois jours de leur débarquement.

Les animaux d'autres provenances appartenant aux dites espèces, importés par les ports précités, devront être transférés et abattus dans les mêmes conditions.

Il ne peut être fait exception à ces règles que sur l'autorisation préalable du Ministre et lorsqu'il s'agit d'animaux reproducteurs des espèces bovine ou *porcine* ou d'animaux de l'espèce ovine introduits dans un but d'élevage.

Art. 2. Les dispositions de l'article 1ᵉʳ ne sont pas applicables aux animaux en cours d'expédition le surlendemain du jour de la publication au *Moniteur* du présent arrêté.

Les viandes fraîches doivent être importées sous forme de bêtes entières, de demi-bêtes ou de quartiers de devant le poumon adhérant naturellement.

La demi-bête et la bête entière peuvent être divisées, mais il doit être possible au service de la douane de reconstituer la demi-bête ou la bête entière.

D'après le § 4 de l'arrêté ministériel du 2 mai 1889, l'entrée et le transit par la frontière maritime et la frontière de terre de l'est, depuis Gemmerich jusqu'à Athus, de la viande fraîche des bêtes ovines et porcines sont soumis à des justifications de provenance à la satisfaction de l'administration de la douane.

Les mêmes justifications sont exigées lors de l'entrée ou du transit de porcs et de la viande fraîche de porc provenant du Danemark (arrêté du 29 mars 1889).

L'importation a lieu par les bureaux de douane aux jours et heures fixés.

L'expertise des viandes a lieu, au gré de l'importateur, soit à la station frontière, soit à la station de destination lorsque dans celle-ci est organisé le service d'inspection des viandes importées.

Les **frais d'expertise** sont de 20 centim. par 100 kg. et par fraction de 100 kg.

Les viandes salées peuvent entrer sous forme de pièces de tous volumes et de tous poids.

Ni les viandes fraîches ni les viandes salées ne sont examinées au point de vue de la présence de la trichine.

Il n'est pas exigé de certifiat garantissant la non existence des maladies contagieuses du porc et du bétail dans la région agricole d'où provient la marchandise importée.

Voici au surplus un extrait du règlement du 23 mars 1901 sur l'expertise des viandes :

Expertise des viandes importées dans le Royaume.

Art. 8. — L'arrêté ministériel du 31 mars 1901 détermine, en exécution de l'article 8 du règlement, les bureaux de douane ou succursales des bureaux de douane, ouverts à l'importation des viandes, graisses et issues de boucherie, fraîches, préparées ou conservées.

Conformément à la loi du 30 décembre 1895, l'importation des viandes de solipèdes (chevaux, ânes, mulets et bardots), préparées ou conservées, est interdite.

Art. 9. — Les viandes maintenues à l'état frais à l'aide d'un procédé frigorifique sont considérées comme viandes fraîches.

Les viandes fraîches de boucherie, à l'exception des viandes de mouton, ne sont admises qu'à l'état de bêtes entières ou de demi-bêtes et à la condition que les poumons y soient adhérents.

On permet cependant l'importation des bêtes divisées en deux ou en quatre parties et les demi-bêtes divisées en deux quartiers, sous la réserve qu'il soit possible de constater, en juxtaposant les sections, qu'elles proviennent d'un même animal et que les poumons soient adhérents à l'une des demi-bêtes ou à l'un des quartiers.

Moyennant l'adhérence des poumons, on admet également les quartiers de devant, ainsi que les sections de demi-bêtes composées d'une partie du quartier de devant et d'une partie du quartier de derrière.

Les viandes munies seulement d'un fragment de poumon sont prohibées.

Quant à la viande fraîche provenant de chevaux, ânes, mulets et bardots, elle ne peut être importée que si tous les organes respiratoires, y compris la tête, sont adhérents.

Art. 10. — Tombent sous l'application de l'article 10 et doivent par conséquent être expertisées à la frontière, les viandes, issues et graisses de boucherie, y compris le suif brut, le suif fondu, la margarine et l'oléo-margarine.

En ce qui concerne le saindoux, il a été décidé que, jusqu'à disposition contraire, les agents de la douane s'assureront eux-mêmes de la salubrité de ces produits sauf, en cas de doute, à en référer à l'expert chargé du service de vérification des viandes importées.

Le règlement n'est applicable qu'aux produits susceptibles d'être livrés à l'usage alimentaire. Il s'ensuit que le suif destiné à l'usage industriel ne doit pas être expertisé. Il en est de même de l'oléine.

Pour échapper à l'application du règlement, il ne suffit pas aux importateurs de déclarer, soit par une mention expresse dans les lettres de voiture, soit par des affiches apposées sur les colis, que la marchandise n'est pas destinée à la consommation. Ne peuvent être soustraits à l'expertise que les produits manifestement impropres à la consommation et uniquement susceptibles d'être employés pour l'usage industriel. Il faut donc que la marchandise s'offre dans des conditions telles que la fraude ne soit pas à caindre et, en cas de doute, il y a lieu à expertise. Les importateurs de produits provenant d'animaux de boucherie et non destinés à la consommation, peuvent d'ailleurs se soustraire à l'expertise en faisant dénaturer ces produits au moyen d'un antiseptique très odorant, tel que l'acide phénique, la créoline, le lysol, la naphtaline, la formaline, etc.

D'autre part, lorsqu'il s'agit de viandes fraîches ou conservées, importées pour l'usage exclusif des intéressés et qui ne sont pas destinées à être mises en vente, l'expertise n'est pas obligatoire.

Art. 11. — La prescription du dernier alinéa de l'article 1er de la loi du 18 juin 1887, modifiée par celle du 30 janvier 1892, — que reproduit le premier alinéa de l'article 9, — n'est pas applicable aux viandes de boucherie passant en transit sous la surveillance douanière.

De même, les lois du 4 août 1890 et du 30 décembre 1895 ne prévoient l'expertise des viandes étrangères que si elles sont déclarées en consommation dans le pays. Elles n'obligent pas à l'expertise les viandes entreposées, ni celle des viandes passant en transit direct.

Quant aux viandes déclarées en consommation dans le pays, tout en étant destinées à être réexportées, elles sont dispensées de l'expertise moyennant l'observation des formalités indiquées à l'article 10 de l'arrêté ministériel du 31 mars 1901.

Les **droits de douane** sont calculés comme suit :

L'importation de *porcs vivants* est exemptée de droits ;

L'importation de *viandes fraiches* est soumise aux taxes de: 15 fr. les 100 kg. pour les bêtes entières et les demi-bêtes; 30 fr. les 100 kg. pour les autres viandes fraîches ;

L'importation de *viandes non dénommées* (lard, viandes salées, fumées...) est exemptée de droits.

— o —

LES MALADIES DU PORC.

Dans ce chapitre nous traiterons des principales affections du porc en nous inspirant de la vérité « *mieux vaut prévenir que guérir* », et en ne perdant pas de vue que,dans un grand nombre de cas, il est préférable d'avoir recours à l'abatage immédiat du sujet malade que d'essayer un traitement dont l'effet est incertain et les frais souvent élevés. Si nous décrivons certaines maladies avec assez bien de détails, c'est avec l'intention d'être utiles aux médecins vétérinaires.

Quand il s'agit des affections de l'espèce porcine les éleveurs et engraisseurs ont trop rarement recours à l'intervention de l'homme de l'art qui,par ses sages conseils et l'emploi judicieux de remèdes bien choisis pourrait cependant leur rendre de réels services.

Chacun pourra puiser ici des renseignements utiles : l'éleveur trouvera la description des moyens propres à prévenir les maladies ; l'homme de l'art les éléments d'un traitement économique et rationnel.

A. — MALADIES NON CONTAGIEUSES.

I. APPAREIL DIGESTIF.

I.

La stomatite ulcéreuse.

La stomatite ulcéreuse est une inflammation nécrosante de la muqueuse buccale (gencives, joues, langue, lèvres).

Causes. — L'affection apparaît chez les porcs élevés dans de mauvaises conditions hygiéniques. Toutes les causes affaiblissant l'organisme animal diminuent la résistance de l'épithélium des muqueuses et favorisent l'infection locale.

Symptômes. — Rougeur plus ou moins diffuse de la bouche ; par places, la muqueuse prend une teinte rouge violacée : à ces endroits apparaissent bientôt des ulcères à bords irréguliers, saignant au moindre attouchement.

La bouche, d'où s'écoule une salive visqueuse et sanguinolente, exhale une odeur infecte. Les dents deviennent branlantes et tombent parfois. La douleur est très vive : la préhension la mastication et la déglutition des aliments sont difficiles. L'animal mange peu, il est triste et s'affaiblit rapidement. L'affection passe souvent à l'état chronique : elle se complique alors de gastro-entérite causée par l'ingestion des matières putrides d'origine buccale.

Traitement. — L'observation des règles de l'hygiène prévient l'affection.

Le traitement curatif consiste dans la désinfection de la bouche. Quant au genre d'alimentation, il va de soi que la ration doit se composer exclusivement d'aliments substantiels, de mastication très facile.

Lorsque les animaux sont en état de chair, il est préférable de renoncer à tout traitement et de recourir à leur abatage immédiat.

2.

Indigestion stomacale.

Il y a indigestion stomacale chaque fois qu'il se produit une interruption du travail digestif de l'estomac.

Causes. — Celles troublant le chimisme stomacal ou celles provoquant une perturbation dans l'innervation gastrique. Citons, entre autres, l'ingestion d'une quantité trop considérable d'aliments ; l'administration d'aliments altérés, moisis, froids, etc...

Symptômes. — L'indigestion stomacale s'accompagne fréquemment de manifestations de coliques ; au surplus le ventre est balonné et l'animal fait des efforts réitérés de vomissement.

Traitement. — Les vomitifs, tout indiqués, amènent généralement la guérison. L'administration subséquente d'un léger purgatif, de préférence à action antifermentescible, est à recommander.

3.

Les coliques du porc.

Les coliques, si fréquentes chez le cheval, sont relativement rares chez le porc.

Causes. — Le plus souvent les coliques sont symptomatiques d'une indigestion stomacale. Il en est d'origine intestinale : dans les cas de déplacements anormaux du tube intestinal (hernies, volvulus), dans l'helminthiase intestinale (ascaris lombricoïdes, echynorrhynchus gigas). Fréquemment les coliques font partie du tableau symptomatique des empoisonnements. Presque constantes lors de gastrite, elles n'existent pas toujours dans les entérites.

Symptômes, — Le porc atteint de coliques refuse tous les aliments ; il émet des grognements plaintifs, se tient debout le dos voussé ou se cache sous la paille litière ; on en voit qui se lèvent précipitamment, font plusieurs fois le tour de la bauge et se laissent choir après s'être accroupi sur le train postérieur.

Traitement. — On conseille l'administration d'un électuaire calmant et laxatif et l'injection de lavements émollients (décocté de graines de lin). La hernie des bourses est traitée par le malaxage à l'eau chauffée à 45° et plus efficacement encore par l'opération sanglante.

Le volvulus constitue un accident grave généralement mortel. Les coliques qui sont dues à une indigestion stomacale doivent être combattues comme nous l'avons exposé antérieurement (voir indigestion stomacale).

4.

Gastrite.

C'est l'inflammation de la muqueuse de l'estomac.

On distingue : la gastrite aiguë, à évolution rapide, et la gastrite chronique.

Causes. — Les défectuosités du régime sont souvent à incriminer : ration d'un volume excessif ; aliments moisis, altérés, irritants, trop chauds ou trop froids ; boissons irritantes chaudes ou froids ; saumure.

L'ingestion de vers, de limaces, de corps étrangers a déterminé des gastrites chez les porcs entretenus en liberté dans la prairie ou dans les bois.

On a observé la gastrite chez les porcs malades du rouget et de la peste.

Symptômes. — Inappétence, coliques, vomissements, constipation ou diarrhée, souvent de la fièvre : oreilles froides, groin sec et chaud, queue déroulée et pendante. Le malade a la démarche pénible, il se couche de préférence sous la litière. Si la gastrite est déterminée par la saumure, on observe en outre les manifestations de l'empoisonnement par le chlorure de sodium (voir empoisonnements).

Traitement. — Dans la *gastrite aiguë* la première indication est de mettre l'organe malade au repos : on prescrira une diète sévère.

On ne peut contester l'utilité de débarasser l'estomac de son contenu par l'administration d'un vomitif : la racine d'ipéca en décocté dans l'eau et administrée en lavement, ou encore l'émétique en électuaire.

Si une diarrhée intense se déclare, on lui oppose les diverses préparations à base d'opium ; existe-t-il au contraire de la constipation,alors les lavements à l'eau froide ou à l'eau de savon, le calomel en pâte médicamenteuse sont indiqués.

La gastrite chronique se traite par un régime diététique et par l'administration d'alcalins.

5.

L'entérite ou inflammation de l'intestin.

Cette maladie accompagne généralement la gastrite et reconnaît les mêmes causes. Elle peut être symptomatique de la peste, du rouget, de la tuberculose, de l'helminthiase intestinale.

Symptômes. — Fièvre, inappétence, bouche chaude, constiptation au début, diarrhée plus ou moins intense après 24 à 48 heures ; parfois des coliques ; l'animal fait entendre des grognements plaintifs quand on lui comprime le ventre ; l'amaigrissement est très rapide.

Traitement. — Le régime normal prévient presque à coup sûr la maladie.Lorsque celle-ci s'est déclarée,on administrera un lavement volumineux (décocté de graines de lin, huile de lin, eau de son) ; au début on peut faire prendre à l'animal un purgatif antiseptique sous forme d'électuaire (calomel).

La ration ne se composera que de lait doux dilué. Le traitement de la diarrhée, symptôme principal de l'entérite, se réclame des moyens ordinaires (opium, sous-nitrate de bismuth, salol, naphtol).

6.

Empoisonnements.

La plupart des empoisonnements provoquent de la gastro-entérite ; pour cette raison nous étudierons maintenant les principaux empoisonnements observés chez le porc.

**

a) Empoisonnement par le chlorure de sodium ou sel de cuisine.

Le chlorure de sodium, administré aux porcs à la dose de quelques grammes par jour et par tête, est à juste titre considéré comme le meilleur stimulant de l'appétit et de la nutrition.

A dose forte ou en solution concentrée, le même sel acquiert des propriétés franchement toxiques : c'est le cas dans l'eau de mer et dans les saumures lorsque les animaux ne reçoivent que ces liquides pour se désaltérer.

Symptômes. — Soif ardente, inappétence, vomissements, coliques, diarrhée; parfois des accès épileptiformes, contractures des muscles du cou et de la face, grincements de dents, salivation abondante, les yeux pirouettent dans les orbites ; quand l'animal a ingéré des doses massives de sel de cuisine : parésie ou paralysie musculaires, pouls faible, respiration dyspnéique, insensibilité, mort.

Traitement. — Administration d'abondants décoctés de graines de lin ; on pourrait y ajouter des calmants (bromure de potassium).

**

b) Empoisonnement par le nitrate de potassium.

Cet accident s'observe à la suite de l'administration d'une trop forte quantité de sel de nitre.

Symptômes. — Excitation au début ; salivation, nausées, vomissements, coliques, diarrhée ; ensuite grande faiblesse, ralentissement de la circulation, difficulté respiratoire, hypothermie ; les urines sont parfois sanguinolentes. La mort survient en quelques heures.

Traitement. — Vomitif (ipéca) ; copieux purgatif huileux ; café, alcool, frictions.

**

c) Empoisonnement par la saumure.

La saumure administrée à petite dose n'est pas toxique. Certains prétendent que dans ces conditions elle jouit d'un pouvoir tonique et stimulant à l'égard du travail de la digestion. La saumure de hareng doit toujours être proscrite de la ration du porc à l'engrais car elle communique une odeur anormale à la viande.

Le degré de la toxicité de la saumure dépend, outre de sa teneur en sel de cuisine et en sel de nitre, de la quantité et de la qualité des alcaloïdes qu'elle tient en dissolution. Ces dernières substances résultent de la décomposition des albumines de la viande ou de la chair de poisson ; elles sont éminemment toxiques.

La saumure doit toujours être considérée comme un liquide suspect et dangereux, puisqu'en pratique on ne connaît ni la quantité ni la qualité des poisons organiques qu'elle renferme et qu'on ignore même le degré de concentration des sels minéraux. De plus la saumure ne possède pas la moindre valeur alimentaire.

Les symptômes de cet empoisonnement comme aussi les remèdes qu'on peut lui opposer se déduisent tout naturellement des lignes que nous avons consacrées aux empoisonnements précédents (sel de cuisine et sel de nitre).

d) Empoisonnement par le nitrate de soude.

Les porcs s'empoisonnent en léchant les sacs renfermant ou ayant contenu du nitre de Chili, ou encore en absorbant l'eau dans laquelle on a lavé ces emballages, plus rarement en pâturant dans les prairies où l'on a récemment épandu cet engrais.

Symptômes. Les symptômes sont sensiblement les mêmes que ceux observés dans l'empoisonnement par le nitrate de potasse, à part les manifestations d'excitation qui manquent.

Traitement. Il ne diffère pas de celui préconisé contre l'empoisonnement par le nitre.

e) Empoisonnement par l'arsénic.

Observé à la suite de l'ingestion par le porc de préparations arsénicales utilisées comme « mort aux rats ».

Symptômes. Vomissements, coliques, diarrhée fétide ; pouls petit, respiration difficile, paralysie de certaines parties du corps.

Traitement. Les vomitifs et les purgatifs élimineront l'arsenic ; le peroxyde de fer en solution, les eaux des forges le neutraliseront. L'alcool activera la circulation et la respiration ralenties ; le régime lacté guérira la gastro-entérite.

* * *

f) Empoisonnement par le cuivre et ses composés.

Le cuivre métallique empoisonne rarement. Il n'en est pas de même de ses composés qui sont souvent mortellement toxiques.

Causes. L'alimentation au moyen de pâtes ou de soupes alimentaires ayant séjourné longtemps dans des récipients en cuivre non étamés.

A signaler l'habitude dangereuse des fermières de certaines régions du pays : afin de faciliter le nettoyage des ustensiles de ménage en cuivre, elles les plongent pendant vingt-quatre heures dans les liquides alimentaires fermentés des nourrains ; les acides attaquent le cuivre et donnent des sels très toxiques.

Symptômes. Inappétence, coliques, vomissements et diarrhée ; les matières vomies sont bleues ou verdâtres ; affaiblissement général suivi de mort si les doses ingérées sont assez fortes.

Traitement. Lait en abondance, albumine, limaille de fer, purgatif huileux.

* * *

g) Empoisonnement par la solanine.

Peut apparaître à la suite de l'ingestion de pommes de terre germées ou verdies au soleil ; s'observe plus souvent quand on donne aux porcs l'eau de cuisson des tubercules.

Symptômes. Inappétence, quelquefois vomissements ; abattement et somnolence ; parésie ou paralysie ; respiration ralentie, superficielle ; pouls petit ; si l'empoisonnement est chronique, il y a de l'amaigrissement progressif.

Traitement. Il faut prévenir cet empoisonnement en rejetant l'eau de cuisson des pommes de terre ou de leurs épluchures.

Le café combat les symptômes adynamiques de l'empoisonnement aigu.

.. * *

h) Empoisonnements par certaines plantes.
(buis, colchique d'automne, digitale, racine de bryone.)

Ces accidents sont excessivement rares et les symptômes
varient avec la nature de la plante ingérée.

Traitement. — Dans tous les cas éliminer le poison par l'administration d'un vomitif (émétique ou racine d'ipéca) et
d'un purgatif huileux. Ensuite combattre les symptômes.

*

i) Empoisonnement par des aliments altérés.

A diverses reprises nous eûmes l'occasion d'observer ce
genre d'intoxication chez des porcs nourris avec des déchets
alimentaires provenant de restaurants ou de la cuisine mili-
taire.

Symptômes. — Inappétence, soif ardente, salivation, vertige,
stupeur, spasmes ; respiration difficile, muqueuses et peau
cyanosées ; la faiblesse devient rapidement très grande et la
mort survient en quelques heures.

Dans les intoxications peu graves les symptômes s'amendent rapidement et après deux jours tout rentre dans l'ordre
sous l'action bienfaisante d'un régime lacté. Les jeunes animaux sont particulièrement sensibles aux toxines des aliments carnés.

Diagnostic. — Il ne faut pas confondre les plaques cyanosées
caractéristiques de cet empoissonnement avec celles qui
apparaissent dans le rouget.

Traitement. — *a) préventif.* — 1) Se méfier des déchets de
cuisine tout particulièrement pendant les grandes chaleurs ;

2) Les utiliser jour par jour et en limiter la quantité (ne
pas doubler la ration après certains jours de fête) ;

3) Faire bouillir les déchets suspects.

4) Rejeter ceux qui sont corrompus.

b) curatif. — Appelé dès l'apparition des premiers symptômes de l'empoisonnement, on sauve les animaux malades
par l'administration d'un vomitif à action immédiate (éméti-

que, ipéca) ; plus tard il faut recourir aux purgatifs (calomel) et aux excitants (café, alcool).

7.

Helminthiase.

Le porc héberge très souvent des vers. Le diagnostic précis exige la mise en évidence de vers adultes, de leurs larves ou de leurs œufs.

Cette affection est particulièrement fréquente pendant les années humides.

Traitement. — Les vermifuges sont très nombreux. Nous conseillons l'administration de la noix d'arec ou du rhizome de fougère mâle.

8.

L'Ictère.

La présence des éléments de la bile dans le sang caractérise l'ictère.

Causes. — Si l'ictère est la conséquence d'une obstruction plus ou moins complète du canal cholédoque, on peut supposer : de la gastro-duodénite, de la distomatose, des tumeurs ou des kystes qui compriment le canal. La bile sécrétée est résorbée parce qu'elle ne trouve pas écoulement dans l'intestin.

Une autre forme d'ictère résulte de la suspension de la sécrétion biliaire (acholie) : hépatite aiguë ou chronique, tuberculose du foie, échinococcose, etc...

Symptômes. — Le symptôme pathognomonique constant est la coloration jaune des muqueuses (œil, bouche) et de la peau (face interne des cuisses, fourreau, etc.).

La coloration jaunâtre du lard d'un porc nourri au maïs ne doit pas se confondre avec l'ictère ; non plus la coloration jaune du lard en décomposition.

Traitement. — On administre des boissons alcalines (bicarbonate sodique). Si l'affection traîne à guérir, il faut abattre l'animal dans un but économique et prophylactique : l'autopsie déterminera la cause exacte de l'affection qui peut être contagieuse (douves, tuberculose) et nécessiter des mesures d'hygiène.

L'ictère est un motif de saisie totale de la viande. (Règlement sur l'inspection des viandes.)

9.

Distomatose.

Cette maladie est déterminée par l'accumulation de douves dans les voies biliaires.

Symptômes. — Sous une forme bénigne, les symptômes passent inaperçus ; dans les cas plus graves on observe de l'anémie, de l'amaigrissement et de l'ictère.

Le diagnostic précis se fait le plus souvent lors de l'autopsie d'un animal malade.

Traitement. — Tout traitement curatif est inefficace.

Comme mesure prophylactique on conseille de draîner les prairies humides fréquentées par les porcs.

10.

Cysticercose.

Le cysticercus tenuicollis du tœnia marginata du chien, provoque chez le porc une affection grave, quelquefois mortelle.

Lésions. — Les œufs du tœnia marginata, hôte habituel du chien, sont ingérés par le porc. Arrivés dans l'intestin, ils y donnent naissance à des embryons hexacantes ; ceux-ci émigrent vers la foie qu'ils irritent en y creusant des galeries sinueuses. La plupart de ces embryons percent la capsule du foie pour aller se répandre dans le péritoine, plus rarement dans la plèvre, où ils s'enkystent. A ce stade de leur évolution, les parasites se présentent sous la forme d'une boule pleine de liquide, dont le volume varie de celui d'un œuf de pigeon à celui d'un œuf de poule.

Symptômes. — Il est difficile de reconnaître la maladie sur l'animal vivant ; à l'autopsie les lésions sont très apparentes.

Traitement. — On préviendra la maladie en supprimant la cause.

11.

Echinococcose.

Cette maladie parasitaire s'observe assez fréquemment chez le porc.

Voici le déterminisme de son développement : les œufs

du ver adulte (tœnia échinocoque vivant dans l'intestin du chien) sont ingérés par le porc ; ils éclosent et donnent naissance à des embryons qui envahissent principalement le foie. Arrivé à destination, l'embryon s'entoure d'une vésicule remplie d'un liquide séreux (hydatide). La présence du liquide de la vésicule, ou de la membrane seulement si le liquide a été résorbé, permettent de différencier très aisément les lésions d'échinococcose de celles causées par les germes du pus et de la tuberculose.

Symptômes. — Sans signification précise.

Traitement. — Il est exclusivement prophylactique comme celui de la cysticercose.

12.

Ascite.

L'ascite consiste dans l'accumulation d'un liquide séreux dans la cavité péritonéale.

Causes. — Tous les obstacles au reflux du sang vers le cœur : thrombose de la veine porte, tumeurs comprimant ses parois ; cirrhoses hépatiques, tumeurs du foie, lésions valvulaires du cœur, péricardite avec épanchement, néphrites.

L'ascite peut être dûe à une maladie du sang qui transsude plus facilement à travers les vaisseaux (hydrémie). Quand elle reconnaît cette dernière cause, elle est toujours accompagnée d'œdèmes sous-cutanés : aux membres, sous le ventre, sous la gorge.

Symptômes. Augmentation anormale du volume du ventre ; les flancs se creusent et le dos s'enselle. La percussion du ventre transmet au côté opposé une onde liquide que l'on perçoit : c'est un signe pathognomonique. La matité, toujours horizontale, varie avec l'attitude. La respiration est accélérée, les muqueuses sont pâles, l'appétit presque nul. Il y a parfois des œdèmes du bas des membres et de la paroi inférieure du ventre.

Traitement. L'ascite, manifestation d'un état morbide souvent incurable, exclue tout traitement curatif ; l'abatage immédiat est ce qu'il y a de plus économique.

13.

Renversement du rectum.

Accident très fréquent surtout chez les porcelets.

Causes. Les grands efforts expulsifs accompagnant la con
stipation opiniâtre, le ténesme anal, les accouchements laborieux, la castration... etc. déterminent le prolapsus partiel ou
total du rectum.

Symptômes. Il apparaît brusquement à la région anale une
tumeur de volume variable, de forme plus ou moins ovoïde
ou cylindrique, dont la couleur rouge du début se fonce progressivement et devient successivement violette et noirâtre.

Cette tumeur est formée par la muqueuse rectale renversée. Le sphincter anal comprime le cylindre prolapsé et con-
trarie le retour du sang ; la tumeur s'infiltre et laisse transsu-
der à sa surface un liquide séreux se transformant bientôt
en un enduit muqueux, muco-sanguinolent, purulent même
si l'accident date d'un certain temps. Lors de l'intervention
tardive on peut observer des plaies de la muqueuse et ce qui
est plus grave encore, la gangrène de toute la tumeur ; c'est
la terminaison la moins favorable car elle entraîne souvent la
mort du sujet.

Traitement. Il est d'abord préventif : on évitera autant que
possible les causes de l'accident. S'il se produit, l'éleveur doit
recourir immédiatement à l'intervention du médecin vétérinaire : le traitement chirurgical assure la guérison ; les agents
caustiques, en favorisant la gangrène de la partie renversée,
ont donné des résultats à certains praticiens (M. De Meestere
de Cruyshautem : sulfate de cuivre en poudre).

L'accident apparait parfois chez presque tous les porcelets
d'une même portée à la suite d'une diarrhée d'origine alimentaire : lait de truie en chaleur ou malade, mauvais lait de
vache. Il faut évidemment traiter la cause de l'accident en
même temps qu'on soigne ce dernier.

II. APPAREIL RESPIRATOIRE.

1.

L'Angine.

L'angine consiste dans l'inflammation de la muqueuse
pharyngo-laryngienne et des muqueuses voisines.

Causes. Les porcelets sont plus prédisposés que les adultes.
On a remarqué que le printemps et l'automne favorisent
l'éclosion de l'affection.

Les causes déterminantes sont *d'ordre mécanique* : l'ingestion d'aliments durs et grossiers, de corps étrangers ; *d'ordre physique* : le froid et la chaleur sous forme de changements brusques de température, de boissons et d'aliments trop chauds ou trop froids ; *d'ordre chimique* : les gaz, les boissons et les aliments irritant chimiquement.

Des germes, le plus souvent non spécifiques,entretiennent et aggravent le processus inflammatoire.

Symptômes. On distingue les formes *aiguë* et *chronique.*

L'angine aiguë est accompagnée des symptômes suivants : fièvre, groin rouge et sec, muqueuses buccale et oculaire rouges et injectées, yeux étincelants.Inappétence, gêne dans la préhension et la mastication des aliments, déglution difficile et douloureuse ou impossible ; raideur de la tête et de l'encolure ; soif intense, les boissons reviennent par le nez ; vomissements; toux, d'abord sèche, rare et douloureuse, grasse ensuite. Respiration difficile, parfois cornage. Selles rares et dures, urine brunâtre. Une pression exercée entre la tête et l'encolure, dans les parties inférieure et latérales, détermine de la douleur, des cris plus ou moins rauques et des mouvements de défense de la part de l'animal. A cette région il se forme quelquefois des abcès.

Dans la forme chronique les symptômes observés sont les mêmes, mais beaucoup moins intenses.

Diagnostic. Le propriétaire en se basant sur ces symptômes, pourra toujours diagnostiquer très aisément l'affection. Quant à la nature même du mal, il convient à l'homme de l'art de la déterminer, la maladie n'étant quelquefois qu'un symptôme d'autres affections : telle le charbon bactéridien.

Pronostic. Dans les cas suraigus la mort peut survenir en 24 à 48 heures ; lorsque l'affection est moins grave, la guérison s'obtient généralement en une dizaine de jours.

Traitement. Au début de la maladie il est utile d'administrer un vomitif sous forme d'électuaire. Un révulsif appliqué à la région de la gorge peut dans certains cas donner de très bons résultats. Quand la maladie est très grave et que l'animal se trouve dans de bonnes conditions d'embonpoint, il sera toujours préférable de recourir à l'abatage du sujet. L'application directe de médicaments sur la muqueuse malade, recommandée par certains auteurs, doit être considérée à notre avis comme peu pratique. Le massage énergique de la région de la gorge avec des chiffons imbibés de pétrole a été également préconisé.

2.

Bronchite et Pneumonie vermineuses.

Chez le porc on peut rencontrer comme cause de bronchopneumonie le strongle paradoxal : ver filiforme, blanc ou brun, long de 2 à 4 centimètres.

Symptômes. Toux forte, quinteuse ; respiration dyspnéique, jetage peu abondant, renfermant des vers adultes, des larves ou des œufs ; amaigrissement ; à l'auscultation, des symptômes de bronchite et de broncho-pneumonie.

Lésions. Elles apparaissent sous forme de tubercules, situés la plupart le long du bord postérieur des poumons et sous la séreuse. En incisant les bronches on y trouve un exsudat plus ou moins abondant renfermant ordinairement des vers.

Diagnostic. La maladie ne se reconnaît habituellement qu'à l'occasion de l'autopsie d'un animal malade.

Un examen superficiel pourrait faire supposer la tuberculose ; cependant l'intégrité des ganglions bronchiques, la localisation dominante le long du bord postérieur des poumons, l'absence de tubercules dans d'autres organes permettront d'affirmer la nature vermineuse des lésions nodulaires du poumon. La présence de vers dans les bronches lève le moindre doute.

Traitement. La maladie est transmissible : il faut donc isoler les animaux malades. Comme les larves se conservent très longtemps dans l'humidité, il convient de draîner les prairies humides et d'en écarter les animaux.

Si l'affection se présente sous une forme grave, il y a lieu d'abattre tous les animaux atteints, de détruire les lésions et de désinfecter soigneusement toute la porcherie.

Les médicaments toniques et les vermifuges administrés par la bouche ne sauraient être efficaces.

Dans ces derniers temps on a fait avec succès des injections intratrachéales (1) de solutions de créosote, d'acide phénique et de picrate de potassium.

---

(1) À cette fin on peut se servir du spray-apparaat de Scheibel.

III. SYSTÈME NERVEUX.

1.

Convulsions.

Les porcelets, surtout ceux des races perfectionnées, sont prédisposés aux convulsions.

Causes. Ces troubles nerveux sont le plus souvent l'expression d'une intoxication d'origine alimentaire, bien que d'autres causes puissent les provoquer : irritations des gencives, certaines lésions intestinales, les vers, etc...

Symptômes. Le porcelet est inquiet, présente de la mastication inconsciente avec écume à la bouche ; il se plaint, s'enfuit, se cache, tombe parfois pour ne plus se relever. Les contractions musculaires le secouent, la tête est étendue, les yeux pirouettent dans les orbites, la respiration est haletante. L'accès se termine généralement après quelques minutes ; il peut durer plusieurs heures.

Traitement. Il est indiqué de changer le régime de la mère. Si la saison est favorable on fera sortir les jeunes pendant les plus beaux moments de la journée. Un léger purgatif additionné d'un vermifuge, produit souvent de bons effets.

2.

La Chorée ou Danse de St-Guy.

La chorée est une maladie nerveuse caractérisée par la contraction convulsive et involontaire de certains muscles du corps (tic convulsif).

Les porcelets faibles sont fréquemment atteints de cette affection. La maladie, bien que très grave, n'est cependant pas incurable : sous l'action bienfaisante du mouvement au grand air et d'un régime hygiénique le jeune porc peut se rétablir en quelques semaines.

3.

Le coup de soleil.

Le coup de soleil s'observe après exposition prolongée aux rayons ardents du soleil.

Symptômes. — Ils apparaissent brusquement : au début on remarque une excitation vive suivie bientôt d'abattement et d'une prostration profonde. Ces manifestations peuvent avoir une certaine ressemblance avec celles observées lors de la rage.

Traitement. — On évitera de sortir les porcs pendant les heures les plus chaudes des journées d'été et surtout on ne les obligera pas à se coucher en plein soleil.

L'eau froide ou la glace appliquée sur la tête du malade et la saignée à l'oreille ou à la queue sont les remèdes à opposer au mal.

4.
Le coup de chaleur.

Le coup de chaleur doit être distingué du coup de soleil. Le coup de chaleur peut apparaître en l'absence des rayons solaires ; il consiste dans une élévation anormale de la température interne du corps, causée par un obstacle au rayonnement du calorique normalement produit dans la machine animale.

Causes. — Les porcs gras sont naturellement prédisposés ; l'accident est fréquent à la suite de déplacements trop considérables pendant les fortes chaleurs ; il n'est pas rare de l'observer chez les animaux expédiés en wagon lorsque le chargement est excessif.

Symptômes. — Grande fatigue, impossibilité de se lever, la température interne monte ; respiration très accélérée, pouls rapide et petit, pupille d'abord dilatée, rétrécie ensuite; mort rapide.

Lésions. — A l'autopsie on trouve un sang épais, rouge foncé ; de la congestion pulmonaire et cutanée.

Traitement. — Il est avant tout d'ordre préventif : on évite de transporter les animaux pendant les heures les plus chaudes des jours d'été. Il faut protéger la cage ou le wagon contre un échauffement excessif. Le wagon chargé de porcs vivants doit avoir de nombreuses ouvertures de ventilation. Malgré ces précautions l'accident arrivera presque fatalement en été lorsque le nombre de porcs par wagon est trop élevé : les corps des animaux, se touchant par les côtés, ne peuvent plus perdre la chaleur que par le dessus ; la température interne s'élève chez tous les sujets dont quelques uns succombent (hyperthermie et consécutivement paralysie des ganglions nerveux cardiaques).

IV. APPAREIL LOCOMOTEUR.

1.

Le Rhumatisme.

En clinique on entend par rhumatisme des manifestations douloureuses ayant leur siège dans les articulations et dans les muscles.

a) Rhumatisme articulaire.

Causes. — Le froid humide serait le facteur principal ; nous sommes d'avis cependant que le rhumatisme articulaire est de nature microbienne et que le froid agit plutôt comme cause prédisposante.

Les articulations les plus souvent atteintes sont celles du grasset, du jarret, du genou et du boulet.

Symptômes. — Fièvre et amaigrissement ; l'animal reste couché ; excité, il crie et se lève, marche difficilement, boite ; les articulations sont tuméfiées, chaudes et douloureuses.

Diagnostic. — Il ne faut pas confondre le rhumatisme articulaire avec certaines manifestations de rachitisme qui, elles, sont localisées aux extrémités des os, c'est-à-dire dans le voisinage immédiat des articulations.

Traitement. — Régime laxatif, alcalins à l'intérieur. Le salicylate de soude ou l'acide salicylique peuvent donner de bons résultats. Sur les articulations malades, on appliquera un révulsif : du vinaigre chaud, de l'alcool camphré, le liniment ammoniacal camphré, etc.

b) Rhumatisme musculaire.

Causes. — L'étiologie est très obscure comme celle du rhumatisme articulaire d'ailleurs, et supposée de nature microbienne. On accuse le froid humide d'être la cause prédisposante.

Symptômes. — Le porc crie lorsqu'on l'oblige à se déplacer; il marche avec raideur, boite ; il est difficile de localiser ces manifestations de douleur rhumatismale ; les maladies parasitaires des muscles (trichinose, ladrerie) peuvent provoquer les mêmes signes.

Traitement. — Identique à celui du rhumatisme articulaire.

2.

Ladrerie du Porc.

Les muscles du porc atteint de ladrerie renferment de nombreux embryons de tœnia solium (ver solitaire) de l'homme. Ces embryons se présentent sous forme de vésicules ovoïdes, longues de 5 à 20 millimètres, larges de 5 à 10 millimètres ; elles sont de couleur opaline et montrent une tache blanche qui formera dans la suite le premier segment (tête) du ver adulte.

L'homme porteur du ver solitaire rejette avec ses excréments des segments et des œufs du parasite. Si le porc ingère ces œufs, ceux-ci se développent et donnent naissance à des embryons qui, grâce à leurs crochets (ils en possèdent de 26 à 32) passent dans le courant circulatoire et s'arrètent de préférence dans les muscles.

Les muscles les plus fréquemment atteints sont : les muscles de la face interne de l'épaule, ceux de la langue, du cou et les piliers du diaphragme.

La maladie est généralement méconnue du vivant de l'animal. Autrefois, lorsque les cas de ladrerie du porc étaient beaucoup plus nombreux, on pratiquait à Paris le *langueyage*, c'est-à-dire l'examen de la face inférieure de la langue, opération qui avait pour but la mise en évidence des vésicules ladriques.

Les personnes chargées de cet examen étaient nommés *langueyeurs*.

Maintenant que la ladrerie tend de plus en plus à diminuer et surtout que l'inspection des viandes destinées au commerce est obligatoire, le langueyage a perdu sa raison d'être.

Fréquence. — Cas de ladrerie constatés à l'abattoir de Cureghem-Anderlecht :

Années.	Porcs abattus.	Cas de ladrerie.	Un cas de ladrerie sur
1903	65682	5	13136
1904	71447	6	11907
1905	71504	6	11917
1906	65430	4	16107
1907	76595	5	15319

A l'abattoir de Bruxelles, on a rencontré de 1903 jusqu'au mois d'Août 1908, quatre cas de ladrerie sur 270516 porcs abattus, soit un cas sur 67629 ; voici comment ces cas sont répartis :

Années.	Porcs abattus.	Porcelets abattus.	Cas de ladrerie.
1903	46041	40	néant.
1904	49074	19	néant.
1905	49942	24	3
1906	46067	29	1
1907	46321	27	néant.
1908	33071	11	néant.

Traitement. — L'hygiène a limité la contagion autrefois si fréquente ; les cas de ladrerie deviennent de plus en plus rares.

L'homme qui ne veut pas s'exposer à contracter le ver solitaire doit se garder de manger de la viande de porc crue, surtout quand celle-ci n'a pas été soumise préalablement à l'expertise.

Les animaux atteints de ladrerie sont déclarés impropres à la consommation. (Règlement sur l'inspection des viandes).

3.

Trichinose.

La trichinose est une maladie parasitaire déterminée par la présence de la trichine dans les muscles du porc. Le mode d'infestation du porc n'est pas encore parfaitement connu. On admet généralement que les rats et les souris en sont les agents propagateurs. Heller (1) a trouvé que sur 704 rats de provenance diverse 8 pour 100 étaient trichinés.

L'homme contracte l'affection en ingérant de la viande de porc trichinée.

Le cycle évolutif du parasite est toujours le même indépendamment de l'hôte : dans les muscles il existe à l'état de développement incomplet (état larvaire), et sa présence ne peut y être révélée que par un examen microscopique.

Lorsque la viande trichinée de rat est ingérée par le porc ou que la viande porcine infestée est mangée par l'homme, les sucs digestifs dissolvent la capsule protectrice des larves ; celles-ci deviennent libres, se développent, se transforment en individus adultes sexués qui s'accouplent et reproduisent. Les jeunes traversent les parois intestinales, cheminent dans le tissu conjonctif et atteignent ainsi les muscles ; là ils su-

---

(1) Friedberger et Fröhner.

bissent quelques métamorphoses et s'enkystent. Une femelle adulte peut mettre au monde 1500 petits. Les trichines larvaires, emprisonnées dans le tissu musculaire, y trouvent rarement la mort,étant douées d'une longévité remarquable : plus de 10 ans dans la viande porcine, 20 ans et plus dans les muscles de l'homme. On a trouvé jusque 1500 larves dans un gramme de viande de porc ; il n'est donc guère étonnant que la trichinose revêt généralement chez l'homme un caractère épidémique. Une épidémie semblable a régné en Belgique en 1893 à Herstal (Liége) : sur 35 personnes infestées, 16 moururent.

La maladie est très rare dans notre pays.

Symptômes. — La maladie est beaucoup moins grave chez le porc que chez l'homme. Dans les deux cas les symptômes ont une grande ressemblance, sauf leur gravité, et caractérisent les deux stades de l'évolution de la trichinose :

a) La trichinose intestinale (moment où le parasite devient adulte et se reproduit ; durée 5 à 6 semaines).

b) La trichinose musculaire (période d'enkystement des jeunes larves dans les muscles.)

Au début de l'infection ce sont les symptômes d'entérite qui prédominent ; plus tard, au moment de la production des lésions musculaires, les animaux manifestent de vives douleurs lorsqu'on comprime un endroit quelconque du corps; ils se déplacent péniblement et semblent atteints de rhumatisme musculaire généralisé.

Diagnostic. — Il ne se fait généralement pas du vivant des animaux.

L'examen microscopique seul permet de découvrir les lésions de la trichinose.

Traitement de la maladie chez le porc.

Le traitement ne saurait être que préventif : empêcher les rongeurs d'avoir accès dans les porcheries ; détruire les rats et les souris ainsi que les viandes trichinées.

Moyens prophylactiques pour préserver l'homme contre la trichinose.

Le seul moyen bien sûr pour préserver l'homme est la destruction complète de la viande trichinée.

La salaison prolongée ne tue pas les larves enkystées dans

les muscles ; la cuisson non plus ne donne une garantie absolue.

L'inspection de la viande de porc au point de vue de la présence de trichines est officiellement organisée en Allemagne ; aux Etat-Unis cet examen est obligatoire pour la viande destinée à l'exportation.

V. APPAREIL GÉNITO-URINAIRE.

1.

La parésie du part.

La parésie du part est une maladie provoquée par une auto-intoxication ayant son origine au niveau des mamelles.

Symptômes. — Inappétence, constipation, mamelles flasques, difficultés dans la marche, parésie du train postérieur, indifférence pour l'entourage ; yeux ternes, souvent à demi fermés ; température interne fréquemment en dessous de la normale ; respiration calme.

Diagnostic. — On a souvent confondu cette affection avec la septicémie puerpérale. Dans la parésie du part, la fièvre fait défaut ; de plus les symptômes de parésie sont plus manifestes.

Pronostic. — Assez favorable.

Traitement. — Régime laxatif, lavements.

Certains praticiens ayant appliqué le traitement Smith, couramment employé contre la fièvre vitulaire, ont reconnu son efficacité chez la truie.

2.

L'agalaxie.

L'agalaxie s'entend de l'arrêt momentané, complet ou partiel, de la sécrétion lactée.

Causes. — Dans la grande majorité des cas, l'agalaxie ne constitue qu'un symptôme d'un état morbide : la parésie du part, la septicémie puerpérale, le rouget, etc. etc..

Toutes les maladies aiguës et fébriles sont accompagnées d'agalaxie. Dans certains cas cependant il faut rattacher l'insuffisance de la sécrétion lactée à un développement incomplet des glandes mammaires (primipares).

Traitement. — On s'attaquera d'abord à la cause de l'agalaxie. Si celle-ci relève d'un défaut dans le développement du tissu glandulaire (primipares) il n'y a guère d'espoir d'obtenir une sécrétion lactée suffisante et il vaut mieux réformer l'animal.

Le régime est plus important que la médication : la luzerne coupée et le jeune trèfle sont des galactogogues précieux ; en hiver on les remplace par les racines sucrées,en tête desquelles il faut placer la carotte.

3.

La septicémie puerpérale.

La septicémie puerpérale est une maladie consécutive au part, consistant dans l'inflammation septique des muqueuses utérine et vaginale.

Causes. — Les microbes qui déterminent l'infection sont des streptocoques, staphylocoques ou colibacilles ; il se multiplient plus ou moins activement à l'intérieur des organes génitaux de la truie et déversent leurs toxines dans le courant circulatoire.

Symptômes. — Inappétence, constipation, mamelles flasques ; démarche chancelante, indifférence ; légers grognements, yeux à demi fermés, mats et ternes ; température rectale 40 à 41°,5 ; pouls accéléré, 140 ; vulve et vagin d'un rouge foncé, laissant écouler un liquide visqueux, blanchâtre ; légère rougeur à la base des oreilles et aux cuisses ; respiration plaintive.

Pronostic. — La maladie, qui débute ordinairement le troisième jour après l'accouchement, guérit, dans la grande majorité des cas, endéans les 48 heures.

Traitement. — On ordonnera un régime diététique et laxatif ; les aliments sucrés (carottes, betteraves) sont surtout indiqués. Il peut être utile d'administrer un lavement d'un décocté de graines de lin ou d'eau de savon. Quant aux lavages de la matrice, ils ne seront pratiqués que dans les cas graves. Dans ce but, on peut se servir d'un grand nombre de solutions antiseptiques diluées (acide phénique, lysol, acide borique, créoline, etc.). Quant à nous, nous préconisons les lavages faits avec le sérum physiologique porté à la température du corps de l'animal, 40°.

4.
Hernies.

Sous le nom de hernie, on désigne le passage anormal d'un organe contenu dans la cavité abdominale à travers une ouverture naturelle ou accidentelle, la peau n'étant pas divisée.

Nous décrirons plus spécialement la hernie inguinale, relativement fréquente chez le porc. Elle apparaît d'habitude peu de temps après la naissance et semble être de nature congénitale. On l'observe surtout chez le porcelet mâle, mais aussi chez la petite truie. Il est certain que le mauvais régime provoque souvent la hernie, notamment chez les porcelets dégénérés. L'accident est fréquent chez les descendants d'animaux qui, au moment du jeune âge, étaient entachés de la même tare.

Symptômes. — On remarque dans le voisinage des bourses une tumeur de volume variable, élastique, insensible à la pression, réductible. Il suffit quelquefois de soulever le porcelet par les membres postérieurs pour la faire disparaître immédiatement. Après la réduction des organes herniés (anses intestinales et dans des cas très rares la matrice), on sent aisément l'ouverture qui leur a livré passage. Il arrive même de pouvoir observer les mouvements vermiculaires de l'intestin dans le sac herniaire. Si, dans bien des cas les jeunes sujets ne se ressentent pas de l'affection, il en est aussi dont le développement reste en souffrance. De plus, les animaux porteurs de hernie sont toujours exposés à l'étranglement herniaire, accident qui, sauf intervention précoce, se termine par la mort. L'étranglement se reconnaît aux symptômes suivants : douleur, sensibilité de la hernie; gonflement, dureté et sensibilité du ventre.

Traitement. — Les hernies sont opérées au moment de la castration. En cas d'étranglement on a recours au malaxage à l'eau chaude ; on appelle en même temps le médecin vétérinaire qui procédera sans tarder à l'opération et donnera les soins nécessaires.

5.
Parts anormaux.

Les parts anormaux sont très rares chez la truie. Nous

signalerons les principaux cas et les remèdes qu'il convient
d'y apporter. En principe, il faut déconseiller l'intervention
hâtive : l'accouchement se termine souvent de la façon la
plus normale après avoir duré plusieurs heures.

a) Part prématuré, avortement.

Causes. — L'avortement reconnaît fréquemment comme
cause un mauvais régime ; on le voit encore se produire lors
de l'empoisonnement par la saumure ou à la suite de violen-
ces ayant porté sur la paroi abdominale.

Symptômes. — Expulsion des jeunes, morts avant la fin de
la gestation. Parfois écoulement sanguinolent de la vulve
et rétention dans la matrice des porcelets qui y subissent
la putréfaction, la macération ou parfois encore la momifica-
tion (dessication sans putréfaction).

Traitement. — De l'exposé des causes on peut déduire les
moyens de prévenir l'accident.

Lorsque l'avortement s'est produit, donnez à la truie un
régime léger (aliments de facile digestion, aliments sucrés).
S'il y a rétention des jeunes, les injections utérines sont indiquées : on les fera au sérum physiologique qui dans les
cas d'infection manifeste, sera remplacé par des solutions antiseptiques diluées (lysol, acide borique, créoline).

b) Parts difficiles, dystociques.

Causes. — Les parts anormaux ont pour causes habituelles:
1) l'excès de volume, la mauvaise position ou présentation
du porcelet ;
2) l'exiguïté des dimensions du bassin de la truie ;
3) l'inertie de la matrice.

Traitement. — On préviendra dans certaines limites les accouchements laborieux en écartant de la reproduction les
truies dont le train postérieur n'est pas suffisamment développé.

Si le part n'avance pas malgré toutes les préparations de
la mère, il faut évidemment rechercher la cause du retard.
Dans ce but on introduit le bras, enduit d'un décocté de
graines de lin ou d'huile grasse, dans la matrice. Lorsqu'un
porcelet trop grand obstrue le passage ou que le bassin est
trop étroit il sera indispensable de recourir à l'opération césa-

rienne ou à l'hystérectomie, opérations très délicates, du ressort de l'homme de l'art et qui réussissent d'autant mieux que l'intervention est plus hâtive. Si une position ou une présentation anormales du jeune porcelet empêche l'accouchement, il faut y remédier par une manœuvre obstétricale : dans les positions transversales on saisira toujours les membres postérieurs plutôt que de vouloir amener les membres antérieurs et la tête.

L'inertie de la matrice sera combattue par l'administration de café, d'alcool, de boissons chaudes.

Lors de l'intervention dans les parts dystociques de la truie, l'accoucheur doit se servir d'abondants décoctés tièdes et très épais de graines de lin.

Quand, dans un accouchement difficile, on est parvenu à extraire le jeune faisant obstacle, on attendra patiemment la sortie du porcelet suivant ; il n'est pas rare de voir après une première intervention le part se terminer ensuite normalement.

VI. MALADIES DE LA NUTRITION LOCALE OU GÉNÉRALE.

1.

Chute de la Queue.

Cet accident ne s'observe que chez les porcelets dans les quinze jours qui suivent la naissance.

Causes. — On n'a pas encore déterminé exactement la cause de cet accident. Le froid, surtout le froid humide, le contact avec les urines ou la souillure par les excréments ont été tour à tour accusés d'être la cause de l'accident.

Symptômes. — La queue devient bleuâtre, noire à son extrémité, se dessèche graduellement et tombe. L'accident n'a pas de retentissement sur l'état général du porcelet, celui-ci conserve sa gaieté et son appétit.

Traitement. — La chute de l'organe est fatale dès que les premiers signes de l'accident font leur apparition, aussi le traitement préventif est-il le seul efficace.

On aura soin de tenir les porcelets dans un local où la température n'est pas trop basse. L'écoulement des urines sera bien assuré, et si les porcelets montraient des symptômes de diarrhée, il serait bon de leur nettoyer la queue souillée. Enfin on pourrait enduire la queue pendant une dizaine de jours de vaseline.

2.

Dégénérescence du foie et d'autres organes.

On a constaté que les porcelets nouveau-nés de certaines races anglaises succombent quelquefois à la dégénérescence graisseuse du foie.

Traitement. — Il faut éviter l'obésité de la truie portière, réformer de l'élevage les femelles dont les petits ont succombé à ces dégénérescences, contrôler le rôle du verrat et au besoin changer de reproducteur mâle.

3.

Rachitisme.

Le rachitisme est caractérisé par un défaut de minéralisation des os. Ceux-ci restent mous, deviennent douloureux et se gonflent, surtout dans le voisinage des articulations des membres. L'affection peut également atteindre les os de la tête, qui se déforment, se boursoufflent et rétrécissent la lumière des cavités nasales au point de provoquer, lors de la respiration un bruit de cornage ou de reniflement : d'où le nom de *maladie du reniflement.*

Les photogravures 2, 4 et 6 de la planche VII donnent une idée des altérations osseuses produites lors de rachitisme.

La phot. 2 représente le squelette d'un membre antérieur droit : les os sont gros, courts, noueux et tordus, particularités qui se voient surtout bien quand on les compare à ceux (phot. 1) d'un membre similaire normal.

Dans la phot. 4, on voit la coupe transversale de la tête d'un porc rachitique : deux grosses masses dépendantes des os oblitèrent presque complètement les cavités nasales dont il ne persiste que deux petits pertuis visibles à la partie supérieure de chaque tumeur.

Sur la section d'une tête saine (phot. 3) on constate que les cavités nasales, figurées de chaque côté du trait blanc médian (coupe de la cloison médiane du nez) sont au contraire largement ouvertes.

Le squelette de la tête (phot. 6) provient d'un porc rachitique : les os de la face font défaut car chez l'animal vivant

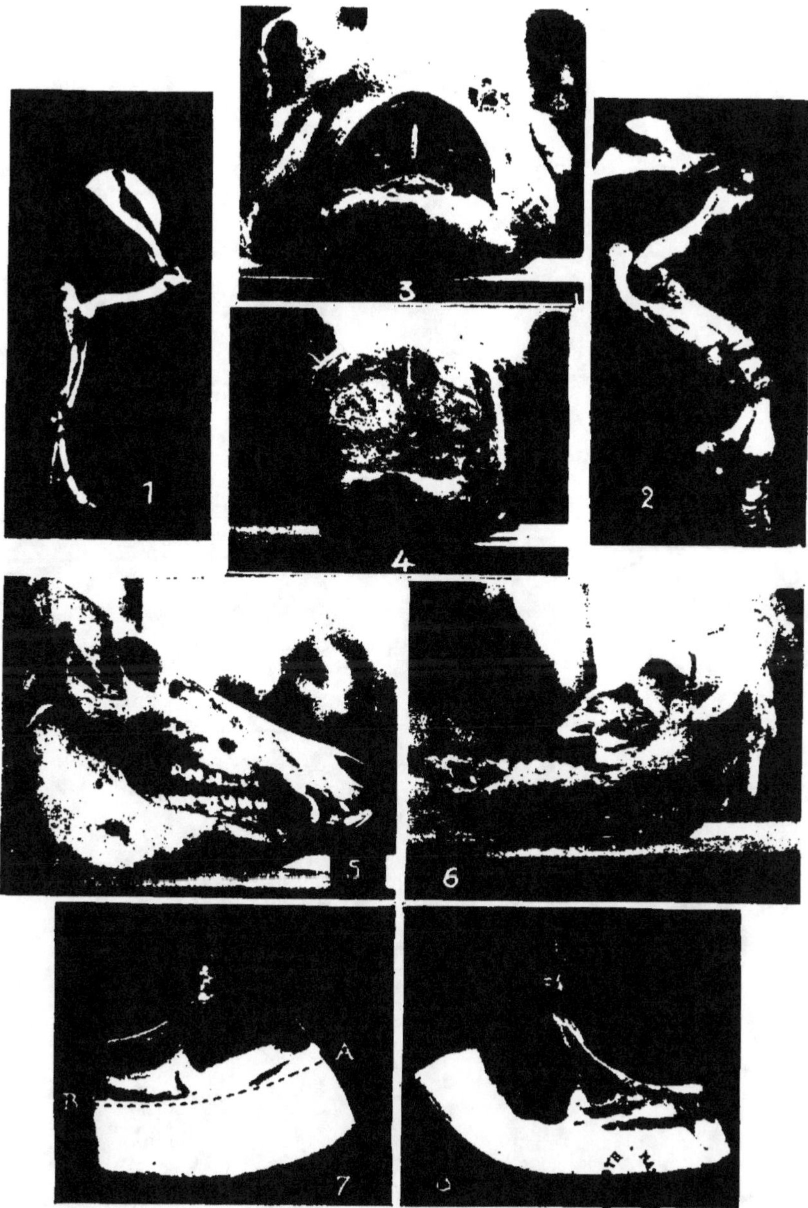

PLANCHE VII.

1, 3 et 5 du porc sain. — 2, 4 et 6 du porc rachitique.
7 côtelette très grasse. — 8 côtelette moins grasse.

ils étaient remplacés par du tissu fibreux ou cartilagineux ; le maxillaire inférieur est considérablement épaissi. Comparez à cette photogravure celle du n° 5, représentant le squelette normal d'une tête de porc.

L'affection s'observe seulement chez les jeunes porcs âgés de 2 à 7 mois.

Causes. — Les races améliorées y sont prédisposées.

L'insuffisance de sels calcaires dans les aliments est considérée avec raison comme étant la cause la plus fréquente de la maladie. Dans ces derniers temps certains auteurs (1) se basant sur des observations rigoureuses et des recherches très intéressantes, ont conclu à la nature infectieuse du rachitisme.

Symptômes. — Variables d'après la localisation des lésions.

Déformation et tuméfaction des os ; détresse respiratoire ; difficulté dans la préhension, la mastication et la déglution des aliments ; affaissement du dos derrière les épaules ; démarche incertaine, douloureuse ; boiteries.

Traitement. — Eviter d'engraisser la truie pleine. Aux porcelets on donnera beaucoup de liberté et, si la saison le permet, on les conduira en prairie avec la mère. Ils recevront des aliments riches en chaux et en acide phosphorique ; on peut leur administrer de la craie lavée, ou encore l'huile phosphorée (2) à petite dose. Jamais on n'oubliera le sel de cuisine dans leurs aliments.

D'après les nouvelles données étiologiques il serait bon d'isoler les sujets atteints de rachitisme.

4.

L'ostéomalacie.

L'ostéomalacie, très rare dans l'espèce porcine, consiste dans la résorption des substances minérales des os. Elle ne s'observe que chez les sujets adultes.

Causes. — La perte considérable en sels minéraux lors de la gestation et de la lactation est une des causes principales de la maladie. La pauvreté des aliments en chaux et acide phosphorique y contribue pour une large part.

---

(1) Moussu, Charrin, Liénaux.
(2) Hansen, Copenhague.

Certains auteurs croient, avec quelque raison, que l'ostéo-malacie et le rachitisme ne sont qu'une seule et même entité morbide.

Symptômes. — Au début de la maladie on ne constate que des symptômes vagues, sans grande valeur diagnostique : appétit capricieux, troubles digestifs, amaigrissement lent ; quelquefois une légère boiterie, à siège erratique. Le signe pathognomonique est la production de fractures spontanées des os devenus très fragiles.

Traitement. — Un bon régime, riche en substances minérales, et le mouvement au grand air préviendront l'affection, et l'arrêteront dans sa marche progressive si elle existe.

Les fractures spontanées sont très difficiles à guérir et pour ce motif il n'y a pas économie à les traiter.

VII. MALADIES DE LA PEAU.

1.

Eczéma.

L'eczéma s'entend des inflammations diverses du derme de la peau.

Causes. — On l'observe le plus souvent chez les jeunes porcs, peu rustiques, mal entretenus, atteints de la diathèse herpétique, qui, elle-même, résulte probablement d'intoxications répétées d'origine intestinale.

Comme causes déterminantes de l'affection il importe de citer : la boue dans laquelle l'animal se vautre souvent et les poussières de toute nature qui adhèrent à la peau et provoquent un prurit intense. Les parasites de la peau et les microbes causent fréquemment de l'eczéma.

Symptômes. — Il apparaît des vésicules qui, sous l'action des frottements, s'ouvrent en donnant issue à un liquide citrin. Généralement ces vésicules s'infectent et se transforment en pustules, qui, en se desséchant, donnent naissance à des croûtes épaisses de couleur brune et noirâtre.

Traitement. — La bonne hygiène préviendra l'affection : la loge sera dans les meilleurs conditions de propreté et l'on procédera régulièrement au pansage, opération que nous ne saurions trop recommander.

A l'apparition des premiers symptômes de l'affection, un lavage énergique à l'aide d'une forte savonnée peut avoir raison du mal. Si l'affection est provoquée par la présence de parasites ou de microbes, ce qu'on ne peut déterminer dans la grande majorité des cas qu'à l'aide du microscope, il faudra évidemment recourir à un traitement spécial.

2.

Poux.

Les poux (*hœmatopinus suis*) sont des parasites de la peau qui provoquent chez le porc un prurit intense, partant de l'eczéma.

Les poux du porc sont longs de 4 millimètres, de couleur foncée, grisâtre, brunâtre ou brun noirâtre ; ils ont une tête longue et des pattes massives.

Dans les exploitations mal entretenues les porcs sont souvent couverts de poux ; les verrats employés à la saillie sont exposés à se contaminer ; ils deviennent alors les agents de transmission de ces parasites.

Traitement. — Les soins de propreté, une bonne hygiène préviendront ce parasitisme très préjudiciable aux intérêts de l'éleveur négligent.

Les remèdes préconisés sont très nombreux : les frictions de pétrole à deux jours d'intervalle, les frictions à la benzine, et au décocté de tabac etc... Les lavages à l'eau créolinée, au lysol, au savon phéniqué sont très efficaces et d'application facile.

3.

Gale Sarcoptique.

Cette maladie parasitaire est déterminée par un acarien, le *sarcoptus squamiferus*.

Symptômes. — La maladie débute à la tête, au pourtour des yeux, dans les sillons de la face externe des paupières ; elle s'étend ensuite aux joues, à la nuque, au dos et finalement au corps tout entier. Les régions atteintes sont couvertes de pellicules grisâtres, ressemblant à du son, ou encore de vésicules et de pustules, qui ne tardent pas à se rupturer sous l'action des frottements suscités par un prurit intense. La peau s'épaissit notablement et se plisse ; les soies tombent ou sont accolées par un exsudat de manière à former des mèches. Sous les croûtes, dans la profondeur de l'épiderme, se trouvent les parasites qu'on ne peut distinguer qu'après avoir fait une préparation microscopique.

Traitement. — La contagiosité de l'affection commande l'isolement des malades.

Leur guérison implique la destruction des parasites. Puisque ceux-ci se cachent sous les croûtes et dans la peau, il faut nettoyer celle-ci et la décaper par un lavage énergique et prolongé au savon. Après avoir séché le tégument on applique un topique parasiticide : la pommade d'Helmérich, seule ou additionnée d'huile de cade, la créosote, la créoline en solution, etc..

Avant d'introduire d'autres porcs dans la bauge qui a été occupée par un galeux, on attendra une quinzaine de jours et on aura soin de la nettoyer préalablement à fond.

4.

Gale démodectique.

Cette maladie, beaucoup moins fréquente que la gale sarcoptique, est déterminée par le *démodex phylloïdes*.

Symptômes. — Le mal se déclare par l'éruption de boutons prurigineux, plus ou moins saillants, situés au niveau des follicules pilo-sébacés dans lesquels les parasites se logent et se multiplient. Les boutons s'abcèdent rapidement et prennent une teinte bleuâtre. Quand on les comprime, il s'en échappe une matière présentant l'aspect d'un pus sanguinolent, qui peut contenir jusque mille parasites, adultes ou larvaires. Les régions du corps qui sont généralement atteintes de la maladie sont celles où la peau est fine : le pourtour du groin, la face inférieure du cou, de la poitrine et du ventre, les flancs, l'aine et la face interne des cuisses.

Il est facile par un examen miscroscopique du contenu des boutons de mettre les parasites en évidence.

Traitement. — Bien que la maladie soit beaucoup moins contagieuse que la gale sarcoptique, on a cependant pu observer sa transmission à tout un troupeau ; d'où indication, comme dans le cas de gale sarcoptique, d'isoler les animaux atteints.

Si les sujets sont en bon état et que la maladie est quelque peu étendue on a intérêt de procéder à l'abatage en masse.

Le traitement curatif, analogue à celui de la gale sarcoptique, est incertain, difficile à appliquer et toujours de longue durée.

5.

Variole du porc.

La variole du porc se caractérise par une éruption pustuleuse s'étendant à toute la surface du corps de l'animal.

Causes. — La maladie reconnaît probablement pour cause un germe spécifique véhiculé par les aliments, les boissons, la litière ou le milieu ambiant ; certains auteurs pensent que l'affection est transmise au porc par l'homme ou le mouton.

Symptômes. — La variole s'observe surtout chez les jeunes sujets et débute d'une manière insidieuse par de l'abattement, de l'inappétence et de la fièvre; ensuite apparaissent à la peau des taches rouges qui se transforment en vésicules et pustules. Ces dernières se dessèchent rapidement pour donner naissance à des croûtes noires, circulaires et concaves. A ce moment, l'animal reprend toutes les apparences d'un état normal.

On voit parfois se produire des complications du côté de l'œil, de la muqueuse buccale, de l'estomac et de l'intestin, qui sont de mauvais augure et entraînent souvent la mort du malade.

Traitement. — Il est inutile d'instituer un traitement local. Le séjour au grand air et un régime légèrement laxatif exercent une influence très salutaire sur l'animal atteint de variole et ont rapidement raison du mal.

6.

L'urticaire.

Cette affection éruptive est caractérisée par l'apparition brusque en différents endroits du corps d'élevures œdémateuses rappelant les piqûres d'orties.

Causes. — On admet que les plaques œdémateuses de la peau sont symptomatiques d'une toxémie (empoisonnement du sang). L'accord n'est plus aussi parfait entre les auteurs lorsqu'il s'agit de spécifier la nature même de cet empoisonnement : certains considèrent l'affection comme un état toxémique analogue au botulisme, c'est-à-dire comme une intoxication d'origine digestive ; d'autres sont d'avis que l'apparition de ces plaques œdémateuses fait partie du cadre symptomatique du rouget.

Symptômes. — Apparition brusque de boutons en relief sur le tégument de un à deux millimètres, tantôt isolés, d'autrefois confluants formant alors des plaques rouges dont la surface peut atteindre celle de la main. Le prurit est très intense et les animaux se frottent à sang. Il y a toujours de la fièvre et de l'inappétence. La guérison s'obtient endéans les quarante-huit heures.

Diagnostic. — Il ne faut pas confondre l'urticaire proprement dit avec le rouget. Voici les principaux caractères qui permettent de différencier les deux maladies :

a) Les taches rouges de l'urticaire sont en relief ; celles du rouget ne dépassent généralement pas la surface de la peau.

b) Elles se rencontrent surtout sur les parties supérieures du corps dans l'urticaire, sur les parties inférieures dans le rouget.

c) La fièvre est plus intense dans le rouget.

Traitement. — La maladie guérit spontanément. On se contentera de prescrire la diète et l'administration de laxatifs dans les boissons.

B. — MALADIES CONTAGIEUSES.

I.

Rouget.

Le rouget du porc, connu vulgairement sous le nom de *feu de St-Antoine,* est une maladie infectieuse déterminée par un petit bacille, probablement identique à celui de la septicémie des souris.

Causes. — Les porcs adultes contractent plus souvent la maladie que les jeunes ; ceux de moins de quatre mois sont très résistants sans être absolument réfractaires.

L'infection naturelle se fait habituellement par la voie digestive, bien que les plaies cutanées puissent aussi servir de porte d'entrée aux germes (1). Ceux-ci se rencontrent en grand nombre dans le sang de l'animal malade ; on les retrouve également dans les diverses sécrétions : l'urine, le lait, la bile, les sécrétions intestinales et partant dans les matières excrémentitielles. Le microbe du rouget se conserve longtemps en vie dans la terre humide et dans l'eau : ceci explique la difficulté d'éteindre les foyers du rouget. Si on ajoute à cette grande résistance vitale des germes, la facilité de contamination au moyen d'objets souillés par les animaux malades, on comprendra mieux encore pourquoi le rouget sévit quasi en permanence dans certaines régions.

Introduits dans le tube digestif du porc réceptif, les bacilles y rencontrent des conditions favorables à leur développement ; ils se multiplient dans la muqueuse intestinale, envahissent ensuite les ganglions lymphatiques abdominaux, puis le sang. Ils abondent dans les systèmes capillaires, particulièrement dans ceux de la peau, du foie, des reins, de la rate, etc.. Si l'organisme résiste (porcelet), le bacille cultive seulement en quelques endroits où il provoque des lésions inflammatoires locales (entérite, dermite, endocardite, arthrite).

Symptômes. — La maladie évolue sous différentes formes :

I. — *La forme commune ou septicémique.* Deux à quatre jours après l'infection, apparaissent les symptômes : la température, normalement d'environ 40°, s'élève à 41°, 42°, même à 43°. Cette fièvre se manifeste par des frissons, des refroidissements et réchaufements alternatifs des membres et des oreilles.

Le malade, fortement abattu, est toujours couché la tête cachée sous la paille litière ; excité, il se lève en grognant. On observe alors de la faiblesse du train postérieur, parfois de la paraplégie.

L'appétit est nul, la soif exaltée ; à la constipation initiale succède bientôt une diarrhée épuisante.

La respiration est constamment accélérée ; la toux est cependant rare. On observe quelquefois de l'épistaxis (saignement par le nez).

Toutes les muqueuses apparentes prennent une teinte rouge foncé ; le symptôme clinique principal apparaît à la

____

(1) Jensen.

peau : des taches violacées, isolées et limitées au début, confluentes ensuite, couvrent bientôt tout le corps. Ces taches sont les plus manifestes aux régions où la peau est mince : à la face interne des cuisses, à la base des oreilles, sous le ventre et la poitrine, au cou, aux ars et à l'aîne.

La marche de la maladie est parfois tellement rapide que le porc succombe en quelques heures (12 à 24 heures), avant l'apparition des taches de la peau. La mort au bout de deux à trois jours est cependant la règle. Dans vingt pour cent des cas on voit survenir la guérison spontanée plus ou moins complète; tous les symptômes s'amendent alors graduellement.

II. — *Formes cutanées. Urticaire du porc.* Ces formes s'observent particulièrement chez les jeunes porcs moins réceptifs au rouget, dont l'organisme se défend mieux contre les atteintes de la maladie.

On connaît deux modalités de ces formes cutanées. La moins fréquente consiste en des éruptions vésiculeuses de la peau ; la seconde, beaucoup plus souvent constatée, ne serait autre que l'urticaire du porc. On peut admettre que l'urticaire ne représente dans bien des cas qu'une manifestation de rouget ; néanmoins l'urticaire non spécifique, tel que nous l'avons envisagé plus avant et qui atteint aussi d'autres espèces animales, existe également chez le porc.

Dans l'urticaire provoqué par le rouget, il peut y avoir de de la gangrène sèche intéressant les couches superficielles de la peau et provoquant la chute de lambeaux du tégument du dos et de la croupe, parfois la chute des oreilles et la perte de la queue.

III. — *Formes chroniques.* Comme les formes cutanées, elles atteignent de préférence les jeunes porcs, et se traduisent par de l'anémie progressive, une diarrhée chronique, de la gastro-entérite, des signes d'arthrites, des synovites chroniques et de l'endocardite. Toutes les formes chroniques peuvent, à un moment donné, prendre une allure aiguë et devenir rapidement mortelles. (1)

Lésions. — Dans la *forme aiguë* on observe ordinairement les lésions d'une gastro-entérite diffuse, de l'hypertrophie de

____
(1) Liénaux.

tous les organes lymphoïdes qui sont congestionnés et hémorragiques. La rate tuméfiée n'est pas ramollie comme dans le charbon bactéridien. Les poumons, les reins, le foie et les centres nerveux sont congestionnés, souvent hémorragiques. I. n'est pas rare non plus de constater la présence d'un épanchement rosé dans les séreuses. La décoloration des parenchymes du cœur, des reins, du foie et des muscles est presque constante.

Dans les *formes cutanées* et les *formes chroniques*, les lésions sont variables avec le point d'élection des microbes.

Les premières sont caractérisées par des lésions de dermite hémorragique, particulièrement bien visibles sur les animaux échaudés ; dans les formes chroniques, on constate, d'après les organes atteints, les altérations de l'entérite chronique, de l'arthrite, de synovites, de l'endocardite, d'adénites, etc..

Diagnostic. — Il n'est pas toujours aisé de diagnostiquer le rouget sur l'animal vivant, surtout quand on a affaire à un cas isolé de la forme aiguë ou encore à certaines formes chroniques à évolution insidieuse.

On peut en effet confondre l'affection avec le coup de chaleur, la peste porcine, la pneumonie infectieuse, le charbon bactéridien, l'urticaire et des contusions de la peau.

Sur l'animal mort rien de plus facile que ce diagnostic : l'examen microscopique après coloration par la méthode de Gram donne toujours un résultat positif quand il s'agit du rouget. Si l'on n'a pas de microscope à sa disposition on fera une inspection minutieuse des ganglions lymphatiques : les lésions les plus constantes de la maladie sont en effet des foyers hémorragiques dans la trame des glandes lymphatiques. Malheureusement ces altérations ganglionnaires ne constituent pas un signe pathognomonique de l'affection, elles peuvent également se présenter dans la peste porcine et la pneumonie infectieuse.

Pronostic. — Le rouget est sans aucun doute la maladie la plus meurtrière de l'espèce porcine : la mortalité serait d'environ 75 %.

Traitement. — *a) Traitement préventif.* On préviendra le rouget, au moins dans une certaine mesure, en séparant les animaux sains des animaux malades et en sacrifiant ceux qui sont atteints de la forme chronique. En outre, une désinfection soignée de la porcherie, du fumier, de la cour et de tous les objets souillés et contaminés, de même que la destruction des cadavres par le feu peuvent contribuer largement à l'extinction définitive du foyer. Mais la *sérovaccination* est un moyen de prévention plus sûr, plus efficace et surtout plus pratique ; *Lorenz*, le premier, la préconisa.

En Belgique on a recours à la sérovaccination d'après la méthode du professeur Leclainche, de l'école vétérinaire de Toulouse (France). Le procédé du prof. Leclainche nécessite l'emploi : 1° de cultures du bacille (vaccin) ; 2° du sérum sanguin provenant de chevaux qui ont reçu des injections intraveineuses de cultures virulentes du bacille du rouget.

Le traitement par sérovaccination diffère quelque peu suivant qu'il s'agit de conférer l'immunité à des animaux déjà contaminés ou encore indemnes.

1) Traitement des porcs contaminés.

Il faut entendre par porcs contaminés ceux qui ont été exposés à la contagion, tels les porcs d'une exploitation où un premier cas de rouget s'est présenté, ceux qui vivent dans le voisinage d'un foyer de la maladie ou qui proviennent de régions où l'affection règne d'une manière permanente, les sujets achetés aux marchés ou chez les marchands. Dans tous ces cas, il est bon d'avoir recours à l'injection du *sérum seul*, qui peut juguler la maladie chez les animaux déjà sous le coup de l'infection.

Voici la *technique opératoire* : on injecte dans le tissu conjonctif sous-cutané de la face interne de la cuisse ou de la base de l'oreille, 10 centimètres cubes de sérum aux animaux pesant moins de 50 kilogrammes, 10 à 20 centimètres cubes, suivant le poids, aux porcs pesant 50 kilogrammes et au-dessus.

L'emploi du sérum est absolument inoffensif.

2) Traitement des porcs non contaminés.
(vaccination préventive)

La vaccination préventive ne peut être pratiquée que sur des porcs non suspects de contamination ; elle est obtenue par *l'emploi combiné de sérum et de culture virulente du bacille du rouget.* Disons toutefois que les porcs contaminés peuvent être vaccinés comme les animaux complètement indemnes de la maladie *s'ils ont reçu depuis dix jours, une injection préalable de sérum pur.*

Tandis que l'injection du sérum, employé seul, confère une immunité immédiate mais peu durable (dix à quinze jours), l'inoculation du mélange sérum-virus met les animaux à l'abri du rouget pendant longtemps (plus d'une année).

La vaccination sera pratiquée de préférence sur des animaux jeunes (de deux à quatre mois) alors qu'ils sont encore très résistants aux germes du rouget ; néanmoins elle est également applicable aux porcs de tout âge.

Technique opératoire : on pratique deux inoculations à douze jours d'intervalle. Lors de la première injection la quantité de virus employée est fixe : un demi centimètre cube ; celle du sérum varie : 5 centimètres cubes aux porcs pesant moins de 50 kilogrammes, de 5 à 10 centimètres cubes à ceux pesant 50 kilogrammes et au dessus.

La deuxième inoculation est pratiquée douze jours après la première avec de la culture virulente sans addition de sérum. Quel que soit son poids, chaque sujet reçoit en injection souscutanée un demi centimètre cube de vaccin pur.

Il importe de remarquer que si la sérothérapie est sûrement inoffensive, la vaccination peut, bien que dans des cas très rares, déterminer des pertes ; celles-ci ne peuvent être imputées ni à l'opérateur, ni au vaccin, mais sont généralement dues à une réceptivité tout à fait anormale des animaux vaccinés. D'après les chiffres fournis par M. le vétérinaire Scholl, ces pertes s'élèveraient à 1 ou 2 par 10.000 sujets vaccinés.

Les doses de vaccins expédiées par le laboratoire de Gembloux, depuis le 15 mars 1903 jusqu'au 31 décembre 1907, se répartissent de la façon suivante :

En 1903 pour 4870 porcs.
» 1904 » 9852 »
» 1905 » 18714 »
» 1906 » 49476 »
» 1907 » 80566 »

b) **Traitement curatif.** Dans le traitement curatif nous pouvons envisager le traitement médicamenteux et la *sérothérapie*.

Si les médicaments employés jadis contre le rouget ont donné un certain résultat, il n'en est pas moins vrai que la sérothérapie doit être considérée comme l'unique traitement rationnel.

L'opération se pratique somme toute de la même manière que lorsqu'il s'agit d'immuniser les porcs contaminés ; dans le cas où les symptômes ne s'amendent pas, on doit répéter l'injection après un délai de huit ou douze heures.

D'après M. Scholl, il a été délivré la première année (en 1903) 1600 doses de 10 cm³ de *sérum curatif*. Les demandes de sérum curatif sont loin d'avoir suivi dans leur marche progressive celles du séro-vaccin. Dans ces dernières années le laboratoire de Gembloux a débité par an, une moyenne de trois à quatre mille doses de sérum curatif.

Les effets du sérum employé à titre curatif ont été très appréciés par tous les vétérinaires qui ont eu l'occasion de l'expérimenter. Non seulement il agit presque à coup sûr quand on intervient dès les premiers symptômes du mal, mais on peut voir la guérison se produire même dans les cas en apparence désespérés.

Intervention du Gouvernement. Les vaccins sont délivrés gratuitement aux médecins vétérinaires agréés, qui doivent en faire la demande directement au département de l'Agriculture (service vétérinaire).

Le sérum est fourni aux frais des intéressés lorsqu'il est employé à titre curatif.

Voici d'ailleurs les prix, récemment réduits, du sérum curatif du rouget du porc :

a) par tubes de 1 à 2 doses ; un franc la dose de dix centimètres cubes.

b) par fioles de 3 à 6 doses ; 0.80 fr. la dose de dix centimètres cubes.

Accidents. — Il peut arriver que le praticien en vaccinant des porcs se fasse une piqûre avec l'aiguille trempée dans le vaccin. On conseille, lors de semblable accident de procéder immédiatement à l'expression du virus et à la désinfection de la plaie qu'on humectera ensuite avec quelques gouttes de sérum.Si malgré toutes ces précautions l'infection se déclare, on n'hésitera pas à se laisser pratiquer une injection de huit centimètres cubes de sérum contre le rouget. (1)

Police sanitaire. — Le rouget n'est pas compris dans la liste des maladies contagieuses au regard de la loi. La viande d'un porc atteint de rouget doit être déclarée totalement impropre à la consommation.(*Règlement sur l'inspection des viandes*).

2.

Peste du porc.

(Choléra du porc, Hog-cholera. Schweinepest)

La peste du porc est une maladie infectieuse déterminée par un microbe invisible au microscope ordinaire.

Causes. — Les porcelets sont plus sensibles à la maladie que les animaux adultes.

Le virus se trouve dans le sang de l'animal malade et par conséquent dans tous ses tissus et organes. On le rencontre en outre dans les sécrétions, notamment dans la bile et l'urine ; celle-ci, très riche en germes, contamine les litières, le sol, les porcheries.

Résistance du virus. Le virus se conserve pendant dix semaines à la température ordinaire ; dans certains cas, il a résisté pendant deux heures à la température de 58°. Le sang d'un animal malade, soumis à la congélation pendant 24 heures et chauffé ensuite à 18°, a conservé toute sa virulence. La dessication pendant 24 heures, à la température de 37°,du sang ou du sérum sanguin infectés ne détruit pas le virus ; il faut, pour le tuer, une température d'environ 60°.

Le virus est également très résistant aux agents chimiques : une solution de sublimé corrosif à $1\,^o/_{oo}$ mélangée au sang virulent défibriné, dans les proportions de 1 : 2, ne tue pas le virus après un contact de huit jours ; la solution glycérinée d'acide phénique à $5\,^o/_o$, ajoutée au sang défibriné dans la proportion de 2 : 5, n'est pas plus active.

Voie d'infection. L'infection naturelle du porc se fait par ingestion du virus.

Réceptivité. Tous les autres animaux domestiques : cheval, bœuf, âne, chèvre, mouton, chien, chat, poule, pigeon et

---

(1) Nörner, Praktische Schweinezucht, 1906.

lapin sont réfractaires à la maladie ; les animaux d'expérience couramment employés dans les laboratoires, tels : les cobayes, les rats et les souris sont également réfractaires.

Symptômes. — La maladie évolue différemment suivant la virulence du germe et la résistance plus ou moins grande de l'organisme animal : on distingue la forme suraiguë, la forme aiguë et la forme chronique.

La forme suraiguë est plutôt rare : inappétence, abattement profond, taches rouges ou violacées à la peau, température 40°,5 à 42°, parfois vertiges et convulsions, mort après 12 à 48 heures.

La forme aiguë se caractérise comme suit : inappétence, fièvre, dépression des forces, titubation ; constipation suivie bientôt d'une diarrhée fétide et quelquefois sanguinolente ; taches rouges d'abord et violacées ensuite, vésicules, parfois plaques gangrenées à la peau. Dans la bouche on constate la présence d'ulcères ou même de plaques diphtéroïdes.

Ces manifestations morbides sont habituellement accompagnées de toux, dyspnée, jetage muqueux ou muco-purulent; l'amaigrissement est rapide.

Chez la truie suitée, on observe des mammites graves avec ulcérations des mamelons.

La mort, qui survient dans 75 à 90 °/₀ des cas, est souvent précédée de convulsions. Sous la forme aiguë la durée de la maladie est de 3 à 20 jours.

La forme chronique : diarrhée fétide, éruption à la peau se présentant sous forme d'eczéma ; souvent de la toux. Amaigrissement progressif.

Lésions. — *Forme suraiguë* : on observe des hémorragies dans les muqueuses stomacale et intestinale ainsi que dans le péritoine, les plèvres, le péricarde, la peau et les muscles. Le contenu intestinal est habituellement liquide et souvent strié de sang ; les reins et le cœur présentent des ecchymoses.

Formes aiguë et chronique. Les lésions inflammatoires sont principalement localisées à l'iléon, au cœcum et au gros intestin. La muqueuse épaissie présente de vastes ulcères, recouverts d'une substance sèche et friable, de couleur gris jaunâtre. Les ganglions de la cavité abdominale sont hypertrophiés mais ne présentent jamais la transformation caséeuse centrale comme dans la tuberculose.

On rencontre parfois des ulcères dans la bouche et des foyers hémorragiques dans la rate. Le foie et le cœur sont décolorés ; des ecchymoses peuvent se présenter dans les parois cardiaques.

La maladie, primitivement localisée à l'appareil digestif, se complique souvent de pneumonie et de lésions inflammatoires des voies respiratoires. Une autre complication est l'infiltration de la peau qui peut se mortifier par places.

Diagnostic. — Il faut éviter de confondre la peste porcine avec le rouget. La peste porcine atteint les sujets de tous âges, tandis que le rouget s'attaque rarement aux jeunes animaux ; par conséquent, si les animaux sont âgés de moins de quatre mois, on écartera l'idée de rouget.

L'examen microscopique du sang permet de faire le diagnostic différentiel des deux maladies : en cas de rouget le bacille spécifique se rencontre toujours dans le sang.

On peut aussi confondre la peste avec la pneumonie infectieuse, occasionnée par un microbe spécifique, facilement décelable au microscope.

Traitement. — Le traitement sera d'abord prophylactique : on commencera par désinfecter soigneusement la porcherie qui ne peut être repeuplée qu'après trois mois ; il est absolument indiqué d'enfouir profondément les cadavres ou de les détruire par le feu, de séquestrer les malades, d'isoler les animaux guéris jusqu'au moment de leur abatage pour la boucherie ; il est bon également de répartir en petits lots ceux qui sont encore sains.

Si le troupeau où la maladie a fait son apparition se compose d'animaux très jeunes, il est préférable, pour prévenir l'infection générale de la ferme, de recourir à l'abatage immédiat de tous les sujets.

M. M. Dr Uhlenhuth, Dr Hübener, Dr Xylander et Dr Bohtz, auxquels nous avons emprunté la plus grande partie des renseignements précédents, fournis sur cette maladie, ont obtenu tout récemment un sérum préventif très actif. En injectant à des porcs guéris de la peste des quantités considérables de substances virulentes, ils augmentent l'activité du sérum sanguin de ces animaux, sérum qui est utilisé ensuite comme moyen préventif contre la maladie.

La Société « *Deutsche Schutz-und Heilserumgesellschaft* » de Berlin fabrique également un sérum et un extrait de bacilles qui sont recommandés comme moyens préventifs et curatifs de la peste porcine.

Comme traitement curatif médicamenteux on se servira des alcalins (bicarbonate de soude, salicylate de soude). Le régime doit être substantiel et les aliments de mastication facile.

3.
Pneumonie infectieuse.
(Schweineseuche, pasteurellose porcine, Swine-plague.)

La pneumonie infectieuse du porc est déterminée par une bactérie ovoïde, le bacillus suisepticus.

Causes. — Les jeunes porcs sont plus réceptifs que les adultes.

Le virus se trouve principalement dans les exsudats pulmonaire, pleural et péricardique, dans le mucus bronchique, le jetage, le sang et les tissus. On le rencontre encore dans les milieux inertes : terre, eau, fourrages, litière.

Certains auteurs ont signalé sa présence dans les cavités buccale et nasale de porcs sains.

Résistance. — La résistance du virus vis-à-vis des agents extérieurs est plutôt faible.

La dessication tue les germes en trois jours. Une température de 58° les détruit en quelques minutes ; ils ne résistent pas au contact de la chaux. Dans l'eau ils ne se conservent que pendant une dizaine de jours.

L'infection se fait par voie respiratoire, moins souvent par voie digestive.

Symptômes. — *Forme suraiguë* : inappétence, abattement profond, taches rouges ou violacées à la peau, température 41° à 42° degrés, parfois vertiges et convulsions, mort par septicémie au bout de 24 à 48 heures.

Forme aiguë : le symptôme principal est la toux ; puis jetage, dyspnée, convulsions ; taches rouges ou violacées à la peau ; souvent des signes de gastro-entérite : inappétence, diarrhée; fièvre: 42° ; terminaison fréquente par la mort après 8 à 10 jours.

Forme chronique : toux persistante, amaigrissement progressif, parfois lésions d'arthrites et boiteries consécutives.

Lésions. — *Forme suraiguë* : lésions de septicémie.

Forme aiguë : lésions de broncho-pneumonie avec foyers caséeux, jaunâtres, discrets ou confluents ; lésions de pleurésie, de péricardite et de gastro-entérite.

Forme chronique : on rencontre les mêmes lésions que dans la forme aiguë, mais ici on observe plus souvent des altérations caséeuses dans les poumons ; des foyers caséeux se localisent quelquefois dans les ganglions, le foie, les os, les articulations.

Diagnostic. — Très souvent la pneumonie infectieuse a été confondue avec la peste porcine ; on a cru jusque dans ces derniers temps que les deux′ maladies évoluaient simultanément dans la plupart des cas. D'après des recherches récentes les pneumonies observées lors de la peste porcine, sont presque toujours provoquées par le virus pesteux seul.

Il importe encore de savoir différencier la pneumonie infectieuse de la tuberculose, du rouget et de la broncho-pneumonie vermineuse, ce qui n'offre guère de difficultés.

Pronostic. — La pneumonie infectieuse est une maladie très redoutable et souvent mortelle (75 à 80 %).

Traitement. — Pour prévenir la pneumonie infectieuse du porc, on peut recourir aux moyens préventifs généraux que nous avons indiqués pour combatttre la peste. Les préparations (1) dont on se sert couramment en Allemagne pour combattre la pneumonie infectieuse sont :

1º Le sérum polyvalent contre la pneumonie infectieuse du porc ;

2º L'extrait polyvalent des bacilles ;

3º Le sérum curatif contre la pneumonie infectieuse du porc.

a) Le sérum polyvalent produit un effet immédiat, mais l'immunité passive ainsi acquise est de courte durée lorsque l'animal n'est pas sous le coup d'une infection spontanée. L'extrait polyvalent au contraire détermine l'immunité active, qui se manifeste environ quinze jours après la vaccination.

On peut faire de la séro-vaccination en injectant simultané-

____

(1) Méthode de Wassermann et Ostertag.

ment le sérum polyvalent et l'extrait polyvalent des bacilles.

Dans les exploitations infectées le recours au sérum polyvalent seul suffit généralement pour conférer une immunité durable ; il est préférable cependant de pratiquer la séro-vaccination qui rend les animaux réfractaires pour long-temps.

Le sérum polyvalent peut être injecté aux porcs de tout âge, à l'exception des femelles en état de gestation avancée dont il faut craindre l'avortement à la suite de l'opération.

Doses : 4 cm³ pour les porcs pesant jusque 10 kilogr..

    7 cm³ » » » » 25 »

    10 cm³ » » » » 50 »

    15 cm³ » » » » 100 »

    20 cm³ » » au delà de 100 »

Lieu d'élection : L'injection se fait à la base de l'oreille ou à la face interne de la cuisse.

Conservation : Le sérum doit être conservé dans un endroit frais, non exposé au froid et à l'abri de la lumière. Dans ces conditions son efficacité se conserve durant une année au moins.

Prix. (1) cm³	10	50	100	250	500
Francs.	2.00	8,85	17,50	43,00	85,35

b) L'extrait polyvalent des bacilles s'emploie exactement comme le virus dans la vaccination contre le rouget : lors de la première vaccination, il est injecté en même temps que le sérum polyvalent, et utilisé seul lors de la 2ᵉ vaccination. Les deux injections se font à quinze jours d'intervalle. Les jeunes porcelets sont vaccinés une première fois le 3ᵉ jour après la naissance et une deuxième fois quinze jours avant le sevrage.

Doses :	Première vaccination		Deux. vaccin.
	cm³ de sérum	cm³ d'extrait	cm³ d'extrait seul
Jeunes porcelets de 2 à 3 jours, ou pesant jusque 10 kg.	4	2	3
Porcs pesant jusque 25 kg.	7	4	6
Porcs pesant jusque 50 kg.	10	8	12
Porcs pesant au delà de 50 kg.	15	10	15

(1) Institut pharmaceutique de Ludwig Wilhelm Gans, Franckfort-sur-Main, Allemagne. Les marks ont été convertis en francs.

Lieu d'élection : lors de la première vaccination le sérum et l'extrait sont injectés séparément, l'un à la base de l'oreille ou à la face interne de la cuisse, l'autre à l'une de ces régions du côté opposé.

Conservation. Dans un endroit frais, non exposé au froid, et à l'abri de la lumière, l'extrait se conserve pendant six mois.

Prix. cm³	10	50	100	250	500
Francs	**1,06**	**4.18**	**8,12**	**19,56**	**38,50**

c) *Le sérum curatif contre la pneumonie infectieuse du porc.*

Le sérum curatif doit son effet à la propriété de provoquer la formation d'anti-agressines et d'opsonines dans l'organisme malade ; on y a recours lorsque le mal s'est nettement déclaré.

Doses. La quantité de sérum curatif à employer dépend du poids de l'animal et de la gravité de la maladie. En moyenne on injecte :

Aux porcs pesant jusque 10 kilogrammes,	5 cm³
» » » » 25 »	7 à 10 cm³
» » » » 50 »	10 à 12 cm³
» » » » 75 »	12 à 15 cm³
» » » » 100 »	15 à 18 cm³
» » » » 150 »	18 à 20 cm³
» » » » 200 » et plus	30 cm³

Dans les cas chroniques, de même que dans ceux où la maladie revêt un caractère grave, il faudra recourir à des injections répétées.

Lieu d'élection : Base de l'oreille et face interne de la cuisse.

Conservation. Placé eu lieu frais et à l'abri de la lumière, le sérum curatif se conserve très bien pendant six mois.

Prix. cm³	10	50	100	250	500
Francs	**2,18**	**9,81**	**19,87**	**47,68**	**94,75**

La société « *Deutsche Schutz- und Heilserumgesellschaft* » conseille l'emploi d'un vaccin spécial préparé dans ses laboratoires. Elle affirme, que la truie pleine, injectée trois semaines avant la mise-bas avec 10 cm³ de ce vaccin, qui n'est autre qu'un extrait de bacilles, met au monde des porcelets absolument réfractaires à la maladie.

Le traitement médicamenteux ne donne aucun résultat appréciable.

4.

Charbon bactéridien.

Le charbon bactéridien, encore nommé *sang de rate* ou *fièvre charbonneuse*, est une maladie contagieuse, déterminée par un bacille spécifique découvert par *Davaine*.

Causes. — L'animal s'infecte généralement en ingérant les microbes spécifiques ou leurs spores.

Symptômes. — Lorsque le germe a pénétré au niveau de l'arrière-bouche et des amygdales, on voit apparaître autour de la gorge un engorgement chaud et douloureux, quelquefois énorme ; cet œdème s'étend bientôt à toute la tête, au cou et même au poitrail. Il y a en même temps de la fièvre ; la respiration est très accélérée, dyspnéique, et la mort survient rapidement par asphyxie.

L'infection peut aussi se faire par un autre point du tube digestif ; les symptômes locaux manquent alors mais la fièvre est intense ; la respiration s'accélère ; les muqueuses prennent une teinte cyanosée, sourtout visible sur la langue qui sort de la gueule entr'ouverte ; les yeux sont injectés, les conjonctives rouges foncé. La prostration devient de plus en plus grande et la mort, survenant après 6 à 24 heures, est la terminaison constante.

Lésions. — La tumeur de la gorge, qui existe dans certains cas, laisse écouler lors de l'incision un liquide gélatineux de teinte rosée.

Le sang est mal coagulé, noir, et tache fortement les doigts. La rate est généralement très volumineuse, ramollie, bosselée et de couleur pourpre. Quelquefois cependant on la rencontre (1) avec sa consistance et son volume habituels mais alors elle est parsemée de nodosités plus ou moins arrondies, parfois conglomérées, de la grosseur d'un pois à celle d'une noisette ; ces foyers, de couleur rouge foncé ou brunâtre, sont fermes, leur coupe est sèche et sans luisant.

L'intestin est souvent enflammé, tuméfié et infiltré. Les ganglions lymphatiques sont également engorgés et beaucoup

---

(1) Bongert, Berlin.

plus gros qu'à l'état normal. Les muscles, le cœur, les reins et le foie ont une teinte dite saumonée, rappellant quelque peu la couleur de la chaire du saumon. Tous les organes en général peuvent présenter des lésions de nature congestive, variant en intensité avec la virulence des germes, la réceptivité de l'animal et la durée de la maladie.

L'examen microscopique décèle dans le sang la présence du bacille charbonneux.

Traitement. — Si le traitement curatif n'a guère de chances de réussir, par contre la prophylaxie de la maladie a fait de sérieux progrès depuis la découverte de Davaine.

Lorsque la maladie est reconnue du vivant de l'animal, il convient d'isoler le malade et de le tuer sans tarder par assommement pour ne pas répandre les germes qui pullulent dans le sang.

Pour prévenir la maladie on pourrait avoir recours éventuellement à la vaccination, celle-ci est couramment employée chez le gros bétail des régions et foyers infectés.

Les prairies, où les animaux ont contracté la maladie, ne seront plus fréquentées par les porcs, semblables pâtures doivent être assainies par le drainage.

Tous les objets souillés par un animal charbonneux seront désinfectés avec le plus grand soin ; les excréments et la litière seront détruits par le feu.

Accidents. — L'homme qui s'infecte en mangeant de la viande charbonneuse est voué à une mort certaine.

Il peut aussi contracter la maladie en maniant les objets souillés par le sang, la viande ou les issues d'un animal charbonneux. L'inoculation se fait alors au niveau d'une solution de continuité de la peau (plaie, érosion) et produit la pustule maligne. Celle-ci débute sous forme d'une tache rouge, prurigineuse, qui se couvre d'une vésicule à contenu séreux, laquelle s'ouvre, mettant à nu le derme livide qui se mortifie et prend une teinte noire ; de là le nom de charbon. La pustule s'entoure d'un œdème périphérique, où évoluent de nouvelles vésicules, et que la mortification envahit à son tour. Les lymphatiques et les ganglions du voisinage s'enflamment et augmentent considérablement de volume. La fièvre est intense. Le microbe n'apparaît dans le sang que peu d'heures avant la mort ; il y a espoir de guérison aussi longtemps que l'infection n'est pas généralisée.

Police sanitaire.—Un porc qui a succombé au charbon bactéridien ou qui est abattu au cours de la maladie est déclaré totalement impropre à la consommation,et doit être détruit dans un clos d'équarrissage. (*Règlement sur l'inspection des viandes*).

Le charbon bactéridien, maladie contagieuse au regard de la loi, est soumise au règlement général de la police sanitaire des animaux domestiques. (Voir stomatite aphteuse).

5.

La tuberculose.

La tuberculose est une maladie infectieuse déterminée par le bacille de Koch.

Causes. — L'affection se développe principalement chez les sujets des races améliorées, entretenus en loge. En Belgique, comme partout ailleurs on a constaté que la tuberculose porcine augmentait en fréquence avec le développement de l'industrie laitière. Ce fait ne doit étonner personne, car il est avéré aujourd'hui que la vache atteinte de mammite tuberculeuse donne généralement un lait très riche en bacilles de Koch. Ce lait virulent est mélangé au lait des autres vaches de l'exploitation, il souille les écrémeuses, récipients etc. et peut de la sorte infecter tout le lait travaillé par la laiterie. Si le lait écrémé est retourné dans les fermes sans pasteurisation préalable il peut contaminer tous les animaux qui en absorbent : les veaux et surtout les porcs. La propagation de la tuberculose chez le porc à la suite de l'absorption de lait infecté a été démontrée tout récemment et d'une façon péremptoire par des expériences faites en grand aux Etats-Unis.

« En donnant pendant trois jours seulement du lait tuberculeux aux porcs, on constata, 107 jours plus tard, de la tuberculose dans 83 % des cas.

Après avoir été nourris pendant un mois avec un lait renfermant le bacille de Koch, tous les porcs mis en expérience présentèrent, 50 jours plus tard, une tuberculose généralisée.

En outre, des recherches systématiques ont établi, que dans les laiteries coopératives de l'Amérique du Nord (1), le lait est tuberculeux dans 33 1/3 pour cent des cas. »

____

(1) Bureau of animal industry.

Dans certaines laiteries on a la mauvaise habitude de donner aux porcs les boues des écrémeuses sous la forme d'eaux grasses. Cette pratique, défendue par une loi au Danemark, ne peut avoir que les suites les plus funestes. En effet les bacilles de la tuberculose sont pour la plupart rassemblés dans ces boues par la force centrifuge ; ces résidus sont donc beaucoup plus dangereux que le lait écrémé, et [doivent être considérés comme infectés dans tous les cas.

Des expériences américaines citées plus haut il résulte en outre : 1º que les excréments des vaches et des porcs tuberculeux sont plus virulents encore que le lait infecté ;

2º que les déchets des abattoirs doivent être écartés de la ration du porc ; l'infection due à ce genre d'alimentation étant loin d'être rare ;

3º que l'homme phtisique peut communiquer l'affection aux porcs par ses crachats ;

4º que la maladie peut encore se transmettre de la truie à ses jeunes.

Symptômes. — Les symptômes de la maladie passent très souvent inaperçus. Dans la plupart des cas l'infection s'opère par voie intestinale où se localisent les premières lésions de la maladie. Le tableau symptomatique est en conséquence : ballonnement, légères coliques, diarrhée, fièvre, arrêt dans le développement du jeune sujet, amaigrissement.

La maladie peut ensuite s'étendre aux poumons, plèvres, foie, rate, ganglions, os, système nerveux.

Lorsque le poumon est atteint, il se déclare de la toux, de la difficulté respiratoire ; l'amaigrissement est progressif malgré la conservation de l'appétit. Mais la dyspnée n'implique pas toujours des lésions pulmonaires, car elle s'observe aussi quand les ganglions du cou sont infectés et hypertrophiés et qu'ils compriment le larynx et provoquent du cornage. Dans certains cas ces ganglions s'obcèdent et s'ouvrent du côté de la peau (scrofulose).

La tuberculose des os, relativement fréquente, entraîne souvent la faiblesse ou le parésie du train postérieur.

Les lésions tuberculeuses du système nerveux central ou de ses enveloppes occasionnent des symptômes variables suivant l'endroit qu'elles occupent : mouvements désordon-

nés, impulsifs, involontaires ; cris ; amaurose ; hémiplégies :
hémiplégie des muscles de la face, de la langue ; paralysie
des muscles des paupières ; groin tiré de côté ; une oreille
pendante et flasque, l'autre en situation normale, tête portée
de côté, un œil fermé, etc..

La tuberculose se généralise beaucoup plus souvent chez
le porc que chez n'importe quel autre animal domestique ;
malgré l'étendue des lésions, bien des sujets malades conservent un état d'embonpoint satifaisant et certains s'engraissent même avec facilité. Dans ces cas l'existence de la
maladie n'est reconnue qu'à l'abatage.

Lésions. — La lésion essentielle de la maladie est le tubercule. Primitivement microscopique, le tubercule se développe dans la suite et se présente alors sous la forme d'un petit
grain gris, isolé, qui se caséifie bientôt à son centre et finit
par se calcifier et s'entourer d'une coque fibreuse épaisse.

Le tubercule, au lieu de rester isolé, se fusionne fréquemment avec des tubercules voisins pour former des masses
plus ou moins considérables.

Siège des lésions. Sur 120.000 cas de tuberculose porcine (1)
on a constaté en Amérique.

93	°/₀	la tuberculose des ganglions rétropharyngiens.
27	°/₀ »	»	des ganglions bronchiques.
21	°/₀ »	»	des ganglions du foie et de l'estomac.
18	°/₀ »	»	des ganglions mésentériques.
9	°/₀ »	»	du foie.
7	°/₀ »	»	des poumons.
3,8	°/₀ »	»	de la rate.
1.8	°/₀ »	»	des ganglions médiastinaux.
0.9	°/₀ »	»	des ganglions sous-lombaires.
0.1	°/₀ »	»	des plèvres.
0.06	°/₀ »	»	du péritoine.
0.007	°/₀ »	»	des os.

Fréquence. Dans le rapport général sur la tuberculose des
animaux domestiques de notre pays nous relevons pour 1905,
1971 cas de tuberculose porcine et seulement 1835 cas en 1904.

Voici d'ailleurs un tableau qui donne des renseignements
plus amples à ce sujet et indique en outre, pour la même

---

(1) Bureau of animal industry, 1908.

région agricole, le nombre de vaches atteintes de mammite tuberculeuse, renseignées par le service vétérinaire ; ces statistiques n'établissent aucun rapport précis entre les deux affections.

PROVINCES	Nombre de porcs tuberculeux	Nombre de mammites tuberculeuses chez la vache.	Pourcentage de porcs tuberculeux.	Nombre de porcs saisis pour tuberculose	Pourcentage des porcs tuberculeux saisis
Flandre Occident.	121	39	—	49	40.4
Flandre Orientale	34	83	—	10	29.4
Anvers	88	138	—	} 22	} 22
Limbourg	12	52	—		
Liége	1467	160	0.999	196	13.3
Brabant	66	85	—	27	41
Hainaut	84	105	—	11	13
Namur	88	52	—	13	15
Luxembourg	27	39	—	15	55.5
Pour tout le pays:					
en 1905	1971	753	—	339	17.2
en 1904	1835	776	—	255	14

Diagnostic. — La forme nerveuse de la maladie peut être confondue avec la ladrerie localisée aux méninges, la forme pulmonaire avec la broncho-pneumonie vermineuse.

La tuberculination est un précieux moyen de diagnostic aujourd'hui couramment employé aux Etats-Unis. Voici comment on y opère : l'animal est placé dans un enclos étroit afin de restreindre les mouvements qui entraînent nécessairement des variations de l'état thermique du corps.

Le jour de la tuberculination, qui est faite à dix heures du soir, on prend la température de l'animal toutes les deux heures à partir de six heures du matin. Le lendemain, la température est également relevée toutes les deux heures, depuis six heures du matin jusque huit heures du soir.

Si, le lendemain de la tuberculination, la température de l'animal se maintient un degré au dessus de la température enregistrée la veille, on peut affirmer l'existence de la tuberculose.

La tuberculine est injectée à la face interne de la cuisse ; les doses employées sont : un demi centimètre cube pour les porcs pesant moins de 100 livres, un centimètre cube pour ceux qui pesent davantage.

Traitement. — Le traitement prophylactique seul doit attirer l'attention.

Il faut avoir soin de pasteuriser ou de stérisiler le lait écrémé avant de le donner aux porcs. D'après les expériences du professeur Bang de Copenhague, il est nécessaire pour tuer le bacille de Koch de chauffer le lait infecté pendant une heure à 60°, pendant 10 minutes à 70°, pendant 5 minutes à 80°, pendant une minute à 90°.

La stabulation permanente et la mauvaise hygiène favorisent la contagion et l'évolution de la maladie : dans la porcherie les animaux doivent disposer d'air et de lumière en abondance et jouir d'un séjour quotidien au dehors.

Avant de repeupler la loge souillée par des porcs tuberculeux on aura, au préalable, désinfecté à fond l'aire, les parois, l'auge, etc....

Dispositions légales. (*Arrêté royal du 22 août 1897.*)

Article premier. — Il est accordé, sur les fonds de l'Etat, une indemnité à tout propriétaire dont les porcs sont, après abatage, reconnus atteints de tuberculose et dont la viande est déclarée totalement impropre à la consommation pour cause de cette maladie.

Cette indemnité sera payée après visa de l'inspecteur vétérinaire de la circonscription où l'abatage aura eu lieu, sur la production des pièces constatant que les formalités requises ont été remplies.

Art. 2. — Pour avoir droit à l'indemnité, le propriétaire de l'animal doit produire :

1o Un certificat de l'expert vétérinaire portant déclaration de la valeur de l'animal et attestant que la viande a été déclarée totalement insalubre : ce certificat indiquera en outre, le poids et la valeur au kilogramme de la viande (les quatre quartiers et la tête). Il devra, en ce qui concerne le poids, être certifié exact par la police locale.

2o Une déclaration de l'autorité locale certifiant que la viande a été stérilisée conformément aux prescriptions réglementaires, ou bien dénaturée et enfouie à 2 mètres de profondeur au moins, ou bien encore dénaturée et détruite par la chaleur ou les agents chimiques dans un clos d'équarrissage dûment autorisé.

Le propriétaire devra établir, au surplus, que l'animal est né et élevé dans le pays, et qu'il le possède depuis trente jours au moins.

Art. 3. — La viande ainsi que les issues doivent être laissées à la disposition de l'inspecteur vétérinaire, en été, pendant les deux jours, et en hiver, pendant les trois jours qui suivent la visite de l'expert vétérinaire. Passé ce delai, les organes malades seulement devront être conservés pendant deux jours dans une solution fortement salée.

Lorsque la viande est destinée à être stérilisée dans un établissement régulièrement autorisé, le Ministre permet les dérogations nécessaires à cet effet.

Art. 4. — Le taux de l'indemnité est fixé à la moitié de la valeur des animaux, bête abattue.

L'inspecteur vétérinaire peut rectifier les estimations inexactes.

Art. 5. — Tout médecin vétérinaire, requis à titre d'expert des viandes, qui reconnaît l'existence de la tuberculose chez le porc, est tenu d'en informer, sans retard, et dans tous les cas le jour même, l'inspecteur vétérinaire de la circonscription.

Cette information a lieu par télégramme, lorsque la maladie entraîne le rejet total de la viande pour la consommation ; cette constatation est confirmée par l'envoi immédiat de la carte de service. En cas de rejet des organes malades seulement, ce dernier mode d'information suffit.

En cas de rejet total, le vétérinaire expert est tenu de délivrer, sans frais, à l'administration communale, un double du certificat d'expertise.

Art. 6. — Les demandes d'indemnite, dont les formules sont gratuitement mises à la disposition des intéressés, doivent être adressées, dûment signées et remplies, à l'inspecteur vétérinaire de la circonscription dans laquelle l'évaluation a été faite, au plus tard dans les quarante jours qui suivent l'abatage. Les demandes, non parvenues dans ce delai, pourront exceptionnellement être admises en liquidation, le fonctionnaire précité entendu.

Art. 7. — Dans le cas où l'intéressé conteste le bien fondé d'une mesure prise à l'occasion de l'exécution du présent arrêté, il désigne un vétérinaire agréé, chargé de faire, à ses frais, une visite contradictoire. En cas de désaccord, on aura recours à l'inspecteur vétérinaire ou à son suppléant dont l'avis prévaudra.

*

Le vétérinaire demandera en outre et aussitôt que possible, par voie télégraphique, au clos d'équarrissage, l'enlèvement du cadavre, pour autant, bien entendu, que la décision concernant le rejet de la consommation de la viande soit définitive.

*

Les indemnités payées pour motif de tuberculose porcine se sont élévées

en 1900 à 16569 francs ;
— 1901 à 15453 »
— 1902 à 17067 »
— 1903 à 12524 »
— 1904 à 12299 » soit en moyenne

48.23 francs par porc, pendant cette dernière année.

6·

La Stomatite aphteuse.

La stomate aphteuse est une maladie infectieuse déterminée par un microbe très ténu, passant à travers les filtres de porcelaine, invisible au microscope ordinaire.

Symptômes. — La maladie débute par la fièvre. Au bout de 36 à 48 heures on voit apparaître les symptômes locaux qui se déclarent à la bouche, au groin, aux mamelles et spécialement aux pieds.

Au niveau de la couronne des pieds se dessine une rougeur diffuse et apparaît une tuméfaction chaude et douloureuse surtout prononcée vers les talons. Puis apparaissent des élevures de l'épiderme, renfermant un liquide séreux, clair ou jaunâtre. Ces vésicules ne tardent pas à se rompre et mettent ainsi à nu le derme fortement teinté de rouge.

Lorsque, à ce moment, on néglige d'instituer un traitement rationnel il peut survenir des complications graves, dans certains cas mortelles : la suppuration de la couronne, l'arthrite du pied, la chute des onglons, la septicémie.

En cas de la localisation des lésions aux onglons, la boiterie fait tout naturellement partie du cadre symptomatique de la maladie.

Les animaux atteints de stomatite grincent des dents et font fréquemment entendre un bruit de succion; ces signes sont moins manifestes que chez la bête bovine atteinte de la maladie.

Les vésicules qui apparaissent sur la peau des mamelles siègent généralement dans le voisinage des mamelons.

Dans des cas très graves on rencontre également des aphtes sur le groin.

Comme complications on peut citer : la gastro-entérite, la broncho-pneumonie, l'hydrothorax et la pleurésie purulente. La mortalité est surtout importante chez les jeunes porcelets.

Traitement. — On peut faire usage du sérum préventif qui, malheureusement, ne confère qu'une immunité de courte durée.

Lorsque la maladie fait son apparition dans une exploitation, tous les bisulques (bovidés, mouton, chèvre, porc) en sont atteints tôt ou tard ; aussi pour accélérer l'évolution de l'affection a-t-on soin d'infecter immédiatement tous les animaux, en leur frottant la muqueuse buccale avec de la salive virulente recueillie chez les sujets atteints ; la maladie que l'on provoque de la sorte est toujours plus bénigne que celle qui évolue à la suite de la contamination naturelle.

Les soins individuels seront avant tout hygiéniques : une bonne litière, propre et sèche ; des aliments mous, de mastication facile.

Dans le but d'éviter les complications, on suivra rigoureusement les conseils du médecin vétérinaire.

Police sanitaire, mesures générales.

a) Tout propriétaire ou détenteur de porcs présentant des symptômes de la stomatite aphteuse ou ayant communiqué avec des animaux atteints de cette maladie *est tenu d'en faire immédiatement la déclaration au bourgmestre* de la commune où ces animaux se trouvent.

b) La même obligation incombe aux médecins vétérinaires qui, à l'occasion de l'exercice de leur profession, reconnaissent ou soupçonnent l'existence de la maladie.

c) Les animaux déclarés conformément aux dispositions qui précèdent, sont tenus renfermés par le propriétaire ou détenteur, même avant que le bourgmestre ait répondu à l'avertissement.

d) Le bourgmestre est tenu de requérir *immédiatement* un vétérinaire agréé, de préférence le vétérinaire traitant. Celui-ci rend immédiatement compte par écrit de sa visite, et requiert du bourgmestre les mesures à prendre.

L'inspecteur vétérinaire, également averti par le médecin vétérinaire, constate la maladie et intervient ultérieurement pour la levée du sequestre.

7.

La rage du porc.

La rage est une maladie contagieuse provoquée par un microbe qui n'a pas encore été déterminé jusqu'ici.

Causes. — La maladie se transmet d'animal à animal presque uniquement par morsure. La rage est généralement inoculée aux porcs par des morsures de chien enragé.

Symptômes. — On remarque d'abord un changement dans la manière d'être de l'animal : il paraît inquiet et se montre très excitable. En liberté, il s'effraie au moindre bruit, s'enfuit comme s'il avait aperçu quelque chose de menaçant, donne des coups de crocs aux personnes qui tentent de l'arrêter et se jette sur les animaux qu'il rencontre sur son passage. En loge, il se blottit sous la litière et ne s'attaque à l'homme que très exceptionnellement.

On observe ensuite des mouvements anormaux de la langue et des lèvres, du machonnement ; la déglutition est d'abord pénible, puis totalement impossible.

Bientôt apparaissent des signes de paralysie qui débutent au train postérieur et se généralisent rapidement à tout le corps.

La mort survient ordinairement au bout de deux à quatre jours.

Diagnostic. Du vivant de l'animal, le diagnostic de la rage ne souffre pas de grandes difficultés ; sur le cadavre, on peut poser un diagnostic certain par la recherche des corpuscules de Négri et des altérations spécifiques des ganglions nerveux (*Nélis et Van Gehuchten*), ou encore en pratiquant des inoculations révélatrices au lapin.

Traitement. — La police sanitaire s'oppose à l'application d'un traitement curatif quelconque.

Le propriétaire doit observer le règlement général sur les maladies contagieuses (voir stomatite aphteuse). De plus il existe des *dispositions spéciales concernant la rage* :

1° Les animaux atteints de la rage doivent être abattus immédiatement.

2° Lorsqu'un cas de rage a été constaté, *tout animal contaminé, c'est-à-dire tout animal qui a été dans des conditions telles que la contamination est probable, devra être sacrifié au même titre que l'animal atteint de rage.*

3° La viande d'un porc enragé ou suspect d'être atteint doit être déclarée impropre à la consommation. (*Règlement sur l'inspection des viandes*).

4° Une indemnité, ne pouvant pas dépasser dix francs, est accordée sur les fonds de l'Etat, à tout propriétaire, dont un porc est abattu par ordre de l'autorité compétente dans l'intérêt de la salubrité publique pour cause de rage.

8.

L'infection purulente.

Elle est caractérisée (1) par l'apparition d'abcès multiples en différents points de la surface du corps et même à l'intérieur des viscères et des tissus.

Causes. — Ce sont le plus souvent des sujets de 3 à 8 mois qui sont atteints, rarement des très jeunes, exceptionnellement des verrats adultes ou des truies portières.

L'infection se fait à la faveur de solutions de continuité de la peau (gerçure, crevasse, plaie); on ne peut exclure à priori la possibilité de l'infection par voie digestive.

____

(1) Moussu.

Symptômes. — Formation d'abcès superficiels, éparpillés sur toute la surface du corps. Ces abcès renferment un pus très épais, gris verdâtre, caséeux. Les animaux atteints peuvent cependant se présenter avec toutes les apparences d'un état normal, mais leur développement et leur engraissement restent néanmoins en souffrance.

Il arrive que les abcès se rencontrent dans le voisinage des articulations où ils peuvent être cause d'arthrites purulentes, notamment au coude et au grasset.

Dans ces cas, les malades sont fortement boiteux, souffrent beaucoup, maigrissent rapidement et succombent bien souvent à des complications pulmonaires.

Les abcès qui se développent dans les organes internes (poumons, foie, rate) ou dans les muscles et les os, déterminent des symptômes variables d'après les organes atteints ; ils entraînent généralement la mort du sujet.

Exceptionnellement le porc atteint d'infection purulente se ressent peu du mal, et alors on peut constater à l'autopsie un nombre considérable d'abcès dans les masses musculaires, qui rendent la viande impropre à la consommation.

Traitement. — Lorsqu'il s'agit d'un premier cas de la maladie, il faut isoler le sujet atteint et désinfecter soigneusement la loge, car la maladie se transmet avec facilité.

Quant au traitement curatif, il comprend : l'ouverture hâtive de l'abcès, son curetage énergique et une désinfection radicale.

FIN.

INDEX-LEXIQUE

Adénite : inflammation des ganglions lymphatiques.

Affinement : souvent employé comme synonyme de dégénérescence quoi qu'il n'en soit qu'un des signes : finesse et faiblesse de l'ossature.

Aiguë (maladie) : qui évolue un peu moins rapidement que la maladie suraiguë, mais qui ne dure que quelques jours ou quelques semaines.

Aine : partie du corps située entre la face interne de la cuisse et l'abdomen.

Alcalin : désigne ici certains sels de sodium : sulfate et bicarbonate de sodium.

Alcaloïde : substance organique azotée, ordinairement très toxique, rappelant les alcalis par les propriétés chimiques : les alcaloïdes sont produits entre autres par la décomposition des cadavres (ptomaïnes).

Aliment concentré : celui qui, sous un petit volume, cède à l'organisme animal une forte proportion de principes nutritifs : tourteaux, grains et graines. L'aliment concentré n'est pas toujours riche en albumine : grains.

Al. d'un faible pouvoir productif : généralement riche en cellulose, cède peu de principes ; au lieu de pouvoir productif, on préfère dire valeur productive.

Al. d'un puissant pouvoir productif : celui dont la plus grande partie de la matière sèche peut être assimilée : pommes de terre, betteraves etc. on dit en allemand : vollwertig = de pleine valeur.

Altérant : qui modifie les humeurs de l'organisme et trouble la fonction d'assimilation.

Amaurose : diminution de la vue.

Amygdales : glandes situées dans la muqueuse de l'arrière-bouche, de chaque côté de la base de la langue.

Anti-agressines : substances qui confèrent à l'organisme animal la propriété de résister plus ou moins aux attaques, aux agressions des microbes.

Antiseptique : une substance qui possède la propriété de tuer les microbes ; on dit encore microbicide ou bactéricide.

Arrière-faix : membranes qui enveloppent le foetus lorsqu'il séjourne encore dans la matrice ; ces membranes se déchirent et laissent écouler les *eaux* au moment où le jeune se *présente* dans le *vagin* ou au niveau de la *vulve* ; chez la femelle le vagin fait suite à l'utérus et se termine en arrière par la vulve.

Ars : partie du corps située sous le point d'union du membre antérieur avec la poitrine.

Arthrite : inflammation d'une articulation.

Assimilation : opération par laquelle l'organisme animal transforme les principes alimentaires, absorbés par le tube digestif, en matière vivante ; celle-ci est tantôt utilisée à l'édification des tissus de l'organisme (animaux en croissance), d'autrefois mise en réserve (animaux soumis au régime de l'engraissement) ; elle peut encore servir de combustible aux muscles qui travaillent (animaux tractionneurs).

Bacille : espèces microbiennes se présentant sous forme de petits bâton

Botulisme : Intoxication par les viandes conservées ayant subi un commencement de décomposition.

Bronche : division de la trachée.

Bronchite : inflammation des bronches.

Broncho-pneumonie : inflammation simultanée des bronches et du tissu pulmonaire.

Buccal : de la bouche.

Capillaire (système) : réseau formé par les plus petits vaisseaux sanguins. C'est à travers ces vaisseaux que se passent les échanges nutritifs.

Caséeux : ressemblant au fromage.

Cellules : les plus petits éléments de l'organisme.

Césarienne (opération) : opération sanglante qui consiste à enlever, par voie artificielle, les jeunes hors la matrice.

Chimisme stomacal : la sécrétion des sucs digestifs de l'estomac. — L'action des sucs digestifs sécrétés par l'estomac.

Cholédoque (canal) : canal du foie conduisant la bile vers l'intestin; chez le porc il présente sur son trajet une dilatation appelée vésicule biliaire.

Chronique (maladie) ; qui traîne en longueur et qui dure des semaines, des mois, voire même des années.

Cirrhose hépatique : maladie du foie, caractérisée par une augmentation du tissu conjonctif, entraînant l'altération et la destruction des cellules sécrétantes de l'organe.

Cœcum : premier segment du gros intestin.

Colibacille : bacille fréquemment trouvé dans la partie de l'intestin appelée côlon.

Condiment : qui augmente l'appétit.

Constitution : dépend de la structure intime de l'organisme; l'état des cellules qui composent les tissus du corps animal ; *l'état constitutionnel* c'est l'état de la constitution. Par les formes extérieures on] ne peut' que préjuger de l'état constitutionnel : la peau fine et l'absence de soies indiquent presque à coup sûr une constitution affaiblie, tandis que la peau épaisse, couverte partout de soies vigoureuses, fait augurer d'une constitution robuste. La *rusticité* (voir ce mot) dépend directement de l'état constitutionnel.

Cordon ombilial : cordon mou, flexueux, composé en majeure partie de vaisseaux sanguins, qui relie la masse des enveloppes fœtales ou arrière-faix à la paroi ventrale du jeune être : la continuité existe au niveau de *l'anneau ombilial* ; après la section ou l'arrachement, le cordon ombilical se dessèche et tombe, la peau du jeune être se cicatrice au niveau de l'anneau qui s'oblitère : formation de *l'ombilic*.

Cornage : bruit produit par la respiration lors d'une obstruction partielle des voies respiratoires.

Croisement : méthode de reproduction qui consiste à élever par la combinaison de deux races ou variétés distinctes : les produits issus du croisement sont appelés *croisés*, encore désignés sous le nom de *demi-sangs*, appellation que l'on fait suivre des deux qualificatifs qui désignent les deux races qui sont intervenues (ex : demi-sang indigène-Yorkshire). Le croisement est appelé du *premier degré* ou *croisement industriel*, lorsqu'il a seulement par but la production de demi-sangs qui ne sont pas employés à la reproduction. Les demi-sangs appareillés avec des reproducteurs de l'une des races mères donnent naissance à des produits dits issus du croisement du *deuxième degré* ; ils sont appelés des *trois-quart-sangs* : un verrat de race Yorkshire uni à une truie demi-sang indigène-Yorkshire donne des trois-quart-sang Yorkshire ; après le $^3/_4$ sang, il y a le $^7/_8$ sang, le $^{15}/_{16}$ sang etc. On peut aussi descendre l'échelle : une truie $^{15}/_{16}$ sang Yorskhire, saillie par un verrat indigène, donnera des produits $\dfrac{0+^{15}/_{16}}{2} = 0+\dfrac{15}{16\times2} = \dfrac{15}{32}$ sang Yorkshire, c.-à-d. un peu moins d'un demi-sang indigène-Yorkshire. Renforcer constamment un sang s'appelle faire du *croisement d'absorption* ou *croisement continu unilatéral* ; si l'on emploie de temps à autre un reproducteur de l'autre souche on fait du *croisement alternatif* ou *continu bilatéral*.

Cryptorchide : dont les glandes sexuelles mâles (*testicules*) ne sont pas visibles dans leurs enveloppes (*bourses*), qui, chez le verrat, sont situées normalement à la région du *périné*.

Culture microbienne : microbes obtenus artificiellement dans les laboratoires en ensemençant un milieu nutritif approprié (bouillon, etc.).

Curatif : qui sert à guérir.

Cyanose : coloration bleue livide ou noirâtre.

Dégénérescence : Une race dégénère quand elle perd ses qualités fondamentales. Les individus montrent alors des *signes de dégénérescence*, soit dans la *conformation* : rareté des soies, finesse excessive de la peau, défauts dans la direction des membres, aplatissement de la poitrine, allongement des membres, défauts de proportions ; soit dans les *aptitudes* : peu ou point de produits à la suite de l'appareillement, défaut de croissance, absence presque totale de viande et excès de graisse etc... En pathologie, le mot dégénérescence est synonyme de transformation.

Dermite : inflammation de la peau.

Diagnostic : détermination de la maladie.

Diathèse : disposition spéciale à contracter telle ou telle maladie.

Diététique : tempéré, en accord avec l'hygiène alimentaire : un aliment est d'un effet diététique quand il influence favorablement la fonction de digestion.

Discrètes (lésions) : lésions isolées et rares.

Diurétique : qui augmente la quantité d'urine.

Duodénum : première partie de l'intestin grêle.

Dyphtéroïde (lésion) : ressemblant aux lésions de la dyphtérie : où la mortification des tissus domine comme lésion.

Dyspnée : respiration difficile.

Dyspnéique (respiration) : respiration difficile.

Dystocique : difficile (accouchement dystocique).

Eaux grasses : synonyme de soupes alimentaires : de la farine, un peu de tourteau etc... mis à tremper dans l'eau : les eaux grasses fermentent à la façon des soupes alimentaires ; on désigne encore par là les restes de cuisine.

Ecchymose : infiltration de sang sous forme de taches bien visibles, localisées sous la peau, les muqueuses et les séreuses.

Electuaire : préparation médicamenteuse ayant la consistance d'une pâte, destinée à l'usage interne, et faite avec des poudres et en plus du miel ou de la mélasse.

Elément : en alimentation on entend par ce mot un composé simple, pouvant être isolé par les procédés chimiques : le phosphate de chaux est un élément minéral.

Emétique : vomitif.

Endocardite : inflammation de la séreuse qui tapisse les cavités du cœur.

Ensellé : creux.

Entérite : inflammation de l'intestin.

Epanchement : exsudat liquide contenu dans une cavité.

Epithélium : couche superficielle des muqueuses.

Erratique (boiterie) : boiterie qui change fréquemment de place.

Estomac : partie dilatée du tube digestif, où commence la digestion.

Etranglement herniaire : serrement de la hernie au niveau de l'ouverture ventrale.

Exsudat : sérosité provenant du sang, accumulée dans les tissus, les organes ou les cavités de l'organisme animal ; lors de l'inflammation il se produit généralement un exsudat appréciable ; l'exsudat peut être sanguinolent, muqueux etc.

Fièvre : symptôme morbide complexe, toujours accompagné d'une surélévation de la température interne, et d'une répartition inégale de la chaleur à la surface du corps.

Follicule pilo-sébacé : petit pertuis dans lequel est implanté le poil et où vient s'ouvrir une glande sébacée.

Forçage : signifie alimentation excessive ; on combine généralement le forçage à l'alimentation intensive : l'emploi d'aliments concentrés (voir ce mot).

Galactogogue : favorisant la sécrétion lactée.

Galactopééétique : qui favorise la production du lait.

Ganglions lymphatiques : encore nommés glandes lymphatiques, sont des organes noduleux, d'aspect glandulaire, qui se trouvent sur le trajet des vaisseaux lymphatiques.

Gangrène : destruction et mortification.

Gastro-duodénite : Inflammation de l'estomac et de la partie de l'intestin grêle qui fait suite à l'estomac, et qui s'appelle duodénum.

Gastro-entérite : inflammation simultanée de l'estomac et de l'intestin.

Glande sébacée : glande qui produit une substance grasse, appelée sébum.

Gravide : en état de gravidité, ou en état de gestation.

Helminthiase : affection provoquée par la présence de vers intestinaux.

Hemiplégie : paralysie d'une moitié du corps.

Hépatite : inflammation du foie.

Herpétisme : prédisposition à contracter les maladies de la peau.

Hexacante : porteur de six crochets.

Hôte : est synonyme de parasite, dans le sens qu'il a été employé dans le présent travail.

Hyperthermie : chaleur corporelle plus grande qu'à l'état normal.

Hypertrophie : augmentation de volume par croissance et multiplication des cellules.

Hypothermie : chaleur corporelle moindre qu'à l'état normal.

Hystérectomie : opération qui consiste à enlever la matrice, en gestation ou non.

Iléon : dernière partie de l'intestin grêle, s'abouchant avec le cœcum.

Inflammation : réaction de l'organisme le défendant contre une cause morbide ; elle est caractérisée par de la chaleur, de la douleur, de la rougeur, de la tuméfaction et des troubles fonctionnels.

Inguinal : dans l'aine (hernie inguinale.)

Intensif : l'engraissement *intensif* est celui où l'on s'efforce d'obtenir le maximum d'augmentation journalière en poids.

Jetage : matière qui s'écoule du nez.

Lactifère : qui a rapport au lait ;

pouvoir lactifère : intensité de la sécrétion du lait.

Laxatif : substance qui purge légèrement, doucement, qui tient le ventre libre.

Lésion : altération des tissus et organes provoquée par les maladies.

Lymphe : sérum sanguin qui passe à travers les capillaires sanguins, baigne tous les tissus, les nourrit et se charge de leurs déchets, est reprise ensuite dans des vaisseaux spéciaux (capillaires et vaisseaux lymphatiques), qui traversent des sortes de filtres : ganglions lymphatiques. Des ganglions lymphatiques partent des canaux plus importants qui deversent la lymphe dans le cœur où elle se mélange au sang. La circulation lymphatique est continue comme la circulation sanguine. Quand il y a infection locale, la lymphe devient toxique et le ganglion (le filtre) qu'elle traverse d'abord devient gros et douloureux (ganglions de l'aine en cas d'infection des plaies de la jambe).

Matité : qui donne un son mat, qui résonne peu.

Microbe : Etre vivant très petit, microscopique, mesurant 1 millième à 7 millièmes de millimètre.

Morbide (symptôme) : signe de maladie.

Muqueuse : On entend par muqueuse le revêtement intérieur de toutes les cavités ou conduits de l'organisme qui sont en communication directe avec l'extérieur, (bouche, nez, intestin, etc.)

Nécrose : mortification.

Néphrite : inflammation des reins.

Obstétrical : qui a rapport à l'obstétrique, en d'autres termes, aux accouchements.

Œdème : infiltration de sérosité.

Opsonines : substances qui augmentent la *phagocytose*, propriété, que possèdent certaines cellules de l'organisme, d'absorber d'autres éléments, notamment les microbes.

Organe : Assemblage de tissus le tout ayant une fonction déterminée (estomac).

Palliatif : qui atténue certaine chose.

Parallélipipède : un cube dont les faces ne sont pas égales. '

Paraplégie : paralysie des deux membres postérieurs.

Parasite : qui vit aux dépens d'un autre animal (ou d'une plante).

Parasiticide : ce qui possède la propriété de tuer un parasite.

Parenchyme : substance (parenchyme du foie : substance du foie).

Pathognomonique : qui permet de reconnaître avec certitude la maladie.

Pathologique : qui a rapport à la maladie : signe pathologique = signe de maladie ; le contraire est appelé physiologique (vie normale).

Peptonisé : se dit d'un aliment dont les matières protéiques sont transformées en albumines spéciales, appelées peptones ; ce changement de la molécule albumine se produit notamment dans l'estomac des animaux.

Perfectionné : l'animal perfectionné est celui où l'amélioration (voir la signification de ce mot p. 175) est poussée à ses extrêmes limites.

Péricardite : inflammation de la séreuse qui entoure le cœur.

Péricliter : à marche descendante, diminuer.

Péritoine : séreuse de la cavité abdominale (ventre).

Persillée (viande) : présentant des trainées de graisse entre les groupes de fibres musculaires; sur une coupe perpendiculaire à la direction des fibres musculaires, le persillé se présente sous forme de points à contours irréguliers.

Pléthore : abondance de sang ; au figuré, grande quantité ou mieux quantité excessive : pléthore de reproducteurs mâles = abondance de repr. mâles.

Plèvre : séreuse de la cavité thoracique.

Polyvalent (Extrait P. de microbes): un même microbe, provenant de différentes souches, cultivé et traité ensuite pour en obtenir l'extrait.

Polyvalent (Sérum) : Sérum sanguin extrait du sang d'animaux d'expérience qui ont reçu des injections, des différentes souches d'un même microbe.

Précocité : On dit encore maturité précoce ou hâtive ; un animal précoce est celui qui arrive à l'état adulte avant le temps normal ; il parvient dans le minimum de temps à son maximum de taille et de volume et aussi de production économique.

Préventif : Qui sert à prévenir. (Prophylactique, prophylaxie.)

Primipare : femelle qui met bas la première fois.

Principe : en alimentation remplace parfois le mot élément, à condition de le faire suivre du qualificatif alimentaire : on peut dire les principes alimentaires azotés.

Processus (pathologique) : développement ou marche d'une affection; encore la maladie elle-même.

Productif : On entend par *pouvoir productif* des animaux leur puissance d'assimilation (voir ce mot); quand il s'agit des aliments il est préférable d'employer l'expression *valeur productive*.

Le *pouvoir productif*, autrement dit la puissance d'assimilation, varie avec les espèces, les races, les variétés et

même les individus ; on peut constater que deux vaches, restant en équilibre de poids, ne produisent pas la même quantité de lait ni un lait également riche, quoiqu'elles reçoivent des rations absolument identiques ; on peut observer de même que, dans un groupe de porcs, certains individus s'engraissent plus rapidement sans absorber plus d'aliments que leurs congénères plus tardifs dans l'engraissement.

La *valeur productive* des aliments est inversément proportionnelle à la teneur en cellulose : cette expression n'a évidemment trait qu'à la matière sèche organique de l'aliment ou de la ration (voir p. 59 comment Kellner détermine la valeur productive des aliments).

Prognathisme : qui s'avance ; trop long : la machoire qui s'avance est atteinte de prognatisme et l'autre, trop courte, de brachynatisme.

Prolapsus : renversement.

Prolificité : Une *femelle* est *prolifique* quand elle donne beaucoup de jeunes par portée : Un verrat est dit *fécond* quand la plupart des femelles qui lui sont présentées sont pleines et mettent bas au moins un nombre normal de porcelets. La *race* est dite *prolifique*.

Pronostic : qui indique l'évolution probable de la maladie.

Propédeutique : Science qui s'occupe de la connaissance des symptômes ou signes des maladies.

Prophylactique : qui prévient, qui a pour but de prévenir : traitement prophylactique.

Prurigineux : ce qui occasionne du prurit ou des démangeaisons.

Prurit : sentation spéciale qui porte les animaux à se frotter certaines parties de la peau. — Démangeaisons.

Puissance d'assimilation : intensité du travail de l'assimilation (voir ce dernier mot).

Puissance digestive : aptitude que possède le tube digestif des animaux de retenir au profit de l'organisme certaines parties des aliments ingérés.

Quinteuse (toux) : Toux intense et prolongée.

Rafraîchissant : se dit des aliments riches en eau, dont la matière sèche est très digestible ; les aliments rafraîchissants stimulent l'appétit.

Réceptivité : état de l'organisme qui peut être atteint par un microbe (Opposé : réfractaire).

Réfractaire : propriété de résister à l'infection microbienne.

Rendement : a une signification précise en boucherie (voir p. 152) ; employé dans un sens plus général il désigne la somme des produits carnés (viande, graisse, produits vivants : porcelets) que les animaux nous rendent en retour des aliments que nous leur administrons. Le *coefficient de rendement* est d'autant plus élevé que la *puissance d'assimilation* est plus grande.

Reniflement : action d'aspirer fortement : s'observe fréquemment dans le rachitisme, d'où le nom de maladie du reniflement donné à certaine modalité du rachitisme.

Rhizome : partie souterraine de certaines plantes.

Rôti : viande frite dans le beurre ; on peut aussi griller la viande.

Rustique : se dit en zootechnie de l'animal qui, comme celui vivant à l'état sauvage, n'est pas désavantageusement influencé par les agents physiques (froid, humidité...), et sur lequel les maladies ordinaires n'ont pas de prise.

Septicémie : état du sang provoqué par l'introduction de microbes.

Séreuse : membrane de revêtement de toutes les cavités de l'organisme non en communication directe avec l'extérieur (cavité ventrale, cavité pectorale).

Séreux (liquide) : liquide ressemblant a de l'eau légèrement trouble ; sérosité.

Sérum (physiologique) : eau distillée additionnée de 8,5 gr. $^0/_{00}$ de sel de cuisine.

Sérum (sanguin) : partie liquide qui s'exprime du sang coagulé.

Spécifique (germe) : germe provoquant une maladie bien déterminée.

Sphincter (anal) : muscle annulaire servant à fermer l'anus.

Spores (microbiennes) : éléments très résistants qui donnent naissance à des microbes semblables à ceux dont ils proviennent.

Staphylocoque : espèce microbienne, de forme arrondie, se disposant en plaques dans les préparations microscopiques.

Stérile : ce qui est exempt de microbes vivants et de leurs semences dites spores ; la meilleure stérilisation est opérée par la vapeur d'eau sous pression, c-a-d. à plus de 100°.

Streptocoque : espèce microbienne, de forme arrondie, se disposant en lignes dans les préparations microscopiques.

Suraiguë (maladie) : Qui évolue très rapidement, en quelques heures ou en quelques jours.

Symptôme : signe de maladie.

Synoviales : Séreuses produisant un liquide visqueux spécial, qui favorise le glissement des tendons et baigne les articulations.

Synovite : inflammation des bourses synoviales.

Tardif : signifie une durée de développement normale, s'oppose couramment au mot précoce.

Tégument : Ce qui couvre — se dit de la peau, des muqueuses, etc.

Ténesme (anal) : Tension douloureuse accompagnée du besoin d'aller à selle.

Thrombose : Obstruction d'un vaisseau sanguin par un corps solide.

Tissu : Assemblage de cellules de même nature : tissu musculaire, osseux etc.

Tissu conjonctif : tissu qui sert à unir les parties de l'organisme, les organes, etc.; c'est grâce à la présence du tissu conjonctif, partout en continuité avec lui-même, que les veaux de boucherie peuvent être entièrement insufflés par une seule ouverture à la peau.

Toxémie : empoisonnement du sang.

Toxines : substances nuisibles, qui empoisonnent.

Trachée : Canal qui conduit l'air de l'arrière-bouche aux poumons ; il commence au larynx et se termine par les bronches.

Ulcère : plaie irrégulière n'ayant pas grande tendance à la cicatrisation.

Utérus : partie des organes génitaux femelles, où se développent les fœtus (jeunes).

Vagin : partie des organes génitaux femelles, interposée entre l'utérus et la vulve.

Veine porte : Grand vaisseau sanguin se rendant de l'intestin au foie.

Vermifuges : Substances tuant et expulsant les vers.

Virulence : degré de nocuité d'un virus ou d'un germe.

Virus : La substance qui détermine une maladie infectieuse.

Volvulus : torsion de l'intestin occasionnant l'obstruction intestinale.

Vomitif : substance provoquant le vomissement.

Vulve : Ouverture des organes génitaux femelles.

TABLE ALPHABÉTIQUE

A

D

E

F

G

H

I

Q

R

S

T

TABLE DES MATIÈRES

CHAPITRE IX.

CHAPITRE X.

CHAPITRE XI.

CHAPITRE XII.

CHAPITRE XIII.

CHAPITRE XIV.

CHAPITRE XV.